医用耗材管理

主　编　谢卫华　黄二亮　焦　燕

副主编　林建斌　李　玲　鹿奉华　林薇薇　潘一静

编　者　（以姓氏笔画为序）

伍韶容（广州市荔湾中心医院）　　　　庄楚君（广州新华学院）

许旭光（佛山市第一人民医院）　　　　李　玲（广东省妇幼保健院）

李成毅（广州市第十二人民医院）　　　杨　莉（香港大学深圳医院）

杨碧新（深圳大学附属华南医院）　　　闵登梅（中山大学附属第六医院）

林建斌（惠州市中心人民医院）　　　　林智威（广州旌诚医疗科技有限公司）

林薇薇（暨南大学附属第一医院）　　　洪　楠（中山市东升医院）

黄二亮（广州市妇女儿童医疗中心）　　鹿奉华（佛山市第二人民医院）

焦　燕（中山大学附属第六医院）　　　谢卫华（广州市妇女儿童医疗中心）

谢鹏程（广州市妇女儿童医疗中心）　　潘一静（广州晟安医疗科技有限公司）

中国健康传媒集团

中国医药科技出版社

内 容 提 要

　　本书围绕医用耗材管理，根据医用耗材的相关政策法规，对医用耗材的管理进行了全面的阐述，系统介绍了医用耗材从生产经营到医疗机构临床使用的全过程及其注意事项，最后介绍信息化技术在医用耗材中的管理要求及医用耗材的发展趋势。

　　本书由资深医疗器械管理人员、医学工程人员，结合多年的实际工作经验和国内外先进的管理理念编写而成。本书可以作为各级医疗机构医用耗材管理人员、医护人员、临床一线工作管理人员实际工作的参考用书和高等教育教学用书。

图书在版编目（CIP）数据

医用耗材管理/谢卫华，黄二亮，焦燕主编.—北京：中国医药科技出版社，2022.9
ISBN 978-7-5214-3117-9

Ⅰ.①医…　Ⅱ.①谢…　②黄…　③焦…　Ⅲ.①医药卫生材料—管理　Ⅳ.①R197.39

中国版本图书馆CIP数据核字（2022）第047771号

美术编辑　陈君杞
版式设计　友全图文
出版　**中国健康传媒集团**｜中国医药科技出版社
地址　北京市海淀区文慧园北路甲22号
邮编　100082
电话　发行：010-62227427　邮购：010-62236938
网址　www.cmstp.com
规格　787mm×1092mm $\frac{1}{16}$
印张　17
字数　389千字
版次　2022年9月第1版
印次　2023年12月第2次印刷
印刷　三河市万龙印装有限公司
经销　全国各地新华书店
书号　ISBN 978-7-5214-3117-9
定价　**69.00元**

获取新书信息、投稿、为图书纠错，请扫码联系我们。

突如其来的新冠肺炎疫情使我国各级医疗卫生单位对医用防护口罩、防护服、医用手套等各类防疫、抗疫物资的需求量急剧增加。医用耗材管理部门在有限时间内优化医用耗材应急处置管理方案，科学、合理、合规、高效地向一线医务人员提供物资，保障其顺利开展抗疫救援工作，对于捍卫人民生命健康、维护社会正常秩序具有极其重大的意义。

医用耗材领域发展突飞猛进，随之而来的是需要建立完善的监管体系和更为严格的监管模式。耗材两票制试点范围扩大、集采降价政策推陈出新、医保控费成为常态、医疗行业变革加剧等现象昭示着药品监管部门严格监控医用耗材的注册审批，建立产品信息追溯体系和生产企业产品质量终身负责制；工业和信息化部门引导国内医用耗材生产企业进行技术升级改造，提高国产医用耗材的生产保障能力；商务部门鼓励生产企业与专业物流公司合作，通过自营、兼并、重组、联合等方式，整合市场资源、优化配送网络，从而降低流通费用；国家卫健委强化对医疗机构诊疗行为、技术准入的监管，提升医用耗材临床使用的合理性和安全性，利用卫生技术评估方法对一定规模的医疗机构开展医用耗材使用评价；医保管理部门实施医用耗材唯一码管理，明确并规范医保用耗材管理等。

在高值耗材管理方面，近年来国家加大管理力度，开展了多项举措：国务院办公厅印发高值耗材专项治理方案，完善价格形成机制，调整虚高价格，建立统一的高值医用耗材分类与编码，推行省、市采购管理平台进行集中采购，对高值耗材价格进行动态监管，与医保支付审核平台互联互通等。2020年1月，国家卫健委将18类高值耗材列入《第一批国家高值医用耗材重点治理清单》，并将其纳入公立医疗机构绩效考核评价体系。

然而，医用耗材管理是一门系统性管理学科，内容涵盖医用资源配置全流程监管，涉及研发审批、生产销售、计划采购、物流供应、运输入库、仓管储存和信息反馈等诸多方面。目前，我国医疗系统在医用耗材管理方面，尚缺乏较为系统和完善的指导性书籍。广东省基层医药学会医疗器械管理分会通过开展耗材管理专项研讨会，组织省内专

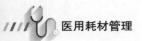

家多次研究讨论，组织广东省内省级、市级的三级甲等、二级甲等医院具备多年医用耗材管理经验的专家共同编写了本书。书中不仅规范性、系统性地介绍了医用耗材全流程监管，更拓展了国内外医用耗材管理的发展背景，并延伸至基于法律框架的专科管理知识。希望本书的出版发行能对医疗机构乃至医用耗材生产公司、销售公司和行业内相关机构的医用耗材管理工作产生重要的指导作用。

医疗器械管理分会在谢卫华主委和黄二亮秘书长的主持和号召下，联合学会内领域专家组成编写团队，严格依照国家、省、市相关法规政策内容，从实际出发，结合多年管理经验，总结完成本书初稿，在广州新华学院生物医学工程专业进行试讲，反响良好。本书对于医用耗材从业人员具有很高的指导价值，也可为毕业后走向医用耗材管理工作岗位的学生奠定良好的从业基础。

广东省基层医药学会会长

健康是人类永恒不变的追求，党的十九大报告不仅再次明确了大健康观的核心要义，即"为人民群众提供全方位全周期健康服务"，更将其上升到国家战略高度。当前，大健康事业发展所带动的产业链也迎来了前所未有的发展与挑战。

医用耗材既是国家大健康产业的重要组成，也是医疗机构开展诊疗工作的物质基础，更为各种新技术、新项目的开展提供有力支撑。临床诊疗工作的顺利开展离不开医用耗材的辅助，医用耗材在疾病的诊断和治疗方面发挥着不可替代的作用。高水平的医用耗材管理，对于医疗质量的提升、医院成本支出的降低、患者需求的满足、业务运营的顺畅、耗材安全使用的监控等方面有着举足轻重的作用。随着社会的发展和人民需求的提升，医用耗材的品目和种类不断更新迭代，医用耗材价格逐年攀升，规范医用耗材使用的合理性、降低耗材投入资金的占比直接关系到一所医院的经济效益和社会效益。医用耗材零加成的推行更是倒逼医院对既往的管理方式进行深化改革，最大限度地控制成本，进而提升自身经济效益，增强行业竞争力。

医疗机构作为医用耗材使用单位，承担着除研发、审批、生产以外其他关键环节的管理。医用耗材的准入、遴选、采购、验收、使用、报废等是耗材管理全生命周期中最为重要的环节，医疗机构对于医用耗材使用是否安全、有效、经济负直接责任。建立风险导向、降低医疗风险是医疗机构内部控制的核心，更是提高医用耗材临床使用安全性的重要保证。

本书从医用耗材的产生背景、历史发展、监管机构、法律政策、生产销售、管理方式、储存使用、安全评价、信息建设等诸多方面综合阐述，适用于高等院校医药工程专业及医疗机构从业者使用，可满足从业者和管理者的需求，从而提升医用耗材管理水平。

广州市妇女儿童医疗中心院长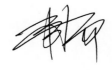

前言

医用耗材行业涉及医药、生物、化工、机械、管理、经济等多个学科，是一个多学科交叉、知识密集、资金密集的高技术产业。我国医用耗材行业起步较晚，但随着经济的发展和临床诊疗水平的提高，从医院的高新尖医用耗材到便捷的家用医疗器械都迎来了大幅的需求增长。近年来，国家发布了鼓励医用耗材创新的系列政策，深化审评审批制度改革，探索多种"三医联动"医改模式，加强医用耗材上市后的监管，保障公众用械安全有效。企业如能在未来的医学发展方向、国际市场环境、国内市场政策及自身发展战略等联动过程中抢占先机，必将成为行业的佼佼者。

行业的发展促使从业人员数量快速增长，同时随着行业监管越发严格，国内外竞争日益激烈，从业人员的知识学习必须与行业发展环境适配。医用耗材行业在我国是一个朝阳产业，对从业者提出了相当高的知识储备要求，但我国目前医用耗材产业链尚未形成完整的知识体系，刚入行者往往无所适从。这些年，我们通过承担生物医学工程专业的教学与科研，积累了一些行之有效的经验。针对生物医学工程专业学生和相关行业从业者的需要，我们组织具有丰富实践经验的医疗机构工程师以及医用耗材生产厂家、经销商共同编写了这本教材。

医用耗材作为医疗器械的一个分支，在医疗器械行业中占据相当大的比重。本书以医用耗材全产业链为主线，针对政策法规、标准体系、生产、经营、医疗机构采购、使用、监管等各环节分别进行编写，各章节均以相关法规为基础，逐步扩展各环节的基础知识与实战细节。

由于编者水平所限，本书难免存在纰漏，书中若有不足之处，敬请医疗器械同行给予批评和指正。

编　者
2022年5月

目录 ////

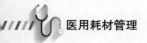

第一章　绪　论

随着社会经济的快速发展，人民群众对健康生活品质的追求不断提高，先进医疗技术已成为提升医疗服务不可或缺的手段，越来越多先进的仪器设备、器械、装置被广泛应用于人类疾病的预防、诊断及治疗，大大提高了临床疾病诊断的水平，拓展了疾病诊治的深度和广度，提高了现代医疗技术水平，给患者带来了福音。

随着医学技术的进步和医院现代化建设的飞速发展，各级医疗机构不断提升竞争力，引进先进的医疗器械，普及应用各种新医疗技术，介入和植入耗材使用越来越广泛。医疗器械作为医院开展医疗工作的物质基础和医疗技术的支撑平台，已经从过去作为疾病诊治的辅助工具，逐渐转化为主要手段，医务人员对医疗器械的依赖程度越来越高，其在疾病诊治中发挥着举足轻重的作用。

当前是医改新时代，随着医改政策实施的不断深化，在巩固前期改革成果的基础上，国家更加注重公共卫生服务体系、医疗服务体系、医疗保障体系、供应保障体系和综合监管体系、医疗机构管理体制和运行机制等的建设。在"十三五"深化医药卫生改革规划的重要任务及落地政策中，有关取消药品耗材加成、医保控费、两票制、集中采购、进口替代、严监管、加强飞行检查等一系列措施的推行，也进一步体现了医用耗材的管理已成为医改政策的重点内容之一。《"十四五"国民健康规划》（国办发〔2022〕11号）要求医药卫生体制改革深入推进，公立医院综合改革全面推开，药品和医用耗材加成全部取消，二级以上公立医院绩效考核全面实施；集中带量采购改革形成常态化机制，扩大药品和高值医用耗材集中采购范围。《"十四五"全民医疗保障规划》（国办发〔2021〕36号）要求，全面建立公立医疗机构药品和医用耗材采购价格信息监测机制、交易价格信息共享机制，提升对药品和医用耗材价格异常变动的分析、预警、应对能力；强化药品和医用耗材价格常态化监管，实施全国医药价格监测工程，全面落实医药价格和招采信用评价制度，灵活运用成本调查、函询约谈、信用评价、信息披露、价格指数、挂网规则等管理工具，遏制药品和医用耗材价格虚高，兼顾企业合理利润，促进医药行业高质量发展。

从医疗机构行业的现状来看，各级医院对医疗耗材的管理观念和机制尚未完全地与时俱进，特别是在医用耗材的全流程管理方面，很多医院还停留在常规的物资管理上，给临床医疗留下了较大的隐患。如何管理好医用耗材、充分发挥医用耗材应有的作用并确保其使用的安全与质量，已成为行业内普遍关注的问题。

综上所述，在现代医院管理中，需要一个可靠、规范的医用耗材管理体系来保障医院的正常运行和发展。根据国家管理要求，医用耗材属于医疗器械，而医疗器械管理属于临

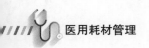

床医学工程学的范畴，是自然科学与社会科学密切融合、医学与工程相结合的交叉学科。但随着医用耗材的发展，人们逐步认识到，应将医用耗材提高到与药品一样的高度，将其作为一门学科来研究。

第一节　医用耗材管理概述

医疗器械管理是指在医疗环境下，根据一定的程序、原则、方法，对医疗器械在整个生命周期中加以计划、指导、协调、控制和监督，有效地利用人力、物力、财力和信息等手段，促进医疗质量的提高，确保安全、有效地为广大患者服务，从而获得良好的社会效益与经济效益。医用耗材作为医疗器械的一个分支，其管理的理念与方法也在随之发展和完善，因医用耗材在诊疗过程中的作用日益提升，对其管理也有了更高的要求。

一、医用耗材的基本内涵

了解医用耗材的定义，首先要了解医疗器械的定义，然后要了解两者之间的关系。

1. 医疗器械的定义　2021年，国务院令第739号《医疗器械监督管理条例》第一百零三条对医疗器械的定义明确如下：

医疗器械，是指直接或者间接用于人体的仪器、设备、器具、体外诊断试剂及校准物、材料以及其他类似或者相关的物品，包括所需要的计算机软件；其效用主要通过物理等方式获得，不是通过药理学、免疫学或者代谢的方式获得，或者虽然有这些方式参与但是只起辅助作用；其目的是：

（一）疾病的诊断、预防、监护、治疗或者缓解；

（二）损伤的诊断、监护、治疗、缓解或者功能补偿；

（三）生理结构或者生理过程的检验、替代、调节或者支持；

（四）生命的支持或者维持；

（五）妊娠控制；

（六）通过对来自人体的样本进行检查，为医疗或者诊断目的提供信息。

2. 医用耗材的定义　2019年国家卫生健康委、国家中医药管理局发布的《医疗机构医用耗材管理办法（试行）》（国卫医发〔2019〕43号）中，第二条对医用耗材定义如下：

医用耗材是指经药品监督管理部门批准的使用次数有限的消耗性医疗器械，包括一次性及可重复使用医用耗材。

对医用耗材主要特征的描述有一定的共性。①合规性：医用耗材应是纳入医疗器械注册或经药品监督部门批准或经卫生健康主管部门发证的产品，这些内容均指向了对医用耗材资质，即合规性的要求。②消耗性：无论注明一次性还是重复性，使用次数都是有限的，这些内容均说明医用耗材的使用寿命是限定的。

综上所述，医用耗材定义明确，在医疗器械范畴中，一次性产品及限定次数使用的重复性产品应属于医用耗材。

3.**医疗器械与医用耗材的关系** 《医疗器械监督管理条例》自2000年4月起开始施行，此后的三次修订均未单独对医用耗材进行定义。至2019年国家卫生健康委、国家中医药管理局联合发文施行《医疗机构医用耗材管理办法（试行）》，医用耗材才作为法规主体被明确定义。根据该定义，医用耗材应隶属于医疗器械。

根据医疗器械行业研究，主要将医疗器械细分为医疗设备、医用耗材、体外诊断（IVD）等类别。

可见，从国家的监管法规到行业研究，医用耗材一直与医疗器械一脉相承。因此，在具体的管理中，所有适用医疗器械的法规均适用于医用耗材。

二、医用耗材的分类、范围

随着医疗技术的不断发展和医疗水平的不断提高，医用耗材的产品种类增长迅速，技术复杂的产品不断涌现，给医用耗材的管理增加了难度，带来了挑战。在实际的管理工作中，各个医疗机构必须根据自身情况的不同，制订符合医院需求的分类，以达到更好管理的目的。

（一）医用耗材的常见分类

作为国家法规监管的产品和医疗器械的一部分，医用耗材分类不能随意，应遵循特定的规则。常用的分类方法如下。

1.**根据国家药监部门制订的《医疗器械分类目录》中的子目录及产品类别进行分类** 2017年颁布的最新《医疗器械分类目录》将医疗器械分为22个子目录，各子目录所包含的产品类别再细化为206个一级产品类别和1157个二级产品类别，每个类别中有产品预期用途、产品描述、典型产品名称示例和管理类别。该目录层级设计和示例的科学组合具有很好的指导性，医用耗材管理者可通过命名示例和注册证号等规则将医用耗材相应地归类到22大类或一级、二级的细化类别中，然后针对各类别进行相应的管理。

参照这一规则，医用耗材可依托各级目录的产品类别如手术器械、妇科器械、心血管介入器械等类别，相应划分为手术耗材、妇科耗材、心血管介入耗材等。

2.**根据管理文件《医疗机构医用耗材管理办法（试行）》进行分类** 该办法第三十四条要求，医疗机构应当对医用耗材临床使用实施分级分类管理，在诊疗活动中将耗材分为三级：

Ⅰ级医用耗材，应当由卫生技术人员使用；Ⅱ级医用耗材，应当由有资格的卫生技术人员经过相关培训后使用，尚未取得资格的，应当在有资格的卫生技术人员指导下使用；Ⅲ级医用耗材，应当按照医疗技术管理有关规定，由具有有关技术操作资格的卫生技术人员使用。

该文件中的三级分类，也是参照药监部门的风险管理等级进行分类的。

3.**按照国家医疗保障部门制订的编码类别进行分类** 2019年6月，国家医保局发布《医疗保障标准化工作指导意见》（医保发〔2019〕39号），同步公布"医保医用耗材编码规则和方法"，并开始试点实施。该编码规则遵循系统性、实用性、稳定性、唯一性原则，对医疗服务项目中可单独收费的一次性医用耗材，形成统一分类与代码，主要分成神经外科材

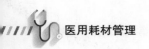

料、心脏外科类材料、骨科材料、口腔材料、眼科材料、血管介入治疗类材料、非血管介入治疗类材料、人工器官组织及配套材料、体外循环材料、血液净化材料、吻合器及附件、修补材料、注射穿刺类材料、功能性敷料、止血防粘连材料、基础卫生材料、中医类材料，共17大类。

4.其他医疗机构或行业学术组织根据专家共识形成的分类 根据医学性能特性，可将医用耗材分为植入介入类耗材、医用高分子类耗材、普通材料耗材、手术室常用医用耗材等。根据使用时间和使用次数，可将医用耗材分为一次性使用医用耗材和可重复使用医用耗材。

其中较常见的分类是结合医用耗材的价值及诊疗风险，划分为低值医用耗材和高值医用耗材。低值耗材价格相对较低，为一次性使用或使用风险相对较小的耗材，通常是指医院在开展医疗服务过程中经常使用的一次性卫生材料，包括一次性的注射器、输液器、输血器、引流带、引流管、留置针、无菌手套、手术缝线、手术缝针、手术刀片等。高值医用耗材一般是指对安全至关重要，生产使用必须严格控制，限于某些专科使用且价格相对较高的消耗性医疗器械。高值医用耗材主要是相对于低值医用耗材而言的，主要是医用专科治疗用材料，如心脏介入、外周血管介入、人工关节、其他脏器介入替代等医用材料。

5.根据监管要求对高值医用耗材的特定分类 随着医疗技术的发展，医用耗材的应用日益发展，其中，附着高新技术的医用耗材对医疗机构管理及患者费用均产生了重大影响，因此，国家各级监管部门对该部分耗材的管理也日益加强。2019年7月19日国务院办公厅印发《治理高值医用耗材改革方案》，该方案在开篇明确定义：

高值医用耗材是指直接作用于人体、对安全性有严格要求、临床使用量大、价格相对较高、群众费用负担重的医用耗材。

（二）医用耗材分类及编码规则研究的意义

为了实现对医用耗材更加规范、有效的管理，当前药监部门正推行医疗器械唯一标识码，医保部门正在编制分类编码，医疗机构各自持续进行物流分类编码研究，所有这些关于医疗器械（及医用耗材）的分类规则的研究和实施，目的都是打破医疗器械分类与编码管理的风格化、碎片化的困局，以实现医疗器械流通全过程阳光化管理。通过此项研究，最终的希望是引导实现市场有序、正当、合规的竞争，并以此建立信息共享和公开机制。

利用分类及编码规则可实现对产品贯穿全程的管理，除研发生产外，其他所有业务环节，包括招标、采购、结算、使用和质量追溯等也都可以运用。在医用耗材的管理过程中，通过将实践探索与课题研究相结合，兼顾实用性与科学性，编制出一套科学完整的、可操作的、可追加的医用耗材信息共享与管理机制，是有重要的实际意义的。其可以应用于阳光采购平台，为诸如招标、采购（包括询价、议价、配送、流通）、结算、使用、质量追溯等管理制订更细致、科学的服务规则，让集中采购线上化更具公开透明性，相关信息更具共享性。

三、医用耗材管理的内容及重要性

对医疗器械的管理应覆盖其全生命周期。根据医疗器械相关法规，医疗器械的管理包括从注册、生产、经营、使用、评价、追溯、监管到处置报废的各个环节。医用耗材作为医疗器械的一部分，对其管理的范围必然是一样的。

结合医院医疗器械管理定义及《医疗机构医用耗材管理办法（试行）》中的有关内容，可明确定义如下：

医用耗材管理是指医疗机构以病人为中心，以医学科学为基础，对医用耗材的采购、储存、使用、追溯、监测、评价、监督等全过程进行有效组织实施与管理，以促进临床科学、合理使用医用耗材的专业技术服务和相关的医用耗材管理工作。

医用耗材管理的最终目标是满足病人诊疗质量与诊疗费用需求。医用耗材管理水平将直接影响医疗质量安全。同时，医用耗材管理水平的提高也将促进医用耗材行业的规范性发展，使医用耗材的使用趋于专业化、科学化。

随着新医改的不断深化，医疗行业和医疗器械行业都将面临巨大挑战。生活水平提高与人口老龄化带来的医疗需求急剧增加，行业监管力度加大，医保控费成为常态、行业变革加剧的巨大压力，都将进一步推动医用耗材管理向更精准、全面的管理方向发展。

第二节 医用耗材管理发展历程、现状及方向

一、医用耗材管理发展历程

当前，医用耗材的管理模式正由传统的、纸质化的管理模式逐步转化为现代的、信息化的管理模式。

医用耗材的传统管理模式主要是指：在以医院为主导的前提下，医用耗材的采购、验收、存储、配送等过程中，涉及数据方面的相关工作如记账、统计报表等，均采用人工方法进行。在传统管理模式下，医用耗材的院内流程基本为：采购人员根据口头或书面提交的计划采购单进行采购，然后根据供应商提供的出库票据和发票来核实采购到货的医用耗材，核实无误后，进行手工登记和记账；库管人员核对无误后登账，并根据各科室领用的物资明细进行科室记账；月末根据采购人员和库管人员的手工记账进行汇总和报表，到年末再根据各月统计数据进行汇总。

随着医院规模的不断扩大和医疗技术水平的不断提高，医用耗材的品种越来越多，需求量日益增加，工作流程也愈发烦琐，因此，传统的管理模式已经不适合医院现代化发展的需要。为紧跟医院发展步伐，适应日益增加的医用耗材需求，医用耗材管理开始向现代的、信息化的管理模式转变，即利用现代化信息技术和科学手段实现对医用耗材合理、有效的管理。

新的管理模式是运用信息化技术，结合医用耗材管理流程搭建信息平台，实现数据共享，推行建立一体化医用耗材采购、配送、验收、入库、出库、使用监管、评价等全流程管理系统。根据《医疗器械监督管理条例》的要求，医用耗材信息化管理系统应对供应商、生产厂商、代理商、业务员资质及产品规格等信息进行事前管理，供应商投标之前必须提供相关资质和证件，医院对相关信息进行核实，确保厂商、产品信息的规范化、及时化采集，同时将厂商资质、产品证件及有效期等预警信息输入系统，做到事前预警提醒，确保

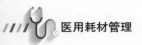

患者使用安全，降低医院因产品资质问题引起的耗材使用等的风险。

二、医用耗材管理发展现状

医用耗材的重要性是近十年才逐步显现的，大部分医院对医用耗材的管理还停留在粗放式的管理状态，存在使用科室自行选择供货商和随意购买医用耗材等情况，无法对医用耗材进行统一规范管理。如医生直接与供应商联系采购医用耗材，导致供应商的合法性无法保证，商品的价格与品质也无法保证。另外，医用耗材使用量过大，尤其是高值耗材的滥用，或者过分追求进口耗材、对耗材使用没有实行全程网络监管等，这些都成为亟待解决的问题。

从医院财务数据来看，医用耗材在医院日常支出中的占比仅次于药品支出。从安全性能来看，高风险医用耗材大量使用，其质量安全风险也不断增加，但一些医院对医用耗材的管理重视度却远远跟不上。

同时，医用耗材使用量大，涉及的医疗范围广，技术性、专业性强，伴随出现进货方向多、供应商多、同类产品品牌多、使用流向不清等诸多现象，有效监督管理难度也加大。

信息化水平的滞后，影响甚至阻碍了医用耗材管理水平的提升。一些医院没有针对医用耗材的信息管理系统。部分较重视信息建设的医院建有与物流管理或财务管理相关的信息系统软件，其中有与医用耗材关联的功能模块，但由于不是专为医用耗材设计，往往主要服务于财务，存在二次开发的困难，在使用中会出现证件与产品不符、临床实际需要与出入库不能完全对应、出库物资使用情况无法追溯等诸多问题，不能完全达到医用耗材管理部门的要求。也有医院因各种原因无法及时或完整建立起信息系统的使用环境，如：分期上线导致功能不全，无法满足医院当前多样化的需求；考虑不周全、无前瞻性，导致功能缺失等实际问题。

三、医用耗材管理存在的主要问题

1.医用耗材管理制度不够健全，管理依据不充分　当下，为适应新医改的要求，医院需要不断地研究学习，并同步更新医用耗材的制度，才能跟上变化趋势。但很多医院未能及时了解和修订相关制度，导致医用耗材管理无章可依，管理水平不尽如人意。

2.医用耗材管理信息化程度较低，不利于成本控制和日常监管　目前，医疗机构普便仍未建立专业的信息化平台，医用耗材的管理缺乏统一规划和反馈机制，医用耗材出库后的使用情况得不到耗材管理部门的有效管控，从而无法实现对医用耗材的精细化管理。

医院在用的医用耗材系统缺乏有效的供采平台模块，订单执行状态难以跟踪，供应商供货及时性和质量无法保证。部分医院仍采用传统的订货模式，即通过电话、邮件、微信订货，订货环节无法与物流系统对接实现全流程闭环管理，订货计划性往往取决于采购管理人员的管理习惯和经验，以领代销，库存难以精确管理，中心库及二级库耗材存在备货量与实际需求不匹配、不同步以及资金占用量大等问题。

3.医用耗材管理工作量巨大，工作效能低下　随着医疗技术的提高和医疗器械市场的发展，医用耗材品种繁多、品规复杂、层级物流导致供应商众多，医用耗材管理难度不断增加。如医院采用手工管理模式，负荷量加大、效率低下将是常态，导致管理部门往往只能忙于履行日常单一的采购职能，而无法适应更深层的管理要求。

4.用耗材命名未完全规范，相关资质证照多，管理难度较大　尽管国家有明确要求产品注册必须以《医疗器械分类目录》为依据进行管理类别和产品品种的分类，但由于历史产品的存在以及各级管理部门对分类规则的认知和理解存在差异，市场在售的医用耗材名称未完全按分类目录命名，名称欠规范，管理难度加大。

另外，医用耗材资质包括生产商与供货商的营业执照、生产许可证、经营许可证、税务登记证、产品注册证、委托书、产品介绍、销售人员身份证、报关单、使用说明书等，这些相关的证件资料因办理时间的先后差异和更新频次高，若无信息化的效期管理模块，靠人工翻阅审查资质证件是否过期则工作量巨大，极易造成管理疏漏，质量风险很高。

5.医用耗材日常使用缺乏监管，存在跑冒滴漏等较多管理漏洞　临床科室二级库通常由临床科室护士长或指定的专人进行管理，由于物资已被领用成为科室的成本，职能部门首先在心理上会存在不需要延伸监管的想法；同时，由于缺少有效监管手段，职能部门也无法及时了解二级库房的实际消耗情况。因此，临床科室一旦管理不到位，就容易出现耗材浪费、不合理使用，甚至发生丢失等"跑、冒、滴、漏"问题。

6.医用耗材关联的财务结账、配送等其他问题，也会影响医用耗材的精细化管理　对账由于涉及患者结算方式等因素的影响，结算周期长，供应商资金压力大，医院管理风险高。另一方面，医用耗材尤其是高值植入耗材的专业特性，也导致部分供应商需要提供跟台指导操作等服务，运维成本较高。同时，由于医院普遍存在管理人力不足的问题，很多医院都会责成供应商来承担或配合完成部分院内物流配送等工作，这一做法也增加了供应商成本。而供应商的成本的变化必然会影响医用耗材的最终供应的管理。

四、医用耗材管理发展方向

随着医疗改革政策的不断深化，公立医院作为目前提供健康医疗服务的主体机构，开始面临更多挑战。移动医疗、分级诊疗、家庭医生、医联体、药品耗材零加成、严控药占比和耗占比、社会资本大举涌入医疗行业，也对公立医院造成了很大冲击。在这种新形势下，各个医疗机构只有注重自己的医疗核心技术的进步，优化医疗质量，管控医疗费用，才能保持竞争优势。因此，与医疗核心技术密切相关的医用耗材必然成为医疗机构重点关注和管控的对象。

基于现代医疗的发展趋势，医用耗材管理也在遵循医改政策的要求，经历物流模式、采购模式、风险评价办法、经济管控措施等各项变革与创新。今后，各种医疗机构中的医用耗材管理人员不仅要遵照国家法规的要求，不断规范医用耗材管理，还要深入学习和研究，紧跟政策与行业的快速发展，去创新和探索更加科学、合理、有效的医用耗材管理模式。

综合法规、政策、行业各影响因素推测，未来十年，医用耗材管理的研究方向可能集中在三个方面。

1.信息化建设将成为管理的基本条件　集中采购、第三方物流、智慧物流、医院耗材SPD模式（医疗SPD供应链管理）/HERP模式（医院综合运营管理系统）、全流程闭环式等

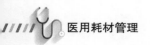

管理模式都必须借助信息化手段实现。

2.准入与使用评价将是管理的重点任务 费用控制与质量安全两大目标，决定了医疗机构需要管理医用耗材的入口（准入环节）和出口（使用环节）。在准入环节，需要不断借助新的手段，如卫生技术评估方法，来增加医用耗材引入的专业性和科学性。在使用环节，需要以诊疗目标和诊疗费用为出发点，去评价医用耗材使用的合理性和必要性。

3.医用耗材的创新与应用应是管理的新目标 核心医疗技术将决定医疗机构的竞争优势，而医用耗材已发展成为医疗技术的重要载体，越来越多的诊疗技术必须依托医用耗材才能达成诊疗目标。所以，未来的管理者会更多地参与到医用耗材的技术创新和应用拓展中。

第三节 医用耗材管理的目的和意义

医用耗材和药品作为医疗机构的两大成本，与医院的运营密切相关。同时，这两项产品作为医疗技术的重要载体，也是医院核心竞争力的影响因素之一。当前，药剂学、临床药学和相关管理均已发展成为专业学科，但医用耗材的学科发展是相对滞后的，暂未成为一个独立学科和专业。

近十年来，科技的高速发展促使医疗器械，包括医用耗材呈井喷式更新，当前，医用耗材品牌多样、品种繁杂、规格多达上万种。同时，这十年也是医改政策不断深化的十年，与医疗器械、医用耗材相关的法规、政策频频出台。管理要求的日益加强与学科理论的薄弱是目前医用耗材的管理现状。围绕医用耗材管理出现的供应者、使用者、管理者、监管者等，都迫切需要专业化的学习和指导。因此，医用耗材也必然要像药剂学等学科一样，发展为一门专业学科。

医用耗材管理就是以医疗器械的专业知识为基础，借助现代管理学、政策学、经济学等社会学科的原理和方法，来研究医用耗材在诊疗相关的实践业务中与安全性、有效性、经济性和合理性等问题有直接关系的管理事项、活动及其基本规律，研究医用耗材监督管理法律法规政策制度贯彻实施过程中各因素的影响及其作用规律，研究医用耗材管理活动与职能对医用耗材在各领域效益的影响作用及规律，从而实现对医用耗材在实践各领域的科学管理，最终促使医用耗材成为一门独立学科。

目前，医用耗材的管理人员未形成有效的思维结构，专业知识严重不足，导致管理水平相对较低且提升较慢。而对医用耗材管理的学习，能帮助学习者奠定更好的专业基础，使其更能胜任医用耗材方面的工作。系统学习过医用耗材管理的人员具备相应的专业知识，更适合到医疗器械生产、经营、物流配送、医疗使用及监管、政府部门监管等企事业单位的岗位中去从事医用耗材相关工作。

本书围绕医用耗材所适用的法律法规、质量标准体系、生产环节、经营环节、采购环节、使用环节、信息化管理、监督管理、发展趋势等方面展开，有助于相关人员掌握医用耗材实践管理活动中的基本内容方法和原理，熟悉医用耗材管理的法律法规及管理政策，了解医用耗材相关的质量标准和行业规范培养，从而提高应用医用耗材的管理理论和知识来分析和解决问题的能力。

第二章　医疗器械监管体系

20世纪90年代，我国开始实施与国际接轨的现代医疗器械监督管理制度。在此之前，国内医疗器械监管体系未有明确定义，其监管依靠工业部门。20世纪90年代初，国家医药管理部门借鉴西方发达国家的医疗器械管理经验，在借鉴美国FDA对医疗器械的监管模式基础上，开始在国内推行医疗器械市场准入性质的新产品鉴定、登记制度。1996年，国家医药管理局发布《医疗器械产品注册管理办法》（第16号令），第一次以部门规章的形式设立中国医疗器械市场准入注册制度，采用与发达国家基本一致的医疗器械统一定义，并按照风险等级划分类别。2000年，国务院正式颁布《医疗器械监督管理条例》，至此，中国的医疗器械监管工作已上升到法治规范的新高度。

近年来，为契合国家对医疗器械统一规划、科学管控、精准协调的管理目标，顺应国内医疗行业发展趋势，逐步过渡至目前由国家卫生健康委员会、国家医疗保障局、国家市场监督管理总局协同管理。伴随着国内医疗器械行业的飞速发展，国家药品监督管理体系不断探索和调整，致力于构建与当代中国国情发展同步的医疗器械管理模式。2019年开始，国家加大医保管理力度，国家医保局相继出台系列文件及指导意见，全面把控医用耗材的使用、购置、溯源、监督管理等流程，由卫健部门、医保部门、市场监管部门三方联动的协同管理模式逐步完善。

在医疗器械临床使用安全性评价方面，医疗器械检验与不良反应监测的作用举足轻重。对投入临床使用的医疗器械必须进行注册检验、监督检验、委托检验、抽查检验、生物学评价检测以及安全性评价检测工作，进而催生出专业的医疗器械质量检测中心，进行医疗器械安全监测、质量控制新方法、新技术及检验检测方法、质量标准、技术规范等相关新方法、新技术的研究。部分检测中心组织开展医疗器械相关标准研究，承担医疗器械不良事件发生的实验研究，通过总结并评价研究结果，逐步形成国内各类医疗器械管理评价标准体系。

本章分为三节，主要介绍医疗器械监管架构及相关机构，法律法规概述及医疗器械管理规章，国内医疗器械标准体系等。

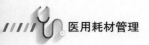

<h1 style="text-align:center">第一节 医疗器械监督机构</h1>

一、沿革

新中国成立后，我国医疗器械行业监督主管部门先后历经国家机构改革前的轻工业部、化工部、第一机械工业部和卫生部等。1982年开始，相关事务由原国家医药管理局管理。1998年，国家药品监督管理局成立，内设医疗器械司专职监管。2003年，国家药品监督管理局改为国家食品药品监督管理局，由国务院直管。2008年，国家食品药品监督管理局改由原卫生部管理。2013年，国家食品药品监督管理总局和国务院食品安全委员会办公室合并为国家食品药品监督管理总局，内设医疗器械注册管理司和医疗器械监督管理司，分别对医疗器械上市前和上市后进行监管。2018年3月，国家食品药品监督管理总局（CFDA）取消，单独组建国家药品监督管理局（NMPA），由国家市场监督管理总局管理。

二、医疗器械行政监管机构及其相关职能

（一）药品监督管理局

医用耗材属于医疗器械范畴，隶属药品监管部门管理。由于药品及医疗器械在临床使用过程中的安全十分重要，2018年国家设立药品监督管理局，隶属国家市场监督管理总局，对全国药品及医疗器械实行统一监管。对医用耗材的市场监管采用分级管理制度：药品及医疗器械流通使用等行为，由各地市、州、县专设医疗器械管理机构直到省、自治区、直辖市一级；药品及医疗器械经营销售等行为，由地市县监管部门统一负责（图2-1）。具体职责如下。

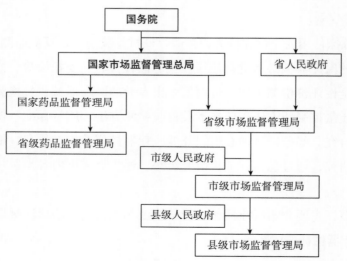

图2-1 医疗器械监督管理机构体系

1.制定并落实具体任务 负责组织制定、公布药品和医疗器械标准、分类管理制度并监督实施；负责制定药品和医疗器械研制、生产、经营、使用质量管理规范并监督实施；负责药品、医疗器械注册并监督检查；建立药品不良反应、医疗器械不良事件监测体系，并开展监测和处置工作。

2.监管医疗器械市场动态 建立市场医疗器械监督网络，发布医疗器械质量公告，印发医疗器械标准管理规范，公布医疗器械获批上市信息等医疗器械管理、分类相关的监管动态。

3.检查医疗器械的审批及质量 对国内外企业医疗器械生产许可证和医疗器械经营许可证等证件，对医疗器械注册证、产品的质量、标签、铭牌等详细信息，对医疗机构医疗器械使用资格进行严格审查，若存在不符合《医疗器械监督管理条例》等法规的企业，依据法规限期要求整改并跟踪复查，对违反法规条例要求的产品责令召回。

（二）卫生健康委员会

卫生健康委员会的主要职责是拟订国民健康政策，协调推进深化医药卫生体制改革，组织制定国家基本药物制度等。其下设医改医管部门，负责拟订医疗机构、医疗技术应用、医疗质量、医疗安全、医疗服务等有关政策规范、标准并组织实施，指导医院药事、临床实验室管理等工作，参与药品、医疗器械临床试验管理工作，监督指导医疗机构评审评价，拟订公立医院运行监管、绩效评价和考核制度等。具体涉及医疗器械监管方面的职责如下。

1.强化对医疗机构诊疗行为的监管，规范医疗器械通用名管理，同时加强医疗技术准入和监管，保证医疗质量安全。

2.加强医用耗材临床合理使用与安全管理，严格落实医疗质量和医疗安全核心制度，对医用耗材使用量动态监测，开展医用耗材质量评价。

3.纠正医药购销和医疗服务中的不正之风，组织开展医用耗材综合评价工作，将评价结果作为医用耗材阳光采购、制定临床应用指南的重要参考，要求医疗机构完善医用耗材内部管理制度，重点监控高值医用耗材使用情况，严格临时采购医用耗材管理。

（三）医保部门

医保部门的主要职责是完善医保目录内的耗材使用监督及管理，按国家省市地方要求，严格把控好医保支付保障关口。2018年，国务院设立直属机构——国家医疗保障局，简称医保局。医保局将人力资源和社会保障部的城镇职工和城镇居民基本医疗保险、生育保险职责，原国家卫计委的新型农村合作医疗职责，国家发展和改革委员会的药品和医疗服务价格管理职责，民政部的医疗救助职责进行统一整合。医保局及其下设机构主要职能如下。

1.拟订医疗保险、生育保险、医疗救助等医疗保障制度的政策、规划、标准并组织实施。

2.监督管理相关医疗保障基金，完善国家异地就医管理和费用结算平台。

3.监督管理相关医疗保障基金，组织制定和调整药品、医疗服务价格和收费标准，制定药品和医用耗材的招标采购政策并监督实施。

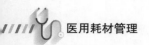

4.监督管理纳入医保范围内的医疗机构相关服务行为和医疗费用等，将基本医疗保险费、生育保险费交由税务部门统一征收，通过市场机制引导医用耗材和医疗服务价格及收费标准的形成（图2-2）。

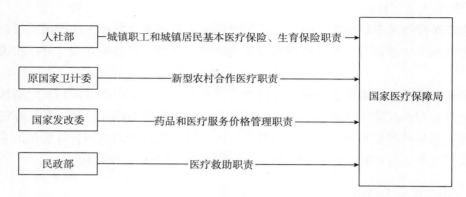

图2-2 医保部门职能整合示意图

（四）工业和信息化部

中华人民共和国工业和信息化部（简称：工业和信息化部，工信部），国务院组成部门，主要职责为：拟订实施行业规划、产业政策和标准；监测工业行业日常运行；推动重大技术装备发展和自主创新；管理通信业；指导推进信息化建设；协调维护国家信息安全等。作为行业管理部门，主要是管规划、管政策、管标准，指导行业发展，但不干预企业生产经营活动。

2022年1月30日，工信部、发展改革委、科技部、商务部、卫生健康委、应急管理部、国家医保局、国家药监局、国家中医药管理局九部门联合发布《"十四五"医药工业发展规划》。新发展阶段对医药工业提出更高要求，医药工业亟须加快质量变革、效率变革、动力变革，为构建新发展格局提供有力支撑。面对新形势新要求，为推动我国医药工业向创新驱动转型，并加快实现高质量发展，工信部等九部门联合编制了《规划》。

（五）市场监督管理部门

从总体层面看，国家市场监督管理总局作为国务院直属机构，是国家药品监督管理局上一级管理部门。在具体的职责施行中，由于药品监管机构只设到省一级，下一级的市场综合监督职能均由市县市场监管部门统一承担。市县一级市场监管部门通常由工商局、质监局、药监局、物价局等几个部门合并而成，所行使的市场监督管理职能包含市场主体登记注册、监管市场秩序、反垄断统一执法、食品安全监管、药械安全监管、消费者权益保护、商标广告监管、标准计量、特种设备安全监察等。因此，在医用耗材方面，市场监督管理局可针对医用耗材流通、使用的全过程质量进行监督管理，也可进行专项监督检查和抽样检验，依法依规处置医用耗材质量问题。近年来，为配合医改的深化改革，市场监管部门尤其重视对医用耗材价格常态化的监管、对价格异常的监测预警，以及对假借、租赁、捐赠、投放设备等捆绑耗材和配套设备销售等涉嫌商业贿赂的不正当竞争行为的查处。为及时、有效控制医疗器械上市后风险，保障人体健康和生命安全，市场监管部门加强了医疗器械不良事件监测和再评价，严格检查违规生产行为，重点整治出现问题较多的一次性医用耗材生产领域。

（六）发展改革部门

发展改革部门负责拟订并组织实施医疗器械产业政策和价格政策；监督检查医疗器械产业政策、价格政策的执行。推进医疗器械产业结构战略性调整和升级；提出医疗器械产业发展战略和规划等。发展改革（价格）等部门强化医疗器械价格行为监管，健全医疗器械价格监测预警体系，结合现有渠道对医疗器械监测预警信息系统和供应平台建设给予统筹支持。2017年，国家发展改革委公布《关于全面深化价格机制改革的意见》，对未来三年价格改革进行了系统谋划和全面部署，意见中提出要"巩固取消药品加成成果，进一步取消医用耗材加成，优化调整医疗服务价格"。

（七）税务部门

税务部门通过对医疗器械生产经营企业和医疗机构的发票进行管理，对医药行业虚开增值税专用发票等违法行为进行督促监管，整治医药卫生发票使用情况，查处非法使用发票、过票、走票、倒票等问题，加强对发票违法问题的案件移送和联合查处工作，防范商业贿赂和不正之风等问题，避免国家税收损失，维护医药领域税收管理秩序。

（八）商务部门

商务部门鼓励医用耗材流通企业发展现代医用耗材流通方式，优化配送网络，提升优质低价耗材的可及性；对医用耗材企业生产和市场交易行为等进行跟踪监测；强化市场交易监管，依法查处哄抬价格和垄断、耗材回扣等各类扰乱正常市场交易秩序的违法违规行为。

商务部门负责防止医药购销领域滥用行政权力排除、限制竞争行为。完善药品和高值医用耗材集中招标机制，维护有序的药品流通市场环境，加强药品流通行业诚信制度建设；提供国内医用耗材供求资料及采购平台；开具医用耗材在海陆空的货运单证、商业发票、海关报关/报检单证、海关监管单证（如出口许可证）等各类贸易单证模板及知识；开展双多边经贸合作，提供药品、医用耗材等经贸合作商务信息；建立健全各地区医用耗材流通行业管理责任机制，密切发展医疗机构改革、医保支付管理。

（九）审计部门

审计部门负责建立健全医用耗材管理机制，对医院内部审计部门进行监督指导，防范医院财务风险，对医疗保险基金进行审计，查处违规使用医保基金、超规定加成销售药品和医用耗材等问题；规范供货渠道，有效防范财务风险。通过对采购供应过程各个环节进行分析和审查，督促物资管理部门实行集中招标，保证医院平稳有序运行，提高物资管理工作透明度及医院综合管理水平；控制采购价格，降低医疗运行成本。通过开展物资采购管理审计，在保证物资质量的前提下，控制采购价格；发挥内部审计监督作用，维护医院正常经济秩序。通过开展物资采购审计，进一步完善物资采购招投标和比价采购等管理程序，使采购工作变得"公开、公平、公正"，增加透明度，减少外来干预和暗箱操作，抑制

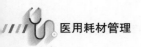

物资采购管理中的不正之风和腐败现象，净化物资采购渠道。

（十）药品不良反应监测中心

国家药品不良反应监测中心，又称国家药品监督管理局药品评价中心，是国家药品监督管理局的直属机构。负责国家药品不良反应、医疗器械不良事件的监测等工作，组织制定医疗器械不良事件监测与再评价技术标准和规范。开展医疗器械上市后不良事件监测技术工作，承担医疗器械不良事件信息的收集、评价、反馈和上报；承办医疗器械不良事件监测数据库和信息网络的建设及维护；依据对上市产品的监测及不良事件报告进行医疗器械的再评价；组织医疗器械不良事件监测和再评价的宣传、教育、培训和信息刊物的编辑、出版；参与医疗器械不良事件监测及再评价的国际交流工作。

医疗器械生产经营企业、使用单位应当对所生产经营或者使用的医疗器械开展不良事件监测，当发现医疗器械不良事件或者可疑事件，应当按照国务院药品监督管理部门的规定，向医疗器械不良事件监测机构报告（图2-3）。

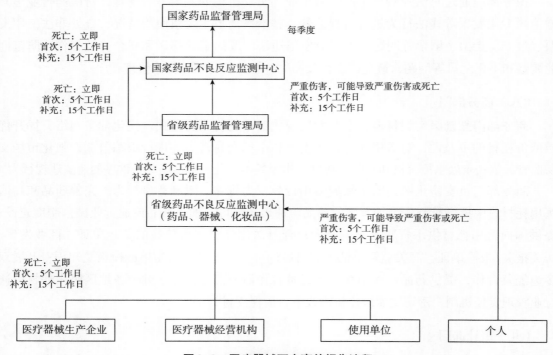

图2-3 医疗器械不良事件报告流程

三、医疗器械监管技术支持机构

（一）医疗器械质量监督检验机构

医疗器械质量监督检验机构承担医疗器械注册检验、医疗器械生物学评价检测，监督检验、委托检验、抽查检验以及安全性评价检验检测工作。组织开展医疗器械相关标准研究以及安全监测和质量控制新方法、新技术研究。承担医疗器械不良事件原因的实验研究。

承担医疗器械标准物质研究和标定工作。开展与医疗器械检验检测方法、质量标准、技术规范等相关新方法、新技术的研究。组织开展医疗器械研究、生产、经营相关单位以及医疗机构中的医疗器械检验机构及人员的业务指导工作。根据工作性质可以分为：国家计划抽验，省级计划抽验；评价抽验，监督抽验，包括跟踪抽验、专项抽验等。

我国目前主要有十家国家级医疗器械质量监督检验中心：中国食品药品检定研究院、广东省医疗器械质量监督检验所、天津市医疗器械质量监督检验中心、上海市医疗器械检验研究院、山东省医疗器械药品包装检验研究院、北大医疗器械质量监督检验中心、湖北省医疗器械质量监督检验研究院、辽宁省医疗器械检验检测院、浙江省医疗器械检验研究院、北京市医疗器械检验研究院。

（二）医疗器械技术审评中心

国家药品监督管理局医疗器械技术审评中心（以下简称器审中心）是国家药品监督管理局的直属机构，其宗旨是科学、合规、高效地从事技术审评工作，以评价在中国拟上市医疗器械产品的安全性、有效性、质量可控性，评估其收益风险可接受程度，缩短产品上市时间，改善产品使用安全性，使得申请人的上市负担最小化，最终促进医疗器械创新及确保采用新技术的产品真正改善我国公民的医疗健康水平。对医疗器械上市前的安全性、有效性及其结果进行科学评价，并提出审评意见。器审中心设立多个评审处，组织起草并实施相关专业医疗器械产品技术审评指导原则，主要职能有：负责对申请注册的境内第三类医疗器械产品进行技术审评；对申请注册的进口医疗器械产品进行审评；参与起草医疗器械注册管理相关法规规章和规范性文件；参与制定相关医疗器械技术审评规范并组织实施；组织开展相关审评业务咨询服务；负责对地方医疗器械技术审评工作进行业务指导和技术支持；参与相关医疗器械注册核查工作。

2017年10月，中共中央办公厅、国务院印发《关于深化审评审批制度改革鼓励药品医疗器械创新的意见》，标志着我国医疗器械审评审批制度进入实质性改革阶段。医疗器械审评审批制度作为核心内容之一，在改革过程中落实审评科学，进而保障公众用械的安全、有效、可及。审评科学的根本内涵就是科学地使用评价工具，技术审评时工具包括各项指导原则、企业提交的临床前验证和确认资料、临床试验数据结果、检测报告等。在对产品进行技术审评的过程中如何有效利用这些工具，每一项工具在最终决策时的占比，都会影响风险和收益的评价结果，最终影响产品的审评结果。器审中心统筹考虑医疗器械注册审评科学管理体系三大元素——审评输入、审评过程、审评输出，通过出台指导原则、审评要点、操作规程，优化再造审评流程，构建科学管理体系，注重技术力量储备，不断加强审评科学研究，推进审评审批制度改革。

器审中心作为医疗器械产品的技术审评机构，"十三五"以来，组织制定并由国家药监局发布了236项指导原则，翻译转化欧美医疗器械指导性文件845项，为保证审评工具的科学性提供了专业、细致的指导，构建了完善的指导原则体系。

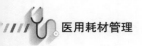

第二节　医疗器械相关法律法规

一、法律效力

（一）我国法律法规层级

我国法律法规层级主要分为宪法、法律、行政法规、部门规章、规范性文件、工作文件、地方性法规及标准等层级（图2-4）。

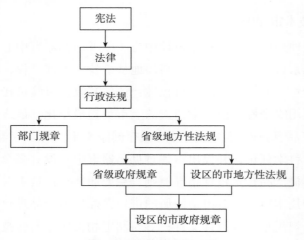

图2-4　法的效力原则图

法的效力原则：法的效力就是法的效力位阶，又被称为法的效力层次或者等级，指的是法律体系中不同的法的渊源在效力方面的差别，其主要原则如下。

1.不同位阶的法律冲突原则　宪法至上，法律高于法规（行政法规、地方性法规），法规高于规章，行政法规高于地方性法规。

2.同一位阶的法律冲突原则　全国性法律优先原则，特别法优先原则，新法优先原则，实体法优先原则，国际法优先原则，省级政府规章优先于设区的市、自治州政府制定的规章的原则。

3.位阶交叉的法律冲突原则　自治条例和单行条例变通的，依变通；经济特区法规变通的，依变通；地方性法规、规章之间不一致时，由有关机关依照规定的权限作出裁决。

4.医疗器械监管相关法律规范效力举例

（1）宪法至上。

（2）法律：《中华人民共和国民法典》《中华人民共和国产品质量法》《中华人民共和国行政许可法》《中华人民共和国广告法》《中华人民共和国政府采购法》等视为部门法律。

（3）行政法规：《医疗器械监督管理条例》等的法律效力次于部门法律。

（4）部门规章：《医疗器械分类规则》《医疗器械注册管理办法》《医疗器械生产监督管

理办法》《医疗器械广告审查办法》《医疗器械不良事件监测和再评价管理办法》。效力次于行政法规（图2-5）。

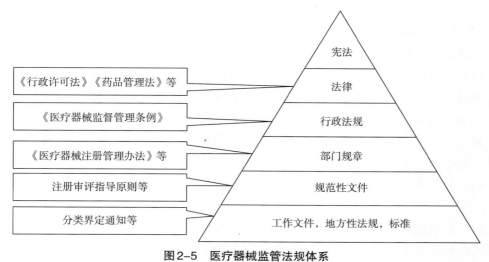

图2-5 医疗器械监管法规体系

二、医疗器械监管法律

医疗器械管理中应遵循的相关法律法规，是指以与医疗器械有关的活动为调整对象，涉及医疗器械监督管理的所有法律、法规、规章和其他规范性文件的总称。

（一）行政处罚法

行政处罚是指行政机关或其他行政主体依法定职权和程序，对违反行政法规尚未构成犯罪的相对人给予行政制裁的具体行政行为。行政处罚具有以下特征：①以对违法行为人的惩戒为目的，而不是以实现义务为目的；②适用主体是行政机关或法律法规授权的组织；③适用对象是作为行政相对方的公民、法人或其他组织，属于外部行政行为。《中华人民共和国行政处罚法》是为了规范行政处罚的设定和实施，保障和监督行政机关有效实施行政管理，维护公共利益和社会秩序，保护公民、法人或者其他组织的合法权益，根据宪法制定的法律。

（二）行政许可法

行政许可是指行政机关根据公民、法人或者其他组织的申请，经依法审查，准予其从事特定活动的行为。行政许可具有以下特征：①行政机关实施的管理性的行政行为；②行政机关实施的对社会的外部管理行为；③根据公民、法人或者其他组织提出的申请产生的行政行为；④准予相对人从事特定活动的行为。为了规范行政许可的设定和实施，保护公民、法人和其他组织的合法权益，维护公共利益和社会秩序，保障和监督行政机关有效实施行政管理，根据宪法，制定《中华人民共和国行政许可法》。

在医疗器械监管实践中，医疗器械监管机构执行和适用《行政许可法》的活动主要表现为对医疗器械企业的市场准入和医疗器械产品的上市许可两类。前者主要是指医疗器械监管机构对于成立的医疗器械生产企业和经营企业的成立进行审批，发给相关许可证

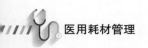

的行为；后者是对于进行生产和销售的医疗器械产品进行注册审批，发给产品注册证书的行为。

（三）行政复议法

行政复议是指公民、法人或其他组织认为行政机关的具体行政行为或者部分抽象行政行为侵犯其合法权益，依法向上级行政机关或者法律法规规定的其他机关提出申请，由受理申请的行政机关对具体行政行为依法进行审查并作出处理决定的活动。行政复议具有以下特征：①以具体行政行为争议的存在为前提；②启动须以作为行政相对人的公民、法人或其他组织的申请为条件；③由复议机关作出复议决定；④全面审查行政行为的合法性和合理性。为了防止和纠正违法的或者不当的具体行政行为，保护公民、法人和其他组织的合法权益，保障和监督行政机关依法行使职权，根据宪法，制定《中华人民共和国行政复议法》。

在医疗器械监管实践中，在监管相对人认为监督机构的具体行政行为侵犯了自己的合法权益而提起行政复议时，监管部门要严格依照《行政复议法》的规定进行行政复议。

（四）产品质量法

《中华人民共和国产品质量法》是为了加强对产品质量的监督管理，提高产品质量水平，明确产品质量责任，保护消费者的合法权益，维护社会经济秩序而制定，是国家的有关法规、质量标准以及合同规定的对产品适用、安全和其他特性的要求。产品质量要求反映了产品的特性和满足顾客要求的能力。这些质量要求可以转化为具体指标，通常包括有效性、安全性、可用性、可靠性、可维修性、经济性和环境等多个方面。

1.产品质量要求：①不存在危及人身、财产安全的不合理危险，有保障人体健康和人身、财产安全的国家标准、行业标准的，应该符合该标准；②具备产品应当具备的使用性能，但是，对产品存在使用性能的瑕疵作出说明的除外；③符合在产品或者其包装上注明采用的产品标准，符合以产品说明、实物样品等方式表明的质量状况。

2.国务院市场监督管理部门主管全国产品质量监督工作。国务院有关部门在各自的职责范围内负责产品质量监督工作。根据产品质量法，产品是指"经过加工、制作、用于销售的产品"，医疗器械产品属于产品质量法的适用对象。

三、医疗器械监管行政法规

国务院首次发布的《医疗器械监督管理条例》（国务院令第276号，以下简称《条例》）自2000年4月1日起施行，该条例的出台标志着我国医疗器械监管法规体系开始形成。《条例》共6章48条，作为我国医疗器械监管法规体系的核心，明确了医疗器械的监管目的，其对医疗器械的研制、生产、经营、使用和监管等环节都做出了明确的规定。自此，我国医疗器械监管由单一许可（产品注册管理）向双许可管理（产品注册许可和企业生产经营许可）转变，从市场准入管理阶段全面进入依法行政和依法监管的新阶段，为公众安全使用医疗器械做出了重要保障。

　　随着经济和科学技术的高速发展，医疗水平不断提高，医疗器械种类日益增多，数量也愈发庞大。2000版《条例》无法适应现下社会需求，存在诸多不足：①分类管理制度需要改善，部分措施体现分类的差异性不够充分，对一些高风险产品的监管不够，对一些低风险产品的监管没有完全放开，企业负担较重；②企业在生产经营方面的要求和责任还不够具体；③监管上存在一定程度的重审批、轻过程的情况；④法律责任规定不够具体明确。因此，国家药监局于2006年开始启动修订工作，于2014年正式实施新版《条例》，又于2020年重新修订《条例》（国务院令第739号，以下《条例》均指最新修订版本）。新修订《条例》在医疗器械监管制度方面做出了较大修改，更有利于医疗器械行业的发展，更有利于医疗器械的监管工作，更能保障使用医疗器械的安全有效。《条例》共8章107条，包括总则、医疗器械产品注册与备案、医疗器械生产、医疗器械经营与使用、不良事件的处理与医疗器械的召回、监督检查、法律责任以及附则。

（一）总则

　　1. 立法目的　制定《条例》的目的是加强对医疗器械的监督管理，保证医疗器械的安全、有效以及人体健康和生命安全，促进医疗器械产业发展。

　　2. 适用范围　中华人民共和国境内从事医疗器械的研制、生产、经营、使用活动及其监督管理的单位或个人，但非营利的避孕医疗器械产品不属于《条例》的调整范围。

　　3. 管理体系　《条例》第三条规定：国务院药品监督管理部门负责全国医疗器械监督管理工作。国务院有关部门在各自的职责范围内负责与医疗器械有关的监督管理工作。

　　《条例》第四条规定：县级以上地方人民政府药品监督管理部门负责本行政区域的医疗器械监督管理工作。县级以上地方人民政府有关部门在各自的职责范围内负责与医疗器械有关的监督管理工作。

　　《条例》第八条规定：国务院药品监督管理部门应当配合国务院有关部门，贯彻实施国家医疗器械产业规划和引导政策。

　　4. 医疗器械分类　《条例》根据以上立法目的，明确分类原则。《条例》第六条指出：

　　国家对医疗器械按照风险程度实行分类管理。

　　第一类是风险程度低，实行常规管理可以保证其安全、有效的医疗器械。

　　第二类是具有中度风险，需要严格控制管理以保证其安全、有效的医疗器械。

　　第三类是具有较高风险，需要采取特别措施严格控制管理以保证其安全、有效的医疗器械。

　　药监部门规定产品分类目录，要根据医疗器械生产、经营、使用情况和对产品风险变化的分析、评价及时调整；制定、调整分类目录，要充分听取生产经营企业、使用单位、行业组织的意见，并参考国际医疗器械分类实践。根据国家有关规定，分类如下。

　　第一类：如大部分手术器械、医用X线防护装置、全自动电泳仪、医用离心机、切片机、牙科椅、煮沸消毒器、听诊器等医疗设备或器械，属于一类医疗器械。医用X线胶片、纱布绷带、弹力绷带、橡皮膏、创可贴、拔罐器、手术衣、手术帽、口罩、集尿袋等产品具有消耗特性，所以归入一类医疗器械。

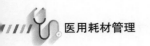

第二类：如心电诊断仪器、无创监护仪器、光学内窥镜、便携式超声诊断仪、全自动生化分析仪、恒温培养箱、牙科综合治疗仪、制氧机等医疗设备，属于二类医疗器械。体温计、血压计、助听器、避孕套、针灸针、医用脱脂棉、医用脱脂纱布等消耗材料则归入二类医疗器械。

第三类：如体外震波碎石机、病人有创监护系统、人工晶体、有创内窥镜、超声手术刀、彩色超声成像设备、激光手术设备、高频电刀、微波治疗仪、医用核磁共振成像设备、X线治疗设备、200mA以上X线机、CT设备、医用高能设备、人工心肺机、人工肾、呼吸麻醉设备等属于三类医疗器械。而植入式心脏起搏器、内固定器材、人工心脏瓣膜、一次性使用无菌注射器、一次性使用输液器、输血器等因具消耗特性，归入三类医疗器械。

（二）注册与备案

1.分类注册管理　第一类医疗器械实行产品备案管理；第二类、第三类医疗器械实行产品注册管理。

2.注册所需资料　根据《条例》"第二章 医疗器注册与备案"第十四条：

第一类医疗器械产品备案和申请第二类、第三类医疗器械产品注册，应当提交下列资料：

（一）产品风险分析资料；

（二）产品技术要求；

（三）产品检验报告；

（四）临床评价资料；

（五）产品说明书以及标签样稿；

（六）与产品研制、生产有关的质量管理体系文件；

（七）证明产品安全、有效所需的其他资料。

产品检验报告应当符合国务院药品监督管理部门的要求，可以是医疗器械注册申请人、备案人的自检报告，也可以是委托有资质的医疗器械检验机构出具的检验报告。

符合下列情形之一，可以免于进行临床评价：

（一）工作机理明确、设计定型，生产工艺成熟，已上市的同品种医疗器械临床应用多年且无严重不良事件记录，不改变常规用途的；

（二）其他通过非临床评价能够证明该医疗器械安全、有效的。

国务院药品监督管理部门应当制定医疗器械临床评价指南。

医疗器械注册申请人、备案人应当确保提交的资料合法、真实、准确、完整和可追溯。

3.医疗器械注册与备案流程　第一类医疗器械实行备案管理，第二类、第三类医疗器械实行产品注册管理。

根据《医疗器械注册与备案管理办法》（国家市场监督管理总局令第47号），医疗器械的管理分为注册与备案两种：

医疗器械注册是指医疗器械注册申请人（以下简称申请人）依照法定程序和要求提出医疗器械注册申请，药品监督管理部门依据法律法规，基于科学认知，进行安全性、有效性和质量可控性等审查，决定是否同意其申请的活动。

医疗器械备案是指医疗器械备案人（以下简称备案人）依照法定程序和要求向药品监督管理部门提交备案资料，药品监督管理部门对提交的备案资料存档备查的活动。

国家药品监督管理局主管全国医疗器械注册与备案管理工作，负责建立医疗器械注册与备案管理工作体系和制度，依法组织境内第三类和进口第二类、第三类医疗器械审评审批，进口第一类医疗器械备案以及相关监督管理工作，对地方医疗器械注册与备案工作进行监督指导。

国家药品监督管理局医疗器械技术审评中心（以下简称国家局器械审评中心）负责需进行临床试验审批的医疗器械临床试验申请以及境内第三类和进口第二类、第三类医疗器械产品注册申请、变更注册申请、延续注册申请等的技术审评工作。

国家药品监督管理局医疗器械标准管理中心、中国食品药品检定研究院、国家药品监督管理局食品药品审核查验中心（以下简称国家局审核查验中心）、国家药品监督管理局药品评价中心、国家药品监督管理局行政事项受理服务和投诉举报中心、国家药品监督管理局信息中心等其他专业技术机构，依职责承担实施医疗器械监督管理所需的医疗器械标准管理、分类界定、检验、核查、监测与评价、制证送达以及相应的信息化建设与管理等相关工作。

省、自治区、直辖市药品监督管理部门负责本行政区域内以下医疗器械注册相关管理工作：

（一）境内第二类医疗器械注册审评审批；

（二）境内第二类、第三类医疗器械质量管理体系核查；

（三）依法组织医疗器械临床试验机构以及临床试验的监督管理；

（四）对设区的市级负责药品监督管理的部门境内第一类医疗器械备案的监督指导。
省、自治区、直辖市药品监督管理部门设置或者指定的医疗器械专业技术机构，承担实施医疗器械监督管理所需的技术审评、检验、核查、监测与评价等工作。

设区的市级负责药品监督管理的部门负责境内第一类医疗器械产品备案管理工作。

（三）生产

1.条件 从事医疗器械生产活动，应当具备下列条件。
（1）有与生产的医疗器械相适应的生产场地、环境条件、生产设备以及专业技术人员。
（2）有对生产的医疗器械进行质量检验的机构或者专职检验人员以及检验设备。
（3）有保证医疗器械质量的管理制度。
（4）有与生产的医疗器械相适应的售后服务能力。
（5）符合产品研制、生产工艺文件规定的要求。
2.程序 从事第一类医疗器械生产的，应当向所在地设区的市级人民政府负责药品监督管理的部门备案，在提交符合《条例》第三十条规定条件的有关资料后即完成备案；对于第二类、第三类医疗器械，应当向所在地省、自治区、直辖市人民政府药品监督管理部门申请生产许可并提交证明资料以及所生产医疗器械的注册证。

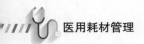

受理生产许可申请的药品监督管理部门应当对申请资料进行审核，按照国务院药品监督管理部门制定的医疗器械生产质量管理规范的要求进行核查，并自受理之日起20个工作日内作出决定。对符合规定条件的，准予许可并发给医疗器械生产许可证；对不符合规定条件的，不予许可并书面说明理由。

医疗器械生产许可证有效期为5年。有效期届满需要延续的，依照有关行政许可的法律规定办理延续手续。

3.要求

（1）医疗器械生产质量管理规范应当对医疗器械的设计开发、生产设备条件、原材料采购、生产过程控制、企业的机构设置和人员配备等影响医疗器械安全、有效的事项作出明确规定。

（2）医疗器械注册人、备案人、受托生产企业应当按照医疗器械生产质量管理规范的要求，建立健全与所生产医疗器械相适应的质量管理体系并保证其有效运行；严格按照经注册或者备案的产品技术要求组织生产，保证出厂的医疗器械符合强制性标准以及经注册或者备案的产品技术要求；定期对质量管理体系的运行情况进行自查，并按照国务院药品监督管理部门的规定提交自查报告；若生产条件发生变化，不再符合医疗器械质量管理体系要求的，应立即采取整改措施；可能影响医疗器械安全、有效的，应当立即停止生产活动，并向原生产许可或者生产备案部门报告。

（四）经营和使用

1.条件　从事医疗器械经营活动，应当有与经营规模和经营范围相适应的经营场所和贮存条件，以及与经营的医疗器械相适应的质量管理制度和质量管理机构或者人员。

2.程序　从事第二类医疗器械经营的，由经营企业向所在地设区的市级人民政府负责药品监督管理的部门备案并提交符合《条例》第四十条规定条件的有关资料；从事第三类医疗器械经营的，经营企业应当向所在地设区的市级人民政府负责药品监督管理的部门申请经营许可并提交符合《条例》第四十条规定条件的有关资料。

受理经营许可申请的负责药品监督管理的部门应当对申请资料进行审查，必要时组织核查，并自受理之日起20个工作日内作出决定。对符合规定条件的，准予许可并发给医疗器械经营许可证；对不符合规定条件的，不予许可并书面说明理由。

医疗器械经营许可证有效期为5年。有效期届满需要延续的，依照有关行政许可的法律规定办理延续手续。

3.要求

（1）医疗器械经营企业、使用单位购进医疗器械，应当查验供货者的资质和医疗器械的合格证明文件，建立进货查验记录制度。从事第二类、第三类医疗器械批发业务以及第三类医疗器械零售业务的经营企业，还应当建立销售记录制度。记录事项包括：①医疗器械的名称、型号、规格、数量；②医疗器械的生产批号、使用期限或者失效日期、销售日期；③医疗器械注册人、备案人和受托生产企业的名称；④供货者或者购货者的名称、地址以及联系方式；⑤相关许可证明文件编号等。

进货查验记录和销售记录应当真实、准确、完整和可追溯，并按照国务院药品监督管理部门规定的期限予以保存。国家鼓励采用先进技术手段进行记录。

（2）医疗器械使用单位对需要定期检查、检验、校准、保养、维护的医疗器械，应当按照产品说明书的要求进行检查、检验、校准、保养、维护并予以记录，及时进行分析、评估，确保医疗器械处于良好状态，保障使用质量；对使用期限长的大型医疗器械，应当逐台建立使用档案，记录其使用、维护、转让、实际使用时间等事项。记录保存期限不得少于医疗器械规定使用期限终止后5年。

医疗器械使用单位应当妥善保存购入第三类医疗器械的原始资料，并确保信息具有可追溯性。

（五）不良事件的处理与医疗器械的召回

国家建立医疗器械不良事件监测制度，对医疗器械不良事件及时进行收集、分析、评价、控制。

医疗器械生产经营企业、使用单位应当协助医疗器械注册人、备案人对所生产经营或者使用的医疗器械开展不良事件监测；发现医疗器械不良事件或者可疑不良事件，应当按照国务院药品监督管理部门的规定，向医疗器械不良事件监测技术机构报告。

有下列情形之一的，医疗器械注册人、备案人应当主动开展已上市医疗器械再评价。

①根据科学研究的发展，对医疗器械的安全、有效有认识上的改变。

②医疗器械不良事件监测、评估结果表明医疗器械可能存在缺陷。

③国务院药品监督管理部门规定的其他情形。

（六）监督检查

负责药品监督管理的部门应当对医疗器械的研制、生产、经营活动以及使用环节加强监督检查，并对下列事项进行重点监督检查。

①医疗器械生产企业是否按照经注册或者备案的产品技术要求组织生产。

②医疗器械生产企业的质量管理体系是否保持有效运行。

③医疗器械生产经营企业的生产经营条件是否持续符合法定要求。

意义：《条例》的颁布结束了我国医疗器械监管工作长期无法可依的历史，为新时期我国医疗器械事业的发展和城乡医疗器械的广泛应用提供了政策、法律保证。《条例》体现了风险管理、全程治理、社会共治、责任治理、效能治理的基本原则，完善了分类管理、产品和生产经营企业注册备案、使用环节监管、上市后管理等制度；对于进一步规范医疗器械的研制、生产、经营和使用活动，强化医疗器械监督管理，保证医疗器械的安全有效，保障公众的身体健康和生命安全，具有重要的现实意义。

自《条例》颁布实施以来，我国相继制定了一系列部门规章，用以规范、完善医疗器械管理，逐步形成一套以《条例》为核心、若干部门规章细化补充的医疗器械监管法规体系。国家药品监督管理部门发布的《医疗器械生产监督管理办法》《医疗器械经营监督管理办法》《医疗器械分类规则》等，国家卫生健康主管部门发布的《医疗器械召回管理办法

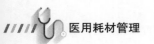

（试行）》《医疗器械临床使用安全管理规范（试行）》等规范，加固了医疗器械使用环节的监管制度，进一步完善了医疗器械监管法规体系的构建。

四、医疗器械监管部门规章

20世纪90年代之前，在中国计划经济体制下，医疗器械行业管理没有统一的定义。国家根据器械类别的不同，规定不同大类的工业产品由相关的工业部门分别管理。20世纪90年代初，随着改革开放的不断深入，国家医药管理部门陆续派出考察组，到欧美地区进行调研和学习，开始在中国实施医疗器械市场准入性质的新产品鉴定、登记制度。1996年，国家医药管理局发布《医疗器械产品注册管理办法》（16号令），第一次以部门规章的形式启动了中国的医疗器械市场准入注册制度，采用了与发达国家基本一致的医疗器械统一定义和按照风险等级划分的管理类别。

2000年，随着中国逐步完成从计划经济向市场经济的转变，市场经济活动的良好运行亟需一套强而有力的规范化制度作为框架。顺应发展需要，国家药品监督管理部门发布《医疗器械监督管理条例》，这是中国医疗器械监管史上的一个里程碑。为贯彻实施《条例》，国家药品监督管理部门随之发布了一系列配套规章。部门规章在法律体系中的法律位阶低于《条例》，但其针对性及操作性强，广泛作为医疗器械监管机构制定内部管理规范制度的直接参考依据。

在医疗器械监管全过程中，根据产品是否上市，可以分为上市前监管和上市后监管。上市前监管阶段包括产品的研制、分类、临床试验、注册和生产环节。为了从源头上保证医疗器械的安全性和有效性，国家专门出台规定用于强化医疗器械的上市前监管（表2-1）。

表2-1 医疗器械上市前法律法规和部门规章汇总表

序号	文件名称	发文字号	施行时间
1	《医疗器械监督管理条例》	中华人民共和国国务院令第739号	2021年6月1日
2	《医疗器械说明书和标签管理规定》	国家食品药品监督管理总局令第6号	2014年10月1日
3	《医疗器械生产质量管理规范》	国家食品药品监督管理总局2014年第64号公告	2015年3月1日
4	《医疗器械分类规则》	国家食品药品监督管理总局令第15号	2016年1月1日
5	《医疗器械通用名称命名规则》	国家食品药品监督管理总局令第19号	2016年4月1日
6	《医疗器械标准管理办法》	国家食品药品监督管理总局令第33号	2017年7月1日
7	《医疗器械注册与备案管理办法》	国家市场监督管理总局令第47号	2021年10月1日
8	《体外诊断试剂注册与备案管理办法》	国家市场监督管理总局令第48号	2021年10月1日
9	《医疗器械生产监督管理办法》	国家市场监督管理总局令第53号	2022年5月1日
10	《医疗器械临床试验质量管理规范》	国家药品监督管理局、国家卫生健康委员会2022年第28号公告	2016年6月1日

上市前对医疗器械产品安全性和有效性的评价并非一劳永逸，还须重视上市后的质量安全等监管工作。上市后监管阶段包括经营、广告、使用和检测等环节（表2-2）。

表2-2 医疗器械上市后法律法规和部门规章汇总表

序号	文件名称	发文字号	施行时间
1	《医疗器械监督管理条例》	中华人民共和国国务院令第739号	2021年6月1日
2	《药品医疗器械飞行检查办法》	国家食品药品监督管理总局令第14号	2015年9月1日
3	《医疗器械使用质量监督管理办法》	国家食品药品监督管理总局令第18号	2016年2月1日
4	《医疗器械召回管理办法》	国家食品药品监督管理总局令第29号	2017年5月1日
5	《医疗器械网络销售监督管理办法》	国家食品药品监督管理总局令第38号	2018年3月1日
6	《医疗器械不良事件监测和再评价管理办法》	国家药品监督管理局令第1号	2019年1月1日
7	《药品、医疗器械、保健食品、特殊医学用途配方食品广告审查管理暂行办法》	国家市场监督管理总局令第21号	2020年3月1日
8	《医疗器械临床使用管理办法》	国家卫生健康委员会令第8号	2021年3月1日
9	《医疗器械经营监督管理办法》	国家市场监督管理总局令第54号	2022年5月1日
10	《医疗器械注册人开展不良事件监测工作指南》	国家药品监督管理局2020年第25号通告	2020年4月3日发布

五、重要指导性文件

（一）国家卫健委《医疗机构医用耗材管理办法（试行）》

1.主要内容

（1）明确管理对象及管理内容等 《办法》明确了医用耗材的定义和分类，明确对医用耗材的遴选、采购、验收、存储、发放、临床使用、监测、评价等工作进行全流程管理。

（2）设定医疗机构医用耗材供应目录 要求医疗机构按照合法、安全、有效、适宜、经济的原则，制定本机构医用耗材供应目录，并定期调整。同时要求医疗机构限制医用耗材品种品规数量，对功能相同或相似的医用耗材也要限定供应企业数量。

（3）规定医用耗材采购要求 规定医用耗材采购实施统一管理。其他科室或者部门不得从事医用耗材的采购活动，不得使用非医用耗材管理部门采购供应的医用耗材。

（4）建立医用耗材临床使用分级管理制度 医用耗材的临床使用分三级管理。本办法按照国家药品监督管理局《医疗器械分类目录》（该目录将医疗器械分为第一类、第二类、第三类），将医用耗材分为三级。Ⅰ级医用耗材，由卫生技术人员使用；Ⅱ级医用耗材，由有资格的卫生技术人员经过相关培训后使用；Ⅲ级医用耗材，按照医疗技术管理有关规定，由具有有关技术操作资格的卫生技术人员使用。对于植入类医用耗材，在使用前还应当进行术前讨论。

（5）明确监管措施 要求医疗机构建立医用耗材管理信息系统，并覆盖遴选、采购、验收、入库、储存、盘点、申领、出库、临床使用、质量安全事件报告、不良反应监测、重点监控、超常预警、点评等各环节，实现每一医用耗材的全生命周期可溯源。同时，将医用耗材购销管理纳入行风建设管理领域，加大对医用耗材管理过程中违反"九不准"规定等行为的查处力度。

2.重点内容

（1）二级以上医院执行此办法 本办法适用于二级以上医院医用耗材管理，其他医疗

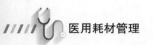

机构可参照执行。其中，非公立医疗机构的医用耗材遴选、采购工作可参照本办法进行。

（2）耗材管理委员会与遴选制度　机构设置上，二级以上医院应当设立医用耗材管理委员会；其他医疗机构应当成立医用耗材管理组织。村卫生室（所、站）、门诊部、诊所、医务室等其他医疗机构可不设医用耗材管理组织。同时，委员会需要做到：建立医用耗材遴选制度，对新购入医用耗材、调整医用耗材品种或者供应企业等申请进行严格审核，评估医用耗材使用的不良反应、医用耗材质量安全。

具体来看，医疗机构应当遴选建立本机构的医用耗材供应目录，并进行动态管理。对纳入供应目录的医用耗材，应当根据国家药监局印发的《医疗器械分类目录》明确管理级别，为Ⅰ级、Ⅱ级和Ⅲ级。医疗机构应当从已纳入国家或省市医用耗材集中采购目录中遴选本机构供应目录。确需从集中采购目录之外进行遴选的，应当按照有关规定执行。

（3）限定供应企业数量，无关科室禁止采购　在采购上，《办法》强调，医疗机构应当加强供应目录涉及供应企业数量管理，统一限定纳入供应目录的相同或相似功能医用耗材供应企业数量。医用耗材的采购相关事务由医用耗材管理部门实行统一管理。其他科室或者部门不得从事医用耗材的采购活动，不得使用非医用耗材管理部门采购供应的医用耗材。医用耗材使用科室或部门应当根据实际需求向医用耗材管理部门提出采购申请。

（4）临时性采购与突发性采购　医疗机构应当加强临时性医用耗材采购管理。医用耗材使用科室或部门临时性采购供应目录之外的医用耗材，须经主任委员、副主任委员同意后方可实施。对一年内重复多次临时采购的医用耗材，应当按照程序及时纳入供应目录管理。对于实施集中招标采购的地方，需要按有关程序报上级主管部门同意后实施临时性采购。遇有重大急救任务、突发公共卫生事件等紧急情况，以及需要紧急救治但缺乏必要医用耗材时，医疗机构可以不受供应目录及临时采购的限制。

（5）建立医用耗材验收制度　医疗机构应当建立医用耗材验收制度，由验收人员验收合格后方可入库。验收人员应当真实、完整、准确地进行验收记录。同时，验收人员应当重点对医用耗材是否符合遴选规定、质量情况、效期情况等进行查验，不符合遴选规定以及无质量合格证明、过期、失效或者淘汰的医用耗材不得验收入库。文件中特别强调，使用后的医用耗材进货查验记录应当保存至使用终止后2年。未使用的医用耗材进货查验记录应当保存至规定使用期限结束后2年。植入性医用耗材进货查验记录应当永久保存。购入Ⅲ级医用耗材的原始资料应当妥善保存，确保信息可追溯。

（6）耗材使用实施分级分类管理　医疗机构应当对医用耗材临床使用实施分级分类管理。在诊疗活动中：Ⅰ级医用耗材，应当由卫生技术人员使用；Ⅱ级医用耗材，应当由有资格的卫生技术人员经过相关培训后使用，尚未取得资格的，应当在有资格的卫生技术人员指导下使用；Ⅲ级医用耗材，应当按照医疗技术管理有关规定，由具有有关技术操作资格的卫生技术人员使用。

对于植入类医用耗材，应当由具有有关医疗技术操作资格的卫生技术人员使用，并将拟使用的医用耗材情况纳入术前讨论，包括拟使用医用耗材的必要性、可行性和经济性等。非植入类医用耗材的使用，应当符合医疗技术管理等有关医疗管理规定。另外，使用安全风险程度较高的医用耗材，医疗机构应当与患者进行充分沟通，告知可能存在的风险。使用Ⅲ级或植入类医用耗材时，应当签署知情同意书。

同时，在临床使用过程中应严格落实医院感染管理有关规定。一次性使用的医用耗材不得重复使用；重复使用的医用耗材，应当严格按照要求清洗、消毒或者灭菌，并进行效果监测。医疗机构应建立医用耗材临床应用登记制度，使医用耗材信息、患者信息以及诊疗相关信息相互关联，保证使用的医用耗材向前可溯源、向后可追踪。

（7）不得牟取不正当经济利益　文件强调，医疗机构不得将医用耗材购用情况作为科室、人员经济分配的依据，不得在医用耗材购用工作中牟取不正当经济利益。医疗机构应当落实院务公开有关规定，将主要医用耗材纳入主动公开范围，公开品牌品规、供应企业以及价格等有关信息。并且，医疗机构应当按照国家有关规定收取医用耗材使用相关费用，不得违规收取国家规定医用耗材收费项目之外的费用。同时，医疗机构和相关人员不得接受与采购医用耗材挂钩的资助，不准违规私自使用未经正规采购程序采购的医用耗材。

（二）《广东省卫生和计划生育委员会等九部门关于广东省医疗机构医用耗材交易的办法（试行）》（粤卫〔2016〕53号）

1.背景　为改革和完善广东省医疗机构医用耗材集中采购制度，转变政府职能，强化市场机制，进一步规范医疗机构医用耗材采购行为，降低医用耗材虚高价格，根据国家有关法律法规和政策，结合广东省实际，原广东省卫生和计划生育委员会、广东省机构编制委员会办公室、广东省发展和改革委员会、广东省财政厅、广东省人力资源和社会保障厅、广东省人民政府国有资产监督管理委员会、广东省工商行政管理局、原广东省食品药品监督管理局、广东省中医药管理局九个部门及委员会联合制定本办法（下称《办法》）。

2.内容

（1）明确实施主体内容

①明确实施目的：《办法》的制定，主要是针对当前广东省医用耗材，运用现代电子信息技术，通过全省集中的第三方药品电子交易平台（以下简称交易平台），开展医用耗材挂牌、成交、采购、配送和结算等交易活动，从而达到"在线竞价、在线交易、在线支付、在线融资、在线监管"的目的。

②明确交易原则：交易全程遵循公开、公平、公正和诚实信用原则，平台交易过程不收取交易费用。

③明确交易划分范围：平台面向社会对生产企业、供应商实行直接报名，同时对生产企业的范围作出解释：医用耗材生产企业设立的仅销售本公司产品的商业公司、境外产品国内总代理视同生产企业。

④明确主体资质审核：参加平台报名的生产企业、配送企业、医疗机构，需严格依照《办法》中提出的资质审查内容，提交完善的审查资料，并通过资质审核后，方可报名成功。

⑤严格把控交易产品的资质审查：交易的产品大致分为四类，即国产医疗器械、进口医疗器械、归属药品管理的诊断试剂、消毒类产品，各类产品需提交相应的资质材料。

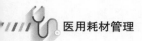

⑥明确产品入市价计算规则：省卫生健康主管部门负责采集同一医用耗材不同生产企业的全国各省（自治区、直辖市）中标价格和广东省内各医疗卫生机构现行采购价等数据，作为入市价计算依据，并公开价格采集信息。采集的数据源和入市价公示7个工作日后，生产企业如有异议可在规定时间内提出，由交易机构复核。

（2）制定具体交易办法

①适用范围：广东省政府办基层医疗卫生机构、县级以上公立医疗机构与卫生健康服务机构医用耗材交易适用《办法》。

②适用对象：《办法》适用交易的医用耗材为国家或省级药品监管部门或卫生健康主管部门发证，归属医用耗材管理的医疗器械、消毒产品管理的产品或药品管理的诊断试剂。

③交易模式：列入采购目录的品种，实行竞价采购和议价采购两种交易模式；未纳入采购目录的品种，实行直接挂网交易。采购目录由广东省卫生健康主管部门会同有关部门制定，根据注册证或生产批件类别划分为三个竞价层次。竞价品种按竞价采购目录中列明的规格、型号、材质、功能分组。

④采购方式：主要分为两种。一是交易平台按品规汇总进行团购。各医疗机构可每日在交易平台上填报本单位遴选品种的采购量和采购期限，采购量可为月、季度或年度使用量，采购期限不超过一年。交易平台每季度自动按品种汇总全省医疗机构拟采购量，并向企业公布。二是医疗机构自主联合进行团购。由医疗机构自主组成联合体，医疗机构可每日在交易平台上填报本单位遴选品种的采购量和采购期限，采购量可为月、季度或年度使用量，采购期限不超过一年。交易平台每季度按联合体汇总拟采购量，并向企业公布。

⑤公示时限：交易平台于每季度最后1个工作日在网上公布全省医疗机构的遴选品种和各品种汇总的采购量，各相关生产企业按照公布汇总的采购量进行网上报价，报价应符合《办法》中的具体要求。

⑥评审制度：采用"双信封"评审制度，即经济技术标和商务标分开评审。《办法》中对《经济技术标评审》和经济技术标得分《"双信封"评审比例表》均制定了固定模板。

⑦对竞价/非竞价和由于其他特殊情况无法交易的产品，制定了明确的采购要求：A.对竞价交易未成交的专机专用品种，医疗机构可选择议价交易，但交易价格不得超过同组竞价品种的最低成交价。议价品种由医疗机构自行遴选品种和生产企业，在入市价之下自行、区域集中或委托交易机构。B.未纳入采购目录的品种由医疗机构以不高于本机构的现行采购价与企业议价交易。C.新的交易品种到货之前，医疗卫生机构可顺延原交易品种，追加的合同量不得超过原报量的10%。

⑧对备案采购的情况作出明确要求：A.因开展新技术、临床急（抢）救需使用成交品种中无替代的成交未报量或未成交品种，须通过交易平台备案采购。B.成交未报量的品种，按当期成交价格备案采购。C.对报价未成交的品种，按不高于该品种当期报价及备案价备案采购。D.未报价或未挂牌的品种，按不高于备案价备案采购。

（三）广东省医疗机构医用耗材采购内部管理工作指引（试行）（粤卫办〔2017〕33号）

1.背景　2017年6月，在《办法》实行一年后，广东省卫计委制定并实施《广东省医疗机构医用耗材采购内部管理工作指引（试行）》（以下简称《指引》）。《指引》率先在全国建立医疗机构医用耗材采购内部管理机制，对医疗机构医用耗材采购全过程进行规范，落实医用耗材采购内部管理工作的"闭环"监管，预防腐败行为发生。

2.内容

（1）明确采购范围　《指引》所称医用耗材是指国家或省级药品监管部门或卫生健康部门发证，归属医用耗材管理的医疗器械、消毒产品管理的产品或药品管理的诊断试剂。

（2）定位采购管理　医疗机构医用耗材采购管理是指医疗机构内部在医用耗材的遴选、准入、采购、入库、预算、结算、监管等各环节所开展的管理工作，包括过程中所使用的各种信息化手段。

（3）明确耗材采购条件　医疗机构要建立医用耗材采购条件的论证、评估和管理方面的制度，确保采购的医用耗材符合临床需求和本单位实际。不得采购未依法注册或者备案、无合格证明、过期、失效或者按照国家规定在技术上淘汰的医用耗材。

（4）建立审核评价制度　医用耗材采购管理部门索取并严格查验供方资质，事先对配套使用的医用耗材、专机专用耗材在设备全生命周期内可能发生的成本等因素进行综合评估，重点评估专机专用耗材的对应收费项目的成本率。

（5）对非目录内产品采购提出限制要求　①适用范围：因开展新技术、临床急（抢）救需使用而在省、市级集中采购中标（或成交）品种中无替代的品种，可进行备案采购。②备案采购实行限额管理，各级医疗机构备案采购金额不超过本年度医用耗材总采购金额的20%。③先由临床科室提出使用需求，经医用耗材管理部门汇总审核后，交采购部门实施，严格控制"耗材占比"。

（6）采购过程公开透明　①通过电子交易平台集中采购的，要按要求签订《医用耗材电子购销合同》。②通过备案采购方式采购医用耗材的，医用耗材供需双方应当签订采购合同。③医疗机构医用耗材遴选程序、遴选结果以及采购结果要通过本单位网站及公示栏全部公开，接受社会和公众监督。

3.意义

（1）要求设立内部独立管理机构：医用耗材管理相关委员会　根据文件，广东省所有二级及以上公立医疗机构要设立医用耗材管理相关委员会，承担本单位医用耗材的管理责任，主要职责包括医用耗材日常管理、品种和供应商遴选、组织招标或询价采购、采购价格调整、采购数据统计分析等。

同时，对于医用耗材管理相关委员会的人数设置，文件明确指出，二级、三级医疗机构原则上要设立相对独立的医用耗材管理部门。委员会的具体人员相对固定，人数应与医疗机构规模和等级相适应，原则上三级医疗机构人数不少于11人，二级医疗机构不少于7人。

此外，文件还对医用耗材专家库做出了规定。文件指出，医用耗材专家库由医疗机构医用耗材采购管理专家和临床专家组成，明确提出了委员会的职责，并且要求每两年进行一次调整。敏感岗位应建立轮换机制，原则上以3~5年为轮换周期。

（2）明确要求进行实名制投票，并坚持国产品牌优先原则　对于医疗机构拟使用的医用耗材品种目录，由医用耗材管理相关委员会组织院内专家进行集中评审。而对于评审的

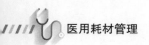

专家，文件规定，按照随机抽取的原则，每次参与评审的专家人数为单数。针对不同的医用耗材品种，管理类专家和临床类专家要设置合理的比例。原则上从抽取专家到开始医用耗材遴选之间的时间间隔不应超过24小时。

对于品种目录遴选，文件则规定，要采用实名制投票，医疗机构要建立严格的新增医用耗材准入审核制度，并对目录进行动态维护。对于目录内的品种，按照高值安全低风险、低值经典高性价的原则选择合适的产地、品牌等，鼓励优先选用国产品种。

（3）实行统一采购、统一管理，一种产品限定一个配送商 对于医用耗材的采购管理，文件规定，医疗机构要对医用耗材采购实行统一管理，由医用耗材管理部门统一采购医用耗材，其他部门或者人员不得自行采购。

进行采购时，先由临床科室提出使用需求，经医用耗材管理部门汇总审核后，交采购部门实施。对于使用量较大的低值医用耗材、通用类的高值医用耗材和体外诊断试剂，二级、三级医疗机构可采取一月多次的频次进行采购，基层医疗卫生机构应做好较为长期的采购计划以降低配送企业的配送成本，原则上一月采购一次。

对于医用耗材的配送，原则上每个产品只能选择一个配送商，鼓励各级医疗机构组团采购和配送，提高配送集中度，降低采购成本，保障供应。

（4）执行耗材标识唯一，加强信息化管理系统建设，实施全程监管 对于医用耗材的入库管理，文件规定，医疗机构要按照国家卫生健康部门分类编码的要求，对医用耗材进行唯一性标识，纳入信息化管理系统，并妥善保存第三类医用耗材购入时的包装标识、标签、说明书、合格证明等原始资料，确保信息具有可追溯性。

同时，文件还指出，医疗机构要充分采用信息化技术手段，实现监管工作信息化、自动化、智能化；通过对医用耗材全生命周期的记录管理，构建包括专家管理系统、交易系统、存储系统、结算系统、监管系统等在内的安全、完善的综合信息网络系统，从而实现对医用耗材采购的全流程、全方位监管。

第三节　医疗器械标准体系

标准是为在一定范围内获得最佳秩序，经协商一致制定并由权威部门批准，对活动或其结果规定共同的和重复使用的规则、导则或特性的文件；其本质特征是统一，是科学以实践为基础并与实践相结合的产物。标准化是指通过制定、发布和实施标准，达到统一。标准化工作的任务就是制定标准、组织实施标准以及对标准的实施进行监督。标准体系是指一定范围内的标准按其内在联系形成的科学的有机整体，具有配套性、协调性和比例性的特征。

依据《医疗器械标准管理办法》，医疗器械标准是指由国家药品监督管理部门依据职责组织制修订，依法定程序发布，在医疗器械研制、生产、经营、使用、监督管理等活动中遵循的统一的技术要求。医疗器械标准工作服务于监督管理，医疗器械标准是市场监督的法定技术依据。

一、我国医疗器械标准体系简介

（一）标准的分级

按照标准的适用范围，我国的标准分为国家标准、行业标准、地方标准、团体标准和企业标准五个级别。

1.国家标准　由国务院标准化行政主管部门国家市场监督管理总局与国家标准化管理委员会（属于国家市场监督管理总局管理）制定（编制计划、组织起草、统一审批、编号、发布）。国家标准在全国范围内适用，其他各级别标准不得与国家标准相抵触。

2.行业标准　由国务院有关行政主管部门制定。如化工行业标准（代号为HG）、石油化工行业标准（代号为SH）由国家石油和化学工业局制定，医药行业标准（代号为YY）由国家药品监督管理局制定。行业标准在全国某个行业范围内适用。

3.地方标准　是指在某个省、自治区、直辖市范围内需要统一的标准。《中华人民共和国标准化法》规定："没有国家标准和行业标准而又需要在省、自治区、直辖市范围内统一的工业产品的安全卫生要求，可以制定地方标准。地方标准由省、自治区、直辖市标准化行政主管部门制定；并报国务院标准化行政主管部门和国务院有关行政部门备案。在公布国家标准或者行业标准之后，该项地方标准即行废止。"

地方标准编号由地方标准代号、标准顺序号和发布年号组成。根据《地方标准管理办法》的规定，地方标准代号由汉语拼音字母"DB"加上省、自治区、直辖市行政区划代码前两位数字再加斜线，组成强制性地方标准代号。如DB/T XXX（顺年号）——XX（年号）或DB XXX（顺年号）——XX（年号）。

4.团体标准　依法成立的社会团体可以制定发布团体标准。

5.企业标准　没有国家标准、行业标准和地方标准的产品，企业应当制定相应的企业标准，企业标准应报当地政府标准化行政主管部门和有关行政主管部门备案。企业标准在该企业内部使用。

此外，围绕当前国家技术创新体系的重要组成部分——产业技术创新战略联盟，国家标准化管理委员会正在酝酿开展联盟标准试点工作。将通过试点的方式，支持有条件的国家级试点联盟，探索开展联盟标准化与当前标准体系并存、互相补充的标准管理方式。

（二）按效力分为强制性标准和推荐性标准

1.强制性标准　国家通过法律的形式明确要求，对于一些标准所规定的技术内容和要求必须执行，不允许以任何理由或方式加以违反、变更，包括强制性的国家标准、行业标准和地方标准。常见强制性标准有：①药品、食品卫生、兽药、农药和劳动卫生标准；②产品生产、贮存和使用中的安全及劳动安全标准；③工程建设的质量、安全、卫生等标准；④环境保护和环境质量方面的标准；⑤有关国计民生方面的重要产品标准等。

2.推荐性标准　是指生产、交换、使用等方面，通过经济手段或市场调节而采用的一类标准。这类标准是自愿采用的具有指导作用而又不宜强制执行的标准，即标准所规定的技术内容和要求具有普遍的指导作用，允许使用单位结合自己的实际情况，灵活加以选用。

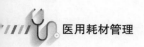

这类标准不具强制性，任何单位均有权决定是否采用，违反这类标准不构成经济或法律方面的责任。

（三）指导性技术文件

指导性技术文件为仍处于技术发展过程中（如变化快的技术领域）的标准化工作提供指南或信息，供科研、设计、生产、使用和管理等有关人员参考使用而制定的标准文件。

对保障人身健康和生命财产安全、国家安全、生态环境安全以及满足经济社会管理基本需要的技术要求，应当制定强制性国家标准。强制性国家标准由国务院批准发布或者授权批准发布，法律、行政法规和国务院决定对强制性标准的制定另有规定的，从其规定。对满足基础通用、与强制性国家标准配套、对各有关行业起引领作用等需要的技术要求，可以制定推荐性国家标准。推荐性国家标准由国务院标准化行政主管部门制定，对没有推荐性国家标准、需要在全国某个行业范围内统一的技术要求，可以制定行业标准。行业标准由国务院有关行政主管部门制定。

二、医疗器械标准介绍

依据《医疗器械标准管理办法》（国家食品药品监督管理总局令第33号），在中华人民共和国境内从事医疗器械标准的制修订、实施及监督管理，应当遵守法律、行政法规及本办法的规定。

（一）医疗器械标准分类

医疗器械标准按照其效力，分为强制性标准和推荐性标准。对保障人体健康和生命安全的技术要求，应当制定为医疗器械强制性国家标准（GB）和强制性行业标准（YY）。对满足基础通用、与强制性标准配套、对医疗器械产业起引领作用等需要的技术要求，可以制定为医疗器械推荐性国家标准（GB/T）和推荐性行业标准（YY/T）。医疗器械标准按照其规范对象，分为基础标准、方法标准、管理标准和产品标准（表2-3）。

表2-3 医疗器械标准对比表

标准类别	编号举例	编号构成	制定部门	审核部门	发布部门
国家标准	GB9706.260-2020	GB顺序号-标准发布年号	医疗器械标准化技术委员会	国家药品监督管理局	国务院标准化行政主管部门
行业标准	YY 0068.1-2008	YY标准号-标准发布年号	医疗器械标准化技术委员会	国家药品监督管理局	国家药品监督管理局
团体标准	T/CAMDI2345-2022	T/CAMDI发布序号-发布年号	中国医疗器械行业协会××标准项目组	中国医疗器械行业协会××标准制修订工作组	中国医疗器械行业协会
产品技术要求	国械注进20222543114	与注册证号（备案号）相同	生产企业	各级药品监督管理局	各级药品监督管理局

（二）各相关管理部门职责

根据《医疗器械标准管理办法》，医疗器械标准管理组织架构包括五级结构，依次是国家药品监督管理局，医疗器械标准管理中心，医疗器械标准化（分）技术委员会（归口单位），地方药品监督管理部门，医疗器械研制、生产经营企业和使用单位等。其中，国家药品监督管理局负责建立医疗器械标准管理相关法律法规和标准体系规划以及监督指导医疗器械标准管理工作；医疗器械标准管理中心负责统筹协调标准制修订管理、标准化技术委员会管理以及标准实施等工作；医疗器械标准化（分）技术委员（归口单位）对医疗器械标准的技术负责并承担对标准实施情况进行跟踪评价等工作；地方药品监督管理部门负责依法监督医疗器械标准实施并收集反馈问题；研发、生产经营和使用等相关单位应当贯彻执行医疗器械强制性标准，积极采用推荐性标准，并积极参与标准制修订工作（图2-6）。

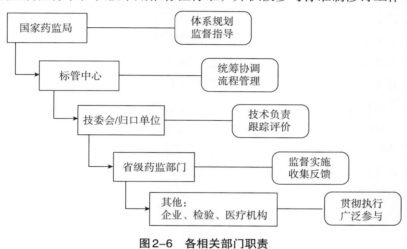

图2-6　各相关部门职责

（三）《医疗器械标准目录》

国家药监局标准管理中心发布《医疗器械标准目录汇编（2022版）》，该目录汇编分为通用技术领域和专业技术领域两大类，通用技术领域包括医疗器械质量管理、医疗器械唯一标识、医疗器械包装、医疗器械生物学评价、医用电气设备通用要求、消毒灭菌通用技术及其他7个部分，专业技术领域包括外科手术器械、医用生物防护、医用X射线设备及用具、医学实验室与体外诊断器械和试剂等32个部分，基本目录提要如下。

第一部分　通用技术领域　①医疗器械质量管理：医疗器械质量管理体系要求、医疗器械质量管理通用要求、无菌医疗器械生产管理规范。②医疗器械唯一标识（UDI）（UDI基础通用、UDI信息化）。③医疗器械包装：医疗器械软性包装、最终灭菌医疗器械包装、无菌医疗器械包装。④医疗器械生物学评价：基础通用、遗传毒性、生殖和发育毒性、补体激活、致敏、免疫原性评价、降解、临床前动物研究和临床研究、微生物控制、动物源性医疗器械、其他。⑤医用电气设备通用要求。⑥消毒灭菌通用技术：术语、通用方法，最终灭菌，无菌加工，微生物学方法，指示物。⑦其他：医疗器械标准制定和选用原则要求、医用高分子制品。

第二部分　专业技术领域　①外科手术器械：专业通用领域、刀、剪、钳、镊、缝合针、缝合线、吻（缝）合器、其他。②注射器（针）、穿刺器械：专业通用领域、注射器、注射针、穿刺器械。③外科植入物：专业通用领域、材料、矫形器械及工具、骨科植入物、心血管植入物、组织工程植入物、有源植入物、其他。④计划生育器械：机械避孕

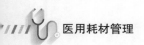

械、妇产科手术器械、其他。⑤医用血管内导管及非血管内导管：血管内导管、非血管内导管。⑥口腔材料、器械和设备：专业通用领域、牙体充填及修复材料类、义齿修复材料及制品、正畸材料及制品、口腔预防材料及制品、口腔种植材料及制品、齿科设备、齿科器械、其他。⑦输液、输血、采血、引流器械：专业通用领域、输液器具、输血、采血器械、引流器械。⑧纳米材料生物学评价。⑨辅助生殖医疗器械。⑩医用增材制造技术医疗器械。⑪医用生物防护：医用口罩，医用防护服，手术衣、手术单，医用手套，医用防护鞋套、帽，生物安全柜。⑫卫生材料：不可吸收外科敷料、可吸收性外科敷料、接触性创面敷料、包扎固定产品、其他。⑬消毒灭菌设备。⑭医用X射线设备及用具：专业通用领域、X射线机、X射线计算机体层摄影设备（CT）、医用X射线设备组件及用具、医用射线防护器具。⑮医用超声设备：专业通用领域、超声诊断设备、超声监护设备、超声治疗设备、医用超声换能器及其他。⑯诊断电子仪器。⑰监护电子仪器。⑱手术、治疗电子仪器。⑲婴儿保育设备。⑳患者承载器械。㉑除颤器、起搏器。㉒放射治疗、核医学和放射剂量学：专业通用领域、放射治疗、核医学、放射剂量学。㉓医用体外循环设备及装置：专业通用领域、血液透析及相关治疗、腹膜透析、体外反搏、血液灌流和血浆分离及其辅助装置、心肺转流。㉔呼吸麻醉设备及装置：专业通用领域、麻醉机及相关附件、呼吸机及相关设备、医用气体系统、医院急救护理用吸引装置、雾化设备/雾化装置、气管导管及其他。㉕医用光学和仪器：光辐射安全、眼科光学和仪器、微创内窥镜系统及器械、医用显微镜、医用照明设备、激光手术设备、激光治疗设备。㉖物理治疗器械：电疗设备、温热治疗设备、光治疗设备、力疗设备、磁疗设备。㉗生物电信号反馈设备。㉘医用康复器械。㉙中医器械：中医诊断设备、中医治疗设备、中医器具。㉚听诊器。㉛医学实验室与体外诊断器械和试剂：医学实验室的质量和能力、参考测量系统、体外诊断领域通用标准、体外诊断系统产品标准、医学实验室设备、临床检验用仪器设备、血液和体液学试剂、临床生物化学试剂、免疫学试剂、微生物学试剂、分子生物学试剂。㉜其他：五官冲洗器，玻璃体温计，血压计和血压表。

三、医疗器械标准体系进展

医疗器械标准是医疗器械监管的技术依据，在指导医疗器械设计、生产、使用和服务于监管等方面均发挥着重要作用。在国际贸易中，标准是贸易仲裁的依据。近些年，我国标准法规支撑体系、组织管理体系和技术管理体系都取得了较大进步。

（一）医疗器械标准法规支撑体系更加完善

我国医疗器械标准工作是在相关的法律法规以及规范性工作文件的指导下完成的。为了进一步完善我国医疗器械标准的法规支撑体系，更好地发挥标准的行业指导作用，国家药品监督管理局委托医疗器械标准管理中心（以下简称"标管中心"）组织开展了《医疗器械标准管理办法》以及《医疗器械行业标准制修订工作规范（试行）》的制修订工作。新修订的《医疗器械标准管理办法》已于2017年4月26日发布，2017年7月1日正式实施。

（二）医疗器械标准的组织管理体系更加合理

2009年6月，为进一步加强对医疗器械标准化工作的宏观管理和技术指导，中央机构编制委员会办公室（中编办）批复成立标管中心。2010年3月，标管中心正式挂牌成立，形成了总局—标管中心—标准化（分）技术委员会三级标准组织结构。在明确组织结构的基础上，标管中心一方面深入开展基础研究，完善标准组织管理体系；强化医疗器械标准体系的顶层设计和宏观规划，提出了医疗器械标准体系建设思路，合理构建了标准体系框架。另一方面，标管中心注重合理布局，统筹技委会建设工作；发挥指导作用，协调解决技委会发展问题，从全系统、全体系的角度，统筹新技委会筹建工作；在国家发展战略部署和监管亟需领域积极筹建新技委。

为进一步加强医疗器械标准化工作，2021年3月30日，国家药品监督管理局和国家标准化管理委员会联合发布《关于进一步促进医疗器械标准化工作高质量发展的意见》，提出到2025年，基本建成适应我国医疗器械全生命周期管理需要，符合严守安全底线和助推质量高线新要求，与国际接轨、有中国特色、科学先进的医疗器械标准体系。同年，国家药监局整合各方资源，积极推动在监管亟需领域、创新领域成立标准化技术组织，先后批准成立全国医疗器械临床评价、医用高通量测序2个标准化技术归口单位。目前，我国医疗器械标准化（分）技术委员会或技术归口单位（以下统称标委会）数量已增长到35个，包括13个总标委会（TC）、13个分标委会（S）和9个技术归口单位。

（三）医疗器械标准的技术管理体系更加完备

1.力求实现标准全过程精细化管理　为保证医疗器械标准制修订更好地反映产业发展现状和监管需求，标管中心致力于加强标准制修订的全过程及关键环节的精细化管理。一是公开公正，开展标准立项工作。根据工作实际，制定立项指南，明确立项要求，合理把握强制性行业标准制定范围。立项草案面向全社会公开征求意见，实现立项工作公平、公正、科学、合理。二是多措并举，提高标准质量。制定《医疗器械标准报批材料审核工作管理规定》《医疗器械标准审核内部程序管理规范》《归口单位标准管理规定》等规章文件，严格程序，提高标准审查质量，总结问题，落实关口前置。

2.基本完成医疗器械强制性标准评估　根据医疗器械监管的定位，强制性标准立足服务监管，作为保障医疗器械安全有效的准入门槛；推荐性标准主要在提升产品质量，引导产业健康发展方面发挥指导性、带动性作用。为了满足监管和产业的需求，标管中心组织各标委会，对截至2022年1月我国现行有效的458项医疗器械强制性标准开展整合精简工作；提出了强制性标准应限定在保障人体健康和生命安全、医疗器械的安全有效等基本要求的范围内的基本原则，并对部分已不适应产业发展的老旧标准予以废止。这一举措逐步解决了我国现行强制性标准存在的交叉、重复、矛盾和超范围制定等主要问题，从而构建出结构合理、规模适度、内容科学的新型强制性医疗器械标准体系。

此次，国家药监局组织对现行有效强制性标准和强制性标准在研项目进行了优化评估，形成了医疗器械强制性标准优化评估结果。《医用电气设备 第1部分：基本安全和基本性能的通用要求》等179项标准或将继续有效；《医用诊断X射线辐射防护器具 第3部分：防护服和性腺防护器具》等122项标准评估结论拟为修订（含整合）；《B型超声诊断设备》等126项强制性标准拟转为推荐性标准（含整合）；《医用电气设备 第2-51部分：记录和分析型单道和多道心电图机安全和基本性能专用要求》等16项行业标准拟转为国家标准（含整

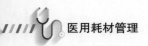

合，性质不变）；《医用电气设备 第2部分：诊断X射线发生装置的高压发生器安全专用要求》等17项标准或被废止。详见表2-4。

表2-4 医疗器械强制性标准整合精简结果（n）

项目	废止	转国标	整合	修订	保留	强转推	合计/项
国家标准	3	0	4	32	37	17	93
行业标准	14	16	30	62	89	92	303
在研项目	0	0	0	0	53	9	62
小计	17	16	34	94	179	118	458

3.基本缓解了标准存在的突出问题 遵循"服务监管、面向产业、自主研究、适时推出"的原则，采取有效措施，医疗器械技术标准体系更加完善，基本解决了医疗器械标准存在的突出问题。

（1）标准制修订更加及时，旧标准问题得到更新 在《中华人民共和国标准化法》要求5年标准复审的基础上，严格要求各标委会每年对归口标准内容进行复审，并在"医疗器械标准制修订信息系统"中注明复审结论，确保归口标准的有效性、先进性和适用性。截至2020年5月，我国共发布医疗器械标准1704项，按时间段、标准层级进行统计分析（表2-5，表2-6，图2-7，图2-8，图2-9）。

表2-5 医疗器械标准发布情况表

类别	强制性	推荐性	指导性	合计
国家标准	88	134	1	223
行业标准	306	1175	0	1481
合计	394	1309	1	1704

表2-6 医疗器械标准分类按层级统计情况表

层级类别	通用标准	管理标准	方法标准	安全标准	产品标准	其他
国家标准	32	6	67	31	83	2
行业标准	220	30	352	0	880	0
合计	252	36	419	31	963	2

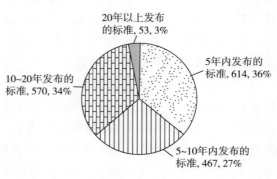

图2-7 医疗器械标准发布统计图

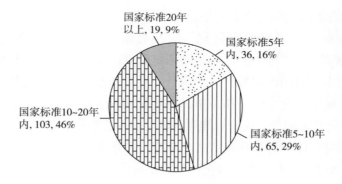

图2-8 医疗器械国家标准发布统计图

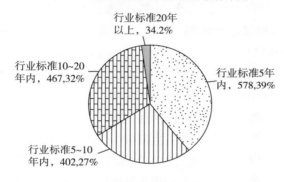

图2-9 医疗器械行业标准发布统计图

（2）标准管理更加专业，标准协调性问题逐年缓解 通过制定医疗器械标准制修订规划、计划和对标准组织实施全过程的专业管理，深入把握国家标准改革要求，梳理标准和法规的关系，结合《医疗器械标准管理办法》修订工作，深入研究医疗器械标准层级和性质的划分依据和原则，逐步优化GB 9706"医用电气设备"系列标准、GB/T 16886《医疗器械生物学评价》系列标准以及YY 0505-2012《医用电气设备 第1-2部分：安全通用要求并列标准：电磁兼容 要求和试验》和YY/T 0640-2016《无源外科植入物通用要求》等医疗器械基础通用标准、YY/T 0287-2003《医疗器械质量管理体系用于法规的要求》、YY/T 1000《医疗器械行业标准的制定》系列标准等管理标准、方法标准和产品标准的占比，提高医疗器械标准和法规之间的协调性、国家标准和行业标准之间的协调性、强制性标准和推荐性标准之间的协调性。

4.国际标准化工作更加深入

（1）开展国际标准研究工作 为了更好地与国际接轨，按照原国家食品药品监督管理总局医疗器械国际监管法规研究组的部署，标管中心组织开展了医疗器械国际标准研究工作，梳理国际医疗器械监管者论坛（International Medical Device Regulators Forum，IMDRF）认可的国际标准，梳理国际标准和我国现行法规之间的关系，开展国际重要基础标准研究

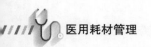

工作，筹备成立医疗器械国际标准研究小组。

（2）重大标准转化前开展专题研究　对在我国行业影响面广的重大国际标准（如IEC 60601–1第三版等），在转化前开展专题调研研究，深入了解标准转化和我国法规的关系，掌握标准转化实施对国内器械产品的设计、生产乃至监管部门的技术审评、行政审批工作带来的影响。制定转化实施工作方案，对转化实施工作目标、组织保障、具体要求及工作时间与安排进行总体部署，保证标准顺利转化、平稳实施。

（3）及时跟踪对口国际标准化组织工作动态　积极参与国际标准化交流活动，与美国电器制造商协会（NEMA）专家协商推进医学数字成像和通讯（DICOM）标准转化事宜；提出中德医疗器械标准化交流重点项目和中法标准化合作中的电子医疗领域合作项目。为相关国际标准的转化、实质性参与国际标准制修订活动创建交流平台，为国家提供监管技术夯实技术基础。及时跟踪了解对口国际标准化组织工作动态，及时掌握国际标准制修订状态，积极参与国际标准制修订工作，为推动国际标准适时合理转化奠定基础。

5.继续完善医疗器械标准法规体系　结合2017年修订《医疗器械标准管理办法》的发布实施，继续推进医疗器械行业标准制修订工作，准确把握国家标准化改革精神，结合医疗器械行业监管特点，完善医疗器械标准法规体系。2018年，遴选确定99项医疗器械行业标准制修订项目，审核发布医疗器械行业标准104项，截至2018年底，我国医疗器械标准共1618项，其中国家标准219项，行业标准1399项。2021年，我国有77项医疗器械标准制修订，我国医疗器械标准与国际标准一致性程度达到90%以上，标准体系的覆盖面、系统性不断加强，医疗器械标准的整体水平不断提升。加大标准公开力度，建立医疗器械标准公开信息平台，实现强制性医疗器械行业标准文本和推荐性医疗器械行业标准目录信息100%公开。

6.深度优化医疗器械标准组织架构　统筹考虑、全盘规划，结合医疗器械强制性标准精简和推荐性标准复审工作，协调解决一部分涉及技术归口交叉的标准，废止部分不符合现有医疗器械监管要求的标准，进一步厘清现有标准体系。依托标委会考核评价工作，加强对现有标委会的指导管理，协调解决各医疗器械标委会之间、行业内外标准化组织之间的归口交叉等问题，加强在薄弱和监管亟需领域的标委会筹建以及标准体系建立工作，深度优化医疗器械标准组织架构。

7.结合需求开展医疗器械标准研究　加强对医用生物材料、医用机器人等新领域标准质量和标准需求的调研，密切跟踪产业发展动态，准确把握监管需求，开展医疗器械标准科研和关键技术等标准研究工作。继续深化医疗器械国际标准工作。建立有利于参与医疗器械国际标准化工作的管理机制，建立实质性参与医疗器械国际标准制修订工作的单位和个人的奖励机制，及时跟踪把握重大国际医疗器械标准制修订动态，结合我国法规、标准体系特点，制定合理的标准转化工作计划，做到合理规划、及时转化、质量优化。

四、我国医疗器械标准体系建设规划

（一）规划的总体目标

建成基本适应医疗器械监管需要的医疗器械标准体系。制修订医疗器械标准，标准覆盖面进一步提升，标准有效性、先进性和适用性显著增强。医疗器械标准制修订更加及时，标准制修订管理更加规范，标准实施与监督进一步强化。医疗器械标准化国际合作交流更加深入，国际影响力和话语权逐步提升。

1.加强医疗器械标准制度建设　为贯彻落实国务院深化标准化改革重大决策部署，依据《中华人民共和国标准化法》，立足我国医疗器械产业发展和监管工作实际，2017年4月，原食品药品监管总局修订印发《医疗器械标准管理办法》，该办法的出台对指导我国医疗器械标准管理、规范标准制修订、促进标准实施、提升医疗器械质量等起到了积极作用。为贯彻落实《医疗器械标准管理办法》，原食品药品监管总局先后印发《医疗器械标准制修订工作管理规范》和《医疗器械标准报批发布工作细则》等文件，进一步规范了医疗器械标准工作程序，强化了标准精细化过程管理，为提升医疗器械标准质量奠定了坚实的制度基础。

2.健全医疗器械标准体系，推进重点领域医疗器械标准制修订工作　健全以需求为导向的标准立项机制，加强对涉及人体健康和生命安全的通用性基础标准的制修订，加快完善涵盖质量管理、临床试验管理等内容的管理标准，强化风险管理和过程控制，满足监管需求。开展有源、无源、体外诊断试剂类重点领域医疗器械产品标准和方法标准提高工作，有效提升标准覆盖面。"十二五"和"十三五"期间，每年组织制修订约100项医疗器械标准，对重大基础性标准、通用性标准、高风险产品标准、战略性新兴产业相关领域标准优先立项。

（1）医疗器械质量管理标准化重点领域、医疗器械质量管理领域、风险管理领域和临床试验管理领域。

（2）有源医疗器械标准化重点领域：①推进医用电气设备通用及专用安全国际标准转化，制定通用基础标准及配套实施方案和教材。②医用机器人领域、有源植入物领域、医用软件领域、医疗器械消毒灭菌领域、口腔数字化设备领域、医用体外循环设备领域、医用超声设备、物理治疗领域、医用实验室设备领域、医用X线诊断设备领域、医用激光设备领域。

（3）无源医疗器械标准化重点领域：①推进医疗器械生物学评价国际标准的转化，进一步完善生物学评价通用及专用方法的标准体系。②新型手术器械领域、新型输注器具领域、计生器械领域、辅助生殖器械领域、新型医用接头领域、新型卫生材料和敷料领域、增材制造领域、口腔数字化材料质量评价领域、组织工程领域、纳米医疗器械领域、同种异体材料领域、可吸收植入器械领域、新型生物材料及其产品领域、接触镜护理产品领域、眼内填充物领域。③体外诊断医疗器械标准化重点领域：溯源和参考测量系统领域、高通量测序等新型分子诊断技术领域、质谱技术在临床检验体外诊断应用领域、传染病类体外诊断试剂领域、POCT领域。

3.完善医疗器械标委会体系　积极推动战略性新兴医疗器械相关标委会筹建，在现有35个标委会的基础上，结合医疗器械产业发展实际，进一步完善医疗器械标准组织体系建设。

4.提升医疗器械标准国际话语权　深度参与并推动国际医疗器械监管机构论坛

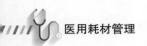

（IMDRF）标准工作组相关活动，2018年，在IMDRF第13次管理委员会会议上，我国提出的"更新IMDRF成员认可国际标准清单"新工作项目获得一致赞成通过，实现了我国从参与到主导医疗器械国际标准认可规则制定的历史性突破。我国首次主导制定高性能医疗器械国际标准，在2017年国际外科植入物标准化委员会（ISO/TC150）年会上，《心血管植入物 心脏封堵器》国际标准提案获得立项通过，是我国首个转化为ISO国际标准的医疗器械行业标准，对推动我国医疗器械标准的国际化进程具有重要的开创性意义，有力提升了我国在医疗器械领域的国际话语权，促进了我国标准与国际接轨。

医疗器械标准是医疗器械研制、生产、经营、使用以及监督管理所共同遵循的技术规范，是医疗器械监管和产业发展的重要技术支撑。国家药监局高度重视医疗器械标准工作，按照"四个最严"要求，结合医疗器械产业发展和监管工作实际，不断完善医疗器械标准管理制度体系、持续开展医疗器械标准制修订工作，我国医疗器械标准体系不断完善，医疗器械标准对监管和产业发展的技术支撑能力持续提升。

五、医疗器械生产质量管理规范

为保障医疗器械安全、有效，规范医疗器械生产质量管理，国家药监部门根据《医疗器械监督管理条例》《医疗器械生产监督管理办法》，制定《医疗器械生产质量管理规范》（医疗器械GMP）。企业应当按照本规范的要求，结合产品特点，建立健全与所生产医疗器械相适应的质量管理体系，并保证其有效运行。企业应当将风险管理贯穿设计开发、生产、销售和售后服务等全过程，所采取的措施应当与产品存在的风险相适应。

除正文要求外，相关附录文件也是医疗器械生产中必须遵循的文件，包括如下。

1.无菌医疗器械附录 是对无菌医疗器械生产质量管理规范的特殊要求。无菌医疗器械生产须满足其质量和预期用途的要求，最大限度地降低污染，并应当根据产品特性、生产工艺和设备等因素，确定无菌医疗器械洁净室（区）的洁净度级别，以保证医疗器械不受污染或能有效排除污染。

2.植入性医疗器械附录 是对植入性医疗器械生产质量管理规范的特殊要求。适用于植入性的有源医疗器械和无源医疗器械，但不适用于组织工程植入物中生物技术组成部分和除齿科种植体外的其他齿科植入物。植入性的无菌医疗器械，生产中应当最大限度地降低污染，以保证医疗器械不受污染或能有效排除污染。植入性的非无菌医疗器械，其生产环境的设置应当满足产品质量的要求。

3.体外诊断试剂附录 是对体外诊断试剂生产质量管理规范的特殊要求。适用于按照医疗器械管理的体外诊断试剂。

4.定制式义齿附录 是对定制式义齿生产质量管理规范的特殊要求。附录中所指的定制式义齿是指根据医疗机构提供的患者口腔印模、口腔模型、口腔扫描数据及产品制作设计单，经过加工制作，最终为患者提供的能够恢复牙体缺损、牙列缺损、牙列缺失的形态、功能及外观的牙修复体，不包含齿科种植体。

医疗器械生产企业在医疗器械设计开发、生产、销售和售后服务等过程中应当遵守GMP的要求，以确保我国产医疗器械的安全有效，为人民健康安全负责。医疗器械GMP作为法规要求，是对《医疗器械监督管理条例》中关于医疗器械生产企业开办条件和质量体系要求的细化，是对生产企业市场准入的强制要求。凡已颁布并开始实施医疗器械GMP实施指南的品种，其检查合格结果作为核（换）发《医疗器械生产企业许可证》的必备条件，同时也是各级药品监督管理部门进行监督检查的法定依据。GMP管理包括：机构与人员，厂房与设施，设备，文件管理，设计开发，采购，生产管理，质量控制，销售和售后服务，不合格品控制，不良事件监测、分析和改进。

实施医疗器械GMP管理的主要作用体现以下四个方面。①医疗器械产品注册过程中体系核查的依据：在第二类、第三类医疗器械首次注册审评过程中进行质量管理体系核查，核查依据的就是GMP。②医疗器械生产许可时现场核查的依据：产品获得注册证后，申请生产许可的同时对生产质量管理体系进行现场检查。③日常监督管理：企业可以每年按照GMP进行自查，并在规定的时间向监管部门递交自查报告；同时，监管部门可以依据GMP对生产企业进行监督抽查和飞行检查。④委托生产：受托方要建立并运行生产质量管理体系，委托方必须对受托方进行检查。

附：医疗器械监管流程示例

示例一：医疗器械监督检验送检流程

1.申请医疗器械监督检验　送样人或抽样人应按要求填写"监督检验申请表"。

2.医疗器械监督检验应提交资料　"医疗器械抽样记录及凭证"和相关文件。必要时可视情况提供以下证明文件。

（1）被抽样单位属生产企业的　应提供生产许可证及批准文件复印件、质检记录或自检报告，以及质量标准等（国家公开发行成册标准除外）。

（2）被抽样单位属经营企业的　应提供经营许可证、进货凭证、合格证明复印件等。

（3）被抽样单位属医疗机构的　应提供医疗机构许可证、进货凭证、合格证明复印件等。组织抽验的临时紧急任务，资料初审从简。

3.申请医疗器械监督检验对样品的要求

（1）检品数量要求　一般情况下，检品数量应为一次检验用量的三倍。特殊情况（专项整治、打假办案等）下检品不足三倍量无留样时，委托方在"抽样单"或"申请表"中写明原因，注明"不申请复验"，但不得少于检验及复试用量。

（2）检品状态要求　样品应包装完整，有完整标签，标签内容应符合国家局标签说明书相关文件规定，无正规标签的样品，必须贴有临时标签。标签内容至少包括：名称、批号、规格、效期、生产单位，以及特殊保存条件等。遇打假抽样等特殊情况，标签可适当从简。抽样样品应封签完整无损，签名或盖章清晰可辨。

（3）样品效期要求　样品剩余效期一般应满足2个检验周期，除特殊情况（如进行稳定性考察等）外，已过效期或效期内不能满足2个检验周期的样品不予受理。

4.**送检登记注意事项**　送样或抽样办理检验申请登记手续的人员，需详知送检目的，熟悉样品特性，了解资料内容及质量监督有关规定，能正确填写检验申请表，能对填写的内容负责。在受理登记后核对登记表各项内容，确认无误后签字或盖章，同时索要收检回执并妥善保存，以作为查询、领取报告的凭证。

5.**检品编号定义及作用**　检品编号是中国食品药品检定研究院（以下简称中检院）受理检验申请后给予样品的唯一性标识。收检回执中将注明检品编号，申请单位可根据此编号查询进度。领取报告、收费查询等均应提供此编号。

6.**检验费用的缴纳**　除国家计划抽验外，其他监督检验根据国家有关规定向委托方收取检验费。即向"检验申请登记表"中填写的付款单位及联系人发送收费通知书，付款单位需向通知单上指定的中央财政银行中检院专户上汇交检验费用。

7.**检验报告书获取途径**　综合业务处按照规定向相关单位发送报告，并附"国家医疗器械质量监督抽验结果通知书"。

送检流程见附图一。

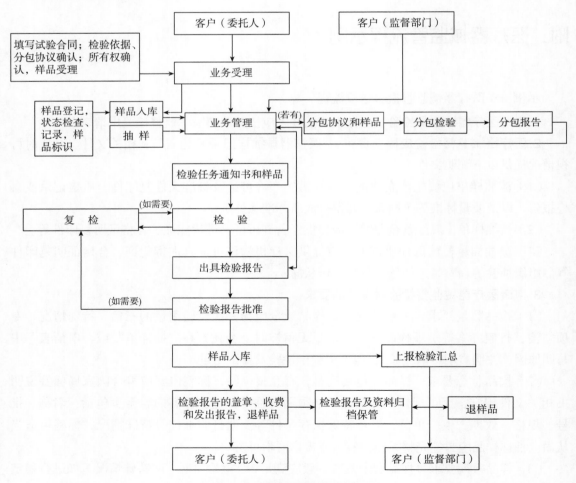

附图一　医疗器械监督检验送检流程

示例二：医疗器械技术评审中心评审流程（附图二）

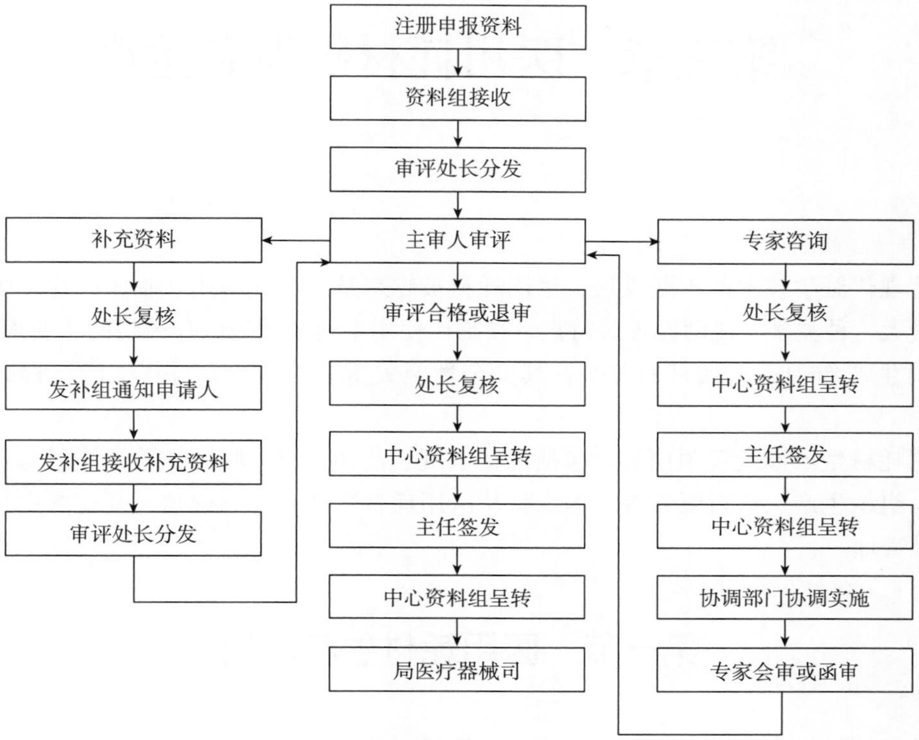

```
                              ┌──────────────┐
                              │  注册申报资料  │
                              └──────┬───────┘
                              ┌──────┴───────┐
                              │   资料组接收   │
                              └──────┬───────┘
                              ┌──────┴───────┐
                              │  审评处长分发  │
                              └──────┬───────┘
   ┌──────────┐          ┌──────┴───────┐          ┌──────────┐
   │  补充资料  │◄─────────│   主审人审评   │─────────►│  专家咨询  │
   └────┬─────┘          └──────┬───────┘          └────┬─────┘
   ┌────┴─────┐          ┌──────┴───────┐          ┌────┴─────┐
   │  处长复核  │          │ 审评合格或退审 │          │  处长复核  │
   └────┬─────┘          └──────┬───────┘          └────┬─────┘
 ┌──────┴──────┐        ┌──────┴───────┐        ┌──────┴──────┐
 │发补组通知申请人│        │   处长复核    │        │ 中心资料组呈转 │
 └──────┬──────┘        └──────┬───────┘        └──────┬──────┘
 ┌──────┴──────┐        ┌──────┴───────┐          ┌────┴─────┐
 │发补组接收补充资料│      │ 中心资料组呈转 │          │  主任签发  │
 └──────┬──────┘        └──────┬───────┘          └────┬─────┘
   ┌────┴─────┐          ┌──────┴───────┐        ┌──────┴──────┐
   │ 审评处长分发 │         │   主任签发    │        │ 中心资料组呈转 │
   └──────────┘          └──────┬───────┘        └──────┬──────┘
                         ┌──────┴───────┐        ┌──────┴──────┐
                         │ 中心资料组呈转 │        │ 协调部门协调实施│
                         └──────┬───────┘        └──────┬──────┘
                         ┌──────┴───────┐        ┌──────┴──────┐
                         │  局医疗器械司  │        │  专家会审或函审 │
                         └──────────────┘        └─────────────┘
```

附图二　医疗器械技术评审中心评审流程

示例三：已发布的医疗器械标准的检索

1.强制性/推荐性国家标准　在国家标准全文公开系统（http://openstd.samr.gov.cn/bzgk/gb/index）可以检索。

2.行业标准　在中国食品药品检定研究院网站（https://www.nifdc.org.cn/nifdc/）"数据查询"中检索。

3.标准征求意见　在国家标准化管理委员会网站（http://www.sac.gov.cn/），点击"征求意见"栏目，可浏览查询拟立项国家标准计划、国家标准征求意见稿、国家标准报批稿、国家标准修改单征求意见。

第三章 医用耗材研发和生产

随着现代医学技术的不断发展，医用耗材被越来越广泛地应用于临床医疗。医用耗材具有数量大、种类多、流动性强等特点，在临床使用中逐渐成为医疗风险的重要来源之一。医用耗材生产作为医用耗材的源头，其安全性至关重要，因此，对其生产过程必须严格控制。

医用耗材生产涉及多项内容，包括法律法规、前期研制、临床试验、注册与备案、生产许可、组织生产、售后服务等。本章将从医用耗材生产企业的视角，阐述医用耗材生产的全流程管理。

第一节 医用耗材生产法规

涉及医用耗材生产的法规主要分为三个层级。第一层级是《医疗器械监督管理条例》。第二层级是《医疗器械生产监督管理办法》《医疗器械注册管理办法》。第三层级是各类规范性文件，主要包括如下。①分类分级管理：《医疗器械生产企业分类分级监督管理规定》。②规范管理：《医疗器械生产质量管理规范》及其附录、《医疗器械生产质量管理规范现场检查指导原则》及其附录等。③过程管理：《医疗器械工艺用水质量管理指南》《医疗器械生产企业供应商审核指南》等。④监督检查：《药品医疗器械生产飞行检查办法》《医疗器械生产企业跟踪检查管理办法》等。⑤队伍建设：《关于进一步加强医疗器械监督检查体系建设的指导意见》（图3-1）。

一、医用耗材生产第一层级法规

《医疗器械监督管理条例》是医疗器械监管法规中最高层级的法律文件，是由国务院颁布的，规范医疗器械研制、生产、经营、使用活动以及监督管理的行政法规。2000年1月4日中华人民共和国国务院令第276号公布了第一版本的《医疗器械监督管理条例》。2014年2月12日国务院第39次常务会议审议通过《医疗器械监督管理条例》的修订草案，2014年3月7日国务院令第650号公布，自2014年6月1日起施行，即第二版本的《医疗器械监督管理条例》。根据2017年5月4日《国务院关于修改〈医疗器械监督管理条例〉的决定》修订，2017年5月19日国务院令第680号公布了第三版本的《医疗器械监督管理条例》。2020年12月21日国务院第119次常务会议修订通过第四版本的《医疗器械监督管理条例》（国务院令第739号），自2021年6月1日起施行，这是截至目前最新的版本。2020年版《医疗器械监督管理条例》涉及医用耗材生产的章节及条目有第一章第五条、第六条，第二章医疗器械产品注册与备案，第三章医疗器械生产，这些都对医用耗材生产做了明确的法规要求。

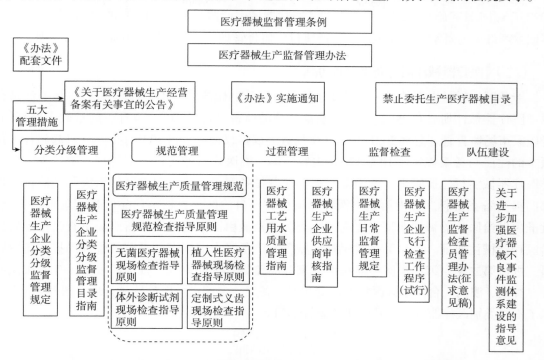

图3-1 医疗器械监管新法规体系中涉及生产企业监管的主要法规框架

二、医用耗材生产第二层级法规

（一）《医疗器械生产监督管理办法》

为加强医疗器械生产监督管理，规范医疗器械生产行为，保证医疗器械安全、有效，根据《医疗器械监督管理条例》，2014年7月30日国家食品药品监督管理总局令第7号发布新版《医疗器械生产监督管理办法》，自2014年10月1日起施行。根据2017年11月7日国家食品药品监督管理总局局务会议《关于修改部分规章的决定》修正，2017年11月21日国家食品药品监督管理总局令第37号公布。2017年版《医疗器械生产监督管理办法》细化了对医疗器械生产监督管理的要求：明确生产许可的监管模式，确立《医疗器械生产质量管理规范》的法律地位，规范委托生产双方责任，强化法律责任落实和处罚力度。

2017年版《医疗器械生产监督管理办法》将原有的"先生产许可、后产品注册"模式调整为"先生产注册、后生产许可"的监管模式，明确从事医疗器械生产活动应当具备的条件，第一类医疗器械生产由原先的所在地省、自治区、直辖市人民政府药品监督管理部门调整为设区的市级药品监督管理部门，生产登记明确为备案管理，第二类和第三类医疗器械生产许可机关仍为所在地省、自治区、直辖市人民政府药品监督管理部门。2017年版《医疗器械生产监督管理办法》明确了医疗器械生产质量管理规范的基本内容；生产企业

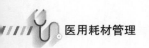

按照规范要求，建立健全质量管理体系并保持有效运行；监管部门依据规范，开展生产许可现场检查和日常监督检查；还明确了委托双方主体和责任以及禁止委托事项。2022年3月10日国家市场监督管理总局令第53号公布了最新的《医疗器械生产监督管理办法》，自2022年5月1日起施行。2021年修订的《医疗器械生产监督管理办法》共7章73条，对医疗器械生产许可与备案、委托生产、生产质量、监督管理、法律责任等方面做了明确规定。

（二）《医疗器械注册与备案管理办法》

涉及医用耗材生产的另一个重要法规是《医疗器械注册与备案管理办法》。该办法是在原《医疗器械注册管理办法》（原国家食品药品监督管理总局令第4号）的基础上修订的，经国家市场监督管理总局2021年第11次局务会议审议通过，自2021年10月1日起施行。该版本的注册与备案规定共10章124条内容。第一类医疗器械实行备案管理。第二类、第三类医疗器械实行注册管理。境内第一类医疗器械备案，备案人向设区的市级药品监督管理部门提交备案资料。境内第二类医疗器械由省、自治区、直辖市药品监督管理部门审查，批准后发给医疗器械注册证。境内第三类医疗器械由国家药品监督管理局审查，批准后发给医疗器械注册证。进口第一类医疗器械备案，备案人向国家药品监督管理局提交备案资料。进口第二类、第三类医疗器械由国家药品监督管理局审查，批准后发给医疗器械注册证。香港、澳门、台湾地区医疗器械的注册、备案，参照进口医疗器械办理。图3-2清晰展示了不同类别医疗器械备案及注册的监管部门。

医疗器械注册注有效期为5年
一类医疗器械备案不设期限

国家药品监督管理局	国产三类医疗器械注册 进口二、三类医疗器械注册 进口一类医疗器械备案
省、自治区、直辖市药品监督管理局	国产二类医疗器械注册
设区的市级负责药品监督管理的部门	国产一类医疗器械备案

图3-2 不同类别医疗器械备案及注册的监管部门

根据《医疗器械监督管理条例》，第一类医疗器械产品备案和申请第二类、第三类医疗器械产品注册，应当提交下列资料：产品风险分析资料；产品技术要求；产品检验报告；临床评价资料；产品说明书及标签样稿；与产品研制、生产有关的质量管理体系文件；证明产品安全、有效所需的其他资料。产品检验报告应当符合国务院药品监督管理部门的要求，可以是医疗器械注册的申请人、备案人的自检报告，也可以是委托有资质的医疗器械检验机构出具的检验报告。符合《医疗器械监督管理条例》第二十四条规定的免于进行临床评价情形的，可免于提交临床评价资料。

（三）《体外诊断试剂注册与备案管理办法》

与《医疗器械注册与备案管理办法》同时公布的，还有《体外诊断试剂注册与备案管理办法》。该办法经国家市场监督管理总局2021年第11次局务会议审议通过，2021年8月26日国家市场监督管理总局令第48号公布。该办法分总则、基本要求、体外诊断试剂注册、特殊注册程序、变更注册与延续注册、体外诊断试剂备案、工作时限、监督管理、法律责任、附则，共10章125条。该办法所称体外诊断试剂，是指按医疗器械管理的体外诊断试剂，包括在疾病的预测、预防、诊断、治疗监测、预后观察和健康状态评价的过程中，用于人体样本体外检测的试剂、试剂盒、校准品、质控品等产品。可以单独使用，也可以与仪器、器具、设备或者系统组合使用。假如生产的医用耗材属于体外诊断试剂，其注册、备案管理则需要按照《体外诊断试剂注册与备案管理办法》实施。

三、医用耗材生产第三层级法规

涉及医用耗材生产的第三层级法律法规是各类规范性文件，比如《医疗器械生产质量管理规范》及其附录。为加强医疗器械生产监督管理，规范医疗器械生产质量管理，根据《医疗器械监督管理条例》（国务院令第739号）、《医疗器械生产监督管理办法》（国家食品药品监督管理总局令第7号），原国家食品药品监督管理总局组织修订了《医疗器械生产质量管理规范》，修订后的《医疗器械生产质量管理规范》（以下简称《规范》）于2014年12月12日经国家食品药品监督管理总局第17次局长办公会审议通过，于2014年12月29日公告发布，自2015年3月1日起施行，修订后的《规范》共13章84条。图3-3展示了该规范所包含的内容。

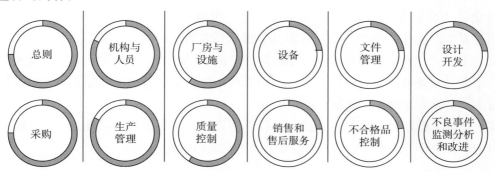

图3-3　医疗器械生产质量管理规范的内容

为加强对医疗器械的生产监督管理，提升企业质量管理水平，保障医疗器械产品的安全有效，根据《医疗器械监督管理条例》（国务院令第739号）和《医疗器械生产监督管理办法》（国家食品药品监督管理总局令第7号），原国家食品药品监督管理总局制定并印发了《关于发布医疗器械生产质量管理规范附录无菌医疗器械的公告》（2015年第101号）、《关于发布医疗器械生产质量管理规范附录植入性医疗器械的公告》（2015年第102号）及《关于发布医疗器械生产质量管理规范附录体外诊断试剂的公告》（2015年第103号）。上述三个附录分别是无菌医疗器械、植入性医疗器械及体外诊断试剂三类产品生产质量管理规范的特殊要求，于2015年10月1日起施行。

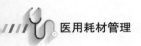

为加强医疗器械生产监督管理，指导监管部门对医疗器械生产企业实施《医疗器械生产质量管理规范》及其相关附录的现场检查和对检查结果的评估，根据《医疗器械生产质量管理规范》及其相关附录，原国家食品药品监督管理总局组织制定了《医疗器械生产质量管理规范现场检查指导原则》《医疗器械生产质量管理规范无菌医疗器械现场检查指导原则》《医疗器械生产质量管理规范植入性医疗器械现场检查指导原则》《医疗器械生产质量管理规范体外诊断试剂现场检查指导原则》。其现场核查按照以下标准执行（表3-1）。

表3-1　不同生产质量管理规范现场核查标准

产品类别	现场核查标准
无菌医疗器械	《医疗器械生产质量管理规范》
	《医疗器械生产质量管理规范附录无菌医疗器械》
	《医疗器械生产质量管理规范无菌医疗器械现场检查指导原则》
植入性医疗器械	《医疗器械生产质量管理规范》
	《医疗器械生产质量管理规范附录植入性医疗器械》
	《医疗器械生产质量管理规范植入性医疗器械现场检查指导原则》
体外诊断试剂	《医疗器械生产质量管理规范》
	《医疗器械生产质量管理规范附录体外诊断试剂》
	《医疗器械生产质量管理规范体外诊断试剂现场检查指导原则》
其他类	《医疗器械生产质量管理规范》
	《医疗器械生产质量管理规范现场检查指导原则》

除了上述提到的法律法规，还有《医疗器械生产企业质量管理体系年度自查报告编写指南》《医疗器械生产企业质量控制与成品放行指南》《医疗器械委托生产质量协议编制指南》等众多技术指南。通过法规体系可以看出，国家对医用耗材生产的监管越来越重视，对医用耗材生产企业的生产、质量管理及申报等环节的规范提出了更高的要求，生产企业应自觉、主动建立质量管理体系，并积极按照《医疗器械生产质量管理规范》及相关法规要求，不断完善企业质量管理体系，进而提升医用耗材质量管理保障能力。只有这样，医用耗材生产企业才能做大、做强，走得更远。

综上所述，医用耗材生产企业的发展任重而道远，不仅要依法依规，更要不断完善医用耗材生产各个环节的管理，形成标准化和规范化的质量管理体系。

第二节　医用耗材研发

医用耗材研发是指创造性研制新产品或改良原有产品或仿制已有产品的发明、组合、增减、革新等活动的过程。从产品研发流程来看，可以定义为5个重要的阶段：概念阶段、策划阶段、开发阶段、产品性能验证阶段、产品更改及转换阶段。根据每个阶段的业务特点，进行研发质量的策划和优化，并伴随相应的质量保证活动。对每一个新产品的研发，应当设计相应的项目开发计划与研发质量管理计划，包括开发与管理的内容，项目组人员角色与职责，资源需求，评价活动和产品时间表等。将其作为评价项目实施进程的标准、时间控制能力评价标准，采取阶段性总结和问题追踪机制以及项目组成员工作汇报机制等。

一、概念阶段

产品立项是概念阶段，也是产品首个决策阶段。项目发起人首先有发起意向，再组织专人进行市场调研。前期调研要做的工作有研发背景分析、国内外同类技术和产品分析比较、市场应用前景分析、经济效益分析和环境影响分析、前期风险分析；市场调研后，应做出可行性研究报告或产品开发建议书。对产品立项阶段进行管理的目的是对产品进行充分的可行性分析和论证，确定产品范围和目标。好的开始是成功的一半，立项阶段的决策是项目的首个重要决策。

医用耗材研制前期，应组织专人进行充分的市场调研，全方面考虑产品的可行性，调研结束后形成《新产品开发建议书》《新产品的市场调研报告》《技术可行性分析报告》《投资估算》《资金筹措方案》《社会效益和经济效益分析报告》《项目的总体工作规划》等文件，然后企业对相关资料进行评审。评审主要有会议评审和专家评审两种形式。会议评审委员会由企业股东、企业高管、技术专家代表组成，从宏观方面考虑项目的可行性；专家评审委员会则由该领域的技术专家组成，包括本企业内部技术人才和外部聘请的专家，从技术可行性方面对项目进行评审。评审通过，则项目正式"立项"，说明项目具有可行性，可进行下一步的研究工作；评审不通过，则视原因做决定，如是否放弃项目或重新进行市场调研分析。

组织专人团队或咨询公司进行市场调研，主要目的是了解同类产品概况，从宏观层面分析新的医用耗材是否满足临床需求，了解其发展趋势（包括国内外发展趋势对比），并分析该医用耗材的研发是否与企业发展方向一致；从技术层面考虑该产品的可行性和先进性，考虑资源配套和生产条件的可能性，如原材料的来源是否稳定可靠、生产条件所需的要求是否可以达到等。主要的市场调研方法可分为两大类：一是按选择调查对象来划分，有抽样调查、普遍调查、典型调查等；二是根据对调查对象所采用的具体方法来划分，有问卷法、观察法、文献调查法等。在众多的调查方法中，问卷法是最具有代表性和普遍性的。

市场调研后，应编制新产品开发建议书。新产品开发建议书是本阶段的里程碑事件，对项目的重要程度不言而喻。新产品开发建议书是在市场调研的基础上编制的，内容要求全面、真实、可靠，不仅要分析行业概况和技术可行性，还要从资金层面考虑项目投资估算和企业资金来源途径，预测产品的经济效益和社会效益。新产品开发建议书的编制团队一般由企业管理人员和技术人员、财务人员以及从企业外部聘请的有经验的技术专家组成，本阶段投入小、周期短，但是这个阶段在项目决策中具有战略意义，要充分考虑多方面的因素以及可能对项目造成的影响，因此必须高度重视。图3-4展示了医用耗材研发概念阶段的流程图。

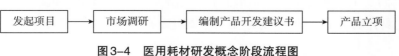

图3-4 医用耗材研发概念阶段流程图

二、策划阶段

策划阶段是研发项目的技术核心阶段，是产品从概念向实物转化的过渡阶段。研发项目策划包括：定义项目的范围基准，对项目进行策划管理，并形成项目设计开发计划书。项目策划是项目具体实施的依据。本阶段前期需要进行设计研究的策划，确保设计过程得到适当的控制和产品的质量目标得以满足。设计开发计划书则描述了为实现上述目标需要完成的工作、各部门工作职责和分工安排以及各阶段的时间节点，是编制项目进度计划的依据。

新产品策划阶段工作的主要目的是为整个设计研究阶段的工作提供基准和适当控制。技术部根据市场开发和顾客需求，对产品的设计和开发进行策划，策划后应形成文件，编制设计开发计划书，管理层批准后组织实施。本阶段输入的具体内容包括：产品的预期用途；性能、功效（包括储存搬运和维护）；对患者和使用者的要求；人员、设备、生产环境等要求；安全性和可靠性；毒性和生物相容性（如有）；电磁兼容性；检验仪器（包括过程检验和出厂检验）；适用的法律、法规要求；强制性标准及推荐性标准；产品所适用的材料；产品使用寿命；灭菌要求（如有）；参与开发的各部门的职责和权限；开发进度要求；各设计阶段的工作计划；组织和技术的接口；必要的资源配备等。本过程应制定设计方案或者具体的设计开发计划、日程表（图 3-5）。

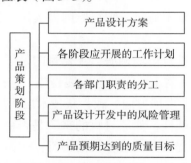

图 3-5　医用耗材研发策划阶段包含的工作

三、开发阶段

在产品研发活动的实际操作阶段中，处于主体地位的是开发阶段，开发阶段时间最长，通常需要的人力资源和其他资源也最多。在开发过程中，需要注意产品的功能性、开发的效率、产品可维护性、开发技术可复制性、产品性能的稳定性和可靠性，消费者使用的便易性等。为保证开发阶段的有效性甚至高效性，开发阶段的质量管理工作也非常重要。开发阶段是成果转化的关键阶段，在项目进展过程中，需要对所遇到的资源冲突问题进行临时调整，对各利益相关者的需求冲突进行调节，这个阶段对项目经理的工作能力和职业素养有着非常高的要求。开发阶段包括编制新产品试制计划任务书、执行产品设计和试制方案等工作，是具体的实施工作，要求更具体、细化。

（一）编制新产品试制计划任务书

编制新产品试制计划任务书包括：设计项目的质量目标；各阶段应开展的评审、验证、确认和设计转化活动的要求；项目的进度要求及所需资源；建立《风险管理控制程序》，对产品设计开发的全过程进行风险分析、风险评估和风险应对；信息传递渠道和方式；识别和确定各个部门设计和开发的活动和接口，明确职责和分工。

（二）执行产品设计和试制方案

执行产品设计和试制方案是指按照设计开发计划的每一项工作实施。这个过程需要充分考虑的内容包括：产品的预期使用用途和使用说明；与产品有关的法律法规要求和采用的行业标准、国家标准；产品的性能要求；使用者和患者的要求；与预期使用环境的相容性；物理特性和人为因素；使用者的培训；产品的寿命；需要的服务等。每一个过程都需要保存相关记录。

（三）开发阶段输出

本阶段的输出主要包括七个方面。一是产品图纸总装图、部件图、零件图、原理图、框图、工艺图、运动状态图。二是技术要求，应按照国家局发布的《医疗器械产品技术要求编写指导原则》（国家药品监督管理局2022年第8号通告，2022年2月8日发布）编制。技术要求主要内容是：产品名称，型号、规格及其划分说明，性能指标，检验方法，附录，产品技术要求编号。试验方法内容较多时可采用附录的办法附加到正文后边。三是试验和验证记录、方案、报告，包括：①产品试验，如制程中的试验、成品的试验、某项性能的试验；②包装的试验/验证；③材料的试验和验证；④老化试验；⑤稳定性、可靠性试验；⑥关键工艺可行性、可靠性、稳定性验证；⑦灭菌的验证；⑧与其他器械的兼容性试验；⑨药物相容性试验；⑩可沥滤物的试验。四是说明书、标签，按照《医疗器械说明书和标签管理规定》（国家食品药品监督管理总局令第6号，2014年7月30日发布，2014年10月1日实施）编制。五是工艺文件，包括工艺流程图和作业指导书。六是检验文件，包括进货检验规程、过程检验规程、出厂检验规程。七是采购文件，包括外购件技术要求和外购件清单。

（四）开发阶段输出的产品技术要求

这一阶段输出的产品技术要求的内容应符合以下要求。

1.产品名称　产品技术要求中的产品名称应使用中文，并与拟申请注册或备案的产品名称相一致。

2.产品型号/规格及其划分说明　产品技术要求中应明确产品型号、规格，以及其划分的说明。

对同一注册单元中存在多种型号、规格的产品，应明确各型号、规格之间的所有区别（必要时可附相应图示进行说明）。

对于型号、规格的表述，文本较大的可以附录形式提供。

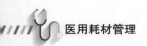

3.性能指标

（1）产品技术要求中的性能指标是指可进行客观判定的成品的功能性、安全性指标。对产品安全有效性不产生实质性影响的项目可不在技术要求性能指标处列明。例如，部分引流导管产品主要关注其畅通性，产品需要能有效连接吸引装置及使用端，并保证连接牢固，导管的直径、长度等信息必要时可作为产品描述性信息在技术要求附录中体现，而不作为产品性能指标。其他如产品工程图等则不需要在技术要求中列明。

但某些产品的尺寸信息会对其安全有效性产生重要影响，宜在技术要求性能指标中规定，例如血管支架产品的长度、外径，骨科植入物的尺寸公差等。

（2）产品技术要求中性能指标的制定应参考相关国家标准/行业标准并结合具体产品的设计特性、预期用途和质量控制水平且应当符合产品适用的强制性国家标准/行业标准。如产品结构特征、预期用途、使用方式等与强制性标准的适用范围不一致，注册人/备案人应当提出不适用强制性标准的说明，并提供相关资料。

（3）产品技术要求中的性能指标应明确具体要求，不应以"见随附资料""按供货合同"等形式提供。

4.检验方法　是用于验证产品是否符合规定要求的方法。检验方法的制定应与相应的性能指标相适应。

应优先考虑采用适用的已建立标准方法的检验方法，必要时，应当进行方法学验证，以确保检验方法的可重现性和可操作性。

通常情况下，检验方法宜包括试验步骤和结果的表述（如计算方法等）。必要时，还可增加试验原理、样品的制备和保存、仪器等确保结果可重现的所有条件、步骤等内容。

对于体外诊断试剂类产品，检验方法中还应明确说明采用的参考品/标准品、样本制备方法、试验次数、计算方法。

5.附录　对于第三类体外诊断试剂类产品，产品技术要求中应以附录形式明确主要原材料、生产工艺要求。

6.医疗器械产品技术要求编号　为相应的注册证号（备案号）。拟注册（备案）的产品技术要求编号可留空。

四、产品性能验证阶段

生产企业应当开展从设计和开发到生产的转换活动，以使设计和开发的输出在成为最终产品规范前得以验证，确保设计和开发的输出适用于生产。一种新的医用耗材被研发出来后，需要对其进行各种评审，包括：设计是否满足所有规定的要求；输入的内容是否满足设计和开发的要求；产品性能的寿命周期数据的科学性和依据是否充分；设计和开发的能力是否满足设计的要求（包括专业技术人员、资金设备、场地等）；产品对环境的影响；设计是否满足设计和操作要求；选择的材料是否适宜；部件是否具有可靠性、可获得性，维修服务是否具有可维护性；公差的设计在满足要求的前提下是否考虑了互换或替代（为部件的加工、采购和维修留有余地）；设计实施计划在技术上是否可行（如生产、安装、检验等）；设计过程是否进行了安全要素的风险分析；设计是否合理并达到预期医疗用途；产品的包装是否符合要求；设计过程中等更改效果控制如何，问题是否得以发现并得到纠正；设计和开发的进度的评审。

评审的方法有：对设计的数据或要求采取不同的方法进行计算和验证；与类似设计进行比较；制作样品试验和演示（如稳定性）；对样品进行自测；请第三方检测；对文件的评审（由有经验的人员或专家对设计和开发文件进行评审）。评审的形式有：专家评审、会议评审、逐级评审、同行评审。评审实施前应先制定评审方案。所有相关记录均应妥善保存。

验证阶段主要是针对阶段性的研发成果进行验证，也是对研发过程中质量管理工作的检验。产品性能验证的主要工作是对产品进行理化性能评价和生物学评价（包括动物试验）以及进行人体临床试验，用以评价受试产品是否具有预期的有效性和安全性。

根据医用耗材风险程度的不同，需要做的产品验证内容也有所不同，分为小型验证、中型验证和大型验证，具体各类型验证包含阶段见图3-6。依据《医疗器械注册与备案管理办法》的要求，办理第一类医疗器械备案，不需进行临床试验。申请第二类、第三类医疗器械注册，应当进行临床试验。因此，医用耗材的性能验证需根据类别的不同，进行不同的验证。所有验证应围绕产品的安全性和有效性进行。

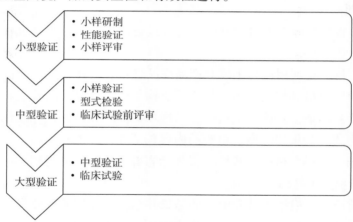

图3-6　各类型验证阶段

（一）小型验证

1.小样研制　根据《设计方案》的工艺流程进行小规模的样品生产，用于产品各项指标的检验。

2.性能验证　主要指企业对样品进行性能自检。自检是相对于第三方检验而言的，是企业内部质量检验部门对产品进行的检验。《医疗器械注册与备案管理办法》第二十六条规定："申请人、备案人应当编制申请注册或者进行备案医疗器械的产品技术要求。"这里技术要求所指的范围就是自检报告应该涵盖的范围。自检的项目包括产品外观、尺寸、强度、pH值、重金属含量、生物相容性等。原则上，如果企业内部不具备检验条件的指标，必须送外部第三方检验。为了保证企业自检报告的准确性，企业所使用的检验设备、仪器必须定期由第三方校准，所使用的检测试剂必须为合格品，且有标准对照品。

检验样品生物相容性的方法是进行动物试验。按照《医疗器械临床试验规定》，受试

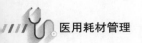

产品为首次用于植入人体的医疗器械，应当具有该产品的动物试验报告；其他需要由动物试验确认产品对人体临床试验安全性的产品，也应当提交动物试验报告。动物试验是指将产品应用于实验动物，对产品的治疗效果和生物相容性进行评价的过程。必要时，为了验证产品的预期用途，需要用实验动物模拟出相似的病理症状，由于产品的适应症不止一种，也需要模拟不同的病理症状。任何实验都需要设置实验组和对照组，另外，如果对试验结果不满意，则存在更改设计方案的可能，更改之后的方案仍需要通过动物试验来验证，因此，本阶段所需进行的动物试验很多。根据动物试验的结果编制动物试验总结报告，客观反映产品的质量和治疗效果。

3. 小样评审　根据性能验证的结果，由专家评审委员会对样品性能进行综合评价，一般采用专家打分法。评价表格的设置要科学、合理，根据重要程度赋予各项评价指标不同的分值，重要程度越高，分值越高；对各评价指标可能出现的结果赋予不同的分值，结果越好，分值越高。评审过程必须实事求是，客观反映样品的性能指标。若评审不合格，则需要返回小样研制，查找原因，重新试制。

（二）中型验证

1. 小样验证　在小样评审通过的基础上可以进行试生产，与小试过程相比，本过程的生产规模有所扩大。

2. 型式检验　目的是利用检验手段对产品样品进行合格评价。检验机构是独立的第三方检验机构，目前国内最具权威的第三方检验机构是中国食品药品检定研究院。企业进行型式检验的流程为：约请型式检验机构→产品现场抽样或样品送检→设计资料审核→进行型式检验→出具型式检验报告。型式检验的内容包括理化性能和生物学性能，不同产品的具体检测指标不同。取得合格的型式检验报告标志着产品的性能得到了第三方的认可，为接下来的临床试验奠定了基础。

3. 临床试验前评审　根据小试和中试的结果并结合临床试验的要求，综合判断产品是否具备进行临床试验的条件。临床试验前应当完成试验用医用耗材的临床前研究，包括产品设计（结构组成、工作原理和作用机理、预期用途以及适用范围、适用的技术要求）和质量检验、动物试验以及风险分析等，且结果应当能够支持该项临床试验。质量检验结果包括自检报告和具有资质的检验机构出具的一年内的产品注册检验合格报告。申办者应当准备充足的试验用医用耗材。试验用医用耗材的研制应当符合适用的医疗器械质量管理体系相关要求。临床试验前，申办者与临床试验机构和研究者应当就试验设计、试验质量控制、试验中的职责分工、申办者承担的临床试验相关费用以及试验中可能发生的伤害处理原则等达成书面协议。临床试验前，申办者应当向所在地省、自治区、直辖市药品监督管理部门备案。接受备案的药品监督管理部门应当将备案情况通报临床试验机构所在地的同级药品监督管理部门以及卫生健康主管部门。

（三）大型验证

大型验证是在中型验证的基础上开展临床试验。本章第三节将详细阐述临床试验相关法规及流程。

五、产品更改及转换阶段

产品经过前面几个阶段后，有可能发生设计变更，包括图纸、料单、工艺、技术要求、采购要求、说明书、标识等的变更，也包括检测过程中发现问题的整改。这些更改包括：导致设计更改的原因；设计阶段所产生的错误；设计后期发现的在制造、安装、维修等环节的问题；监管部门技术审评提出的设计更改；法规要求的更改（安全性要求、标准升级、强制性标准的执行等）；风险分析所要求的更改；上市后发生不良事件因设计缺陷引起的更改等。以上所有更改都需进行评审，最终通过验证的产品才会进入设计转换阶段。

根据注册体系检查的需要，所有研制出的型号的产品都应生产，这种小批量生产，可以作为设计转换的依据，用以验证企业在产品生产上的能力。此后，原则上不能对图纸和工艺进行大的改动。设计转换也应评审，评审通过的产品才是正式研发出来的产品。

第三节　临床试验

一、临床试验相关法律法规

2021年10月1日施行的《医疗器械注册与备案管理办法》第三章第二节的规定：

医疗器械产品注册、备案，应当进行临床评价，有下列情形之一的，可以免于进行临床评价：

（一）工作机理明确、设计定型，生产工艺成熟，已上市的同品种医疗器械临床应用多年且无严重不良事件记录，不改变常规用途的；

（二）通过非临床评价能够证明该医疗器械安全、有效的。

免于进行临床评价的，可以免于提交临床评价资料。

免于进行临床评价的医疗器械目录由国家药品监督管理局制定、调整并公布。

医疗器械临床评价是指采用科学合理的方法对临床数据进行分析、评价，以确认医疗器械在其适用范围内的安全性、有效性的活动。

申请医疗器械注册，应当提交临床评价资料。

可以根据产品特征、临床风险、已有临床数据等情形，通过开展临床试验，或者通过对同品种医疗器械临床文献资料、临床数据进行分析评价，证明医疗器械的安全性、有效性。

为加强对医疗器械临床试验的管理，国家于2016年3月1日发布《医疗器械临床试验质量管理规范》，该版本自2016年6月1日起施行。2021年5月10日，国家药监局综合司公开征求《医疗器械临床试验质量管理规范（修订草案征求意见稿）》意见，形成《医疗器械临床试验质量管理规范（修订草案征求意见稿）》。2022年3月24日，国家药监局、国家卫生健康委联合发布新修订《医疗器械临床试验质量管理规范》（以下简称《规范》），共9章66条，涵盖医疗器械临床试验全过程，包括临床试验的方案设计、实施、监查、稽查、检查以及数据的采集、记录、分析总结和报告等。《规范》从保护受试者权益、规范医疗器械临床试验行为出发，明确医疗器械临床试验申办者、临床试验机构和研究者以及监管部门等各方职责，突出伦理委员会作用和受试者知情同意，强调临床试验过程中的风险控制。开展医疗器械临床试验，应当按照《规范》的要求，在取得资质的临床试验机构内进行。临床试验样品的生产应当符合医疗器械质量管理体系的相关要求。

临床试验审批是指国家药品监督管理局根据申请人的申请，对拟开展临床试验的医疗器械的风险程度、临床试验方案、临床受益与风险对比分析报告等进行综合分析，以决定是否同意开展临床试验的过程。不同类别医疗器械的临床试验备案和批准部分不同。第三类医疗器械进行临床试验对人体具有较高风险的，应当经国家药品监督管理局批准。需进行临床试验审批的第三类医疗器械目录由国家药品监督管理局制定、调整并公布（图3-7）。

医用耗材作为医疗器械的一个分支，其临床试验也应遵照相关的法律法规执行。

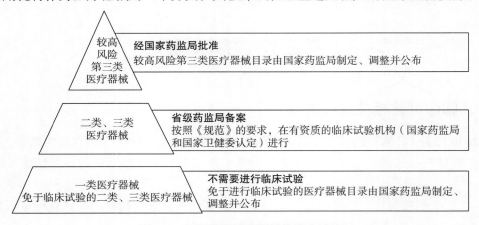

图3-7　不同类别医疗器械的临床试验

二、临床试验流程

医用耗材临床试验是临床试验机构按一定的期限和病例数量要求，对拟申请注册的医用耗材在正常使用条件下的安全性和有效性进行确认或者验证的过程。根据受试产品的性质以及观察期的不同，临床试验周期从几个月到几年不等。植入性医用耗材的临床试验周期至少为2~3年，而且资金投入大。因此，可以说临床试验是检验产品质量和企业实力的试金石。

进行临床试验应当有充分的科学依据和明确的试验目的，并权衡对受试者和公众健康预期的受益以及风险，预期的受益应当超过可能出现的损害。

临床试验应当在两个或者两个以上医疗器械临床试验机构中进行。所选择的试验机构应当是经资质认定的医疗器械临床试验机构，且设施和条件应当满足安全有效地进行临床试验的需要。研究者应当具备承担该项临床试验的专业特长、资格和能力，并经过培训。临床试验应当获得医疗器械临床试验机构伦理委员会的同意。列入需进行临床试验审批的第三类医疗器械目录的，还应当获得国家药品监督管理局的批准。

临床试验在实施前需要做的工作先后有确定合作医疗机构、编制临床试验方案、获得医疗机构伦理委员会批件、签署临床试验合同、临床试验备案、临床试验启动会，只有在所有入组受试者的观察期满后，医疗机构才能出具临床试验报告，企业要根据临床试验报告以及统计专家的意见进行临床试验后评价（图3-8）。

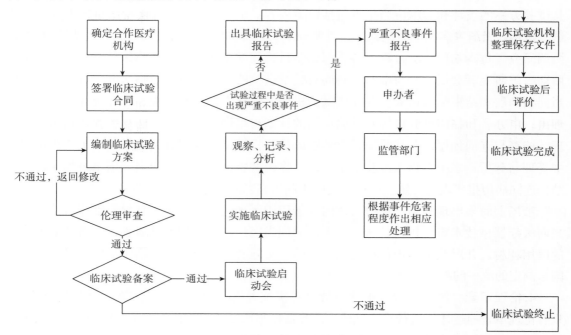

图3-8 临床试验流程图

1.确定合作医疗机构 申办者若有意向在某医院开展临床试验，首先与该医院的临床试验办公室联系洽谈，递交申请表。该过程遵循申办者和医疗机构双向选择的原则，合作的医疗机构必须获得医疗器械临床试验资格。承担医疗器械临床试验的医疗机构，是指经过国务院药品监督管理部门会同国务院卫生行政部门认定的临床试验基地。

2.签署临床试验合同 医疗机构与实施者签署临床试验合同，明确双方的权利、义务和责任。

3.编制临床试验方案 临床试验方案是阐明试验目的、风险分析、总体设计、试验方法和步骤等内容的文件。临床试验开始前应当制定试验方案，临床试验必须按照该试验方案进行。临床试验方案应当针对具体受试产品的特性，确定临床试验例数、持续时间和临床评价标准，使试验结果具有统计学意义。临床试验方案应当证明受试产品理论原理、基本结构、性能等要素的基本情况以及受试产品的安全性、有效性，及与已上市产品的主要结构、性能等要素是否有实质性等同，是否具有同样的安全性、有效性。

临床试验方案内容包括：临床试验的题目；临床试验的目的、背景和内容；临床评价标准；临床试验的风险与收益分析；临床试验人员姓名、职务、职称和任职部门；总体设计，包括成功或失败的可能性分析；临床试验持续时间及其确定理由；每病种临床试验例数及其确定理由；选择对象范围、对象数量及选择的理由，必要时对照组的设置；治疗性产品应当有明确的适应症或适用范围；临床性能的评价方法和统计处理方法；副作用预测及应当采取的措施；受试者知情同意书；各方职责。试验方案由临床试验医疗机构和申办

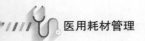

者按规定的格式共同设计制定，报医疗机构伦理委员会审查通过后方可实施；在实施过程中若有修改，必须经伦理委员会同意。

多中心临床试验由多位研究者按照同一试验方案在不同的临床试验机构中同期进行。其试验方案的设计和实施应当至少包括以下内容：试验方案由申办者组织制定并经各临床试验机构以及研究者共同讨论认定，且明确牵头单位临床试验机构的研究者为协调研究者；协调研究者负责临床试验过程中各临床试验机构间的工作协调，在临床试验前期、中期和后期组织研究者会议，并与申办者共同对整个试验的实施负责；各临床试验机构原则上应当同期开展和结束临床试验；各临床试验机构试验样本量以及分配、符合统计分析要求的理由；申办者和临床试验机构对试验培训的计划与培训记录要求；建立试验数据传递、管理、核查与查询程序，尤其明确要求各临床试验机构试验数据有关资料应当由牵头单位集中管理与分析；多中心临床试验结束后，各临床试验机构研究者应当分别出具临床试验小结，连同病历报告表按规定经审核后交由协调研究者汇总完成总结报告。

市场上尚未出现的第三类植入体内或借用中医理论制成的医用耗材，临床试验方案应当向医疗器械技术审评机构备案。已上市的同类医疗器械出现不良事件，或者疗效不明确的医用耗材，开展此类医用耗材的临床试验，实施者、医疗机构及临床试验人员应当执行国家制定的统一的临床试验方案的规定。

4.伦理审查 医疗机构的伦理委员会对实施者提报的临床试验方案等文件进行审查，只有伦理审查通过才能进行临床试验。医疗器械临床试验机构伦理委员会应当至少由5名委员组成，包括医学专业人员、非医学专业人员，其中应当有不同性别的委员。非医学专业委员中至少有一名为法律工作者，一名为该临床试验机构以外的人员。伦理委员会委员应当具有评估和评价该项临床试验的科学、医学和伦理学等方面的资格或者经验。所有委员应当熟悉医疗器械临床试验的伦理准则和相关规定，并遵守伦理委员会的章程。伦理审查需提交的文件有：临床试验方案；研究者手册；知情同意书文本和其他任何提供给受试者的书面材料；招募受试者和向其宣传的程序性文件；病例报告表文本；自检报告和产品注册检验报告；研究者简历、专业特长、能力、接受培训和其他能够证明其资格的文件；临床试验机构的设施和条件能够满足试验的综述；试验用医用耗材的研制符合适用的医疗器械质量管理体系相关要求的声明；与伦理审查相关的其他文件。

伦理委员会应当从保障受试者权益的角度严格审议试验方案以及相关文件，并应当重点关注下列内容。①研究者的资格、经验以及是否有充分的时间参加该临床试验。②临床试验机构的人员配备以及设备条件等是否符合试验要求。③受试者可能遭受的风险程度与试验预期的收益相比是否合适。④试验方案是否充分考虑了伦理原则，是否符合科学性，包括研究目的是否适当、受试者的权益是否得到保障、其他人员可能遭受风险的保护以及受试者入选的方法是否科学。⑤受试者入选方法，向受试者或者其监护人提供的有关本试验的信息资料是否完整、受试者是否可以理解，获取知情同意书的方法是否适当；必要时，伦理委员会应当组织受试人群代表对资料的可理解程度进行测试，评估知情同意是否适当，评估结果应当书面记录并保存至临床试验结束后10年。⑥受试者若发生与临床试验相关的伤害或者死亡，给予的治疗和保险措施是否充分。⑦对试验方案提出的修改意见是否可以接受。⑧是否能够在临床试验进行中定期分析评估对受试者的可能危害。⑨对试验方案的偏离可能影响受试者权益、安全和健康，或者影响试验的科学性、完整性，是否可以接受。伦理委员会应当保留全部有关记录至临床试验完成后至少10年。

5.**临床试验备案**　《医疗器械临床试验质量管理规范》规定，开展临床试验前，申办者应当在试验项目经伦理审查通过并与临床试验机构签订合同后向所在地省、自治区、直辖市药品监督管理部门备案。接受备案的药品监督管理部门应当将备案情况通报临床试验机构所在地的同级药品监督管理部门以及卫生健康主管部门。

6.**临床试验启动会**　启动会的组织者为申办者（临床试验的实施者），参与人员有各医疗机构临床试验人员及伦理委员会代表、临床试验统计专家，启动会应当在各个医疗机构分别召开。

7.**实施临床试验**　实施临床试验的人员应当具备承担该项试验的专业、资格和能力，要熟悉受试产品的操作和使用。试验人员应当协助临床试验志愿者（受试者）充分了解临床试验内容，并提供知情同意书，受试者签署同意书后方可实施相关手术。临床试验所在的研究中心负责临床试验运行期间的质量控制和管理。为了保证临床试验的质量、推进临床试验的进度，申办者（项目研发单位）应当指派有行业经验的临床检查员对临床试验的全过程进行监控。检查员在研究者和申办者之间起着桥梁连接作用，必要时，申办者可以委托经验丰富的第三方进行临床检查工作。

8.**编制临床试验报告**　临床试验完成后，承担临床试验的医疗机构应当按临床试验方案的要求和规定的格式出具临床试验报告。临床试验报告应当由临床试验人员签名、注明日期，并由承担临床试验的医疗机构中的临床试验管理部门签署意见、注明日期、签章。临床试验最后一例受试者的观察期结束后，由组长单位的主要研究者与申办者和统计单位共同撰写总结报告，并组织召开总结会议。临床试验报告应当包括以下内容：试验的病种、病例总数和病例的性别、年龄、分组分析，对照组的设置（必要时）；临床试验方法；所采用的统计方法及评价方法；临床评价标准；临床试验结果；临床试验结论；临床试验中发现的不良事件和副作用及其处理情况；临床试验效果分析；适应症、适用范围、禁忌症和注意事项；存在问题及改进建议。临床试验资料应当妥善保存和管理。医疗机构应当保存临床试验资料至试验终止后5年。实施者应当保存临床试验资料至最后生产的产品投入使用后10年。

9.**临床试验后评价**　申办者根据临床试验总结报告的结果和意见，对本项目的临床试验作出总结和评价，决定项目是否可以进行注册报批。由于临床试验过程涉及的利益相关者比较多，除了要加强各相关方的沟通交流，建立安全有效的沟通机制，也要明确各方的责任和分工，确保临床试验顺利进行。

三、临床试验风险管理

（一）临床试验存在的问题
临床试验在医疗机构实施过程中，还存在以下问题。

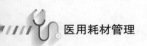

1.**临床试验前准备工作不充分**　临床试验前准备工作的风险点主要集中在申办方的文件资料形成过程，包括：申办方提供的风险分析报告内容不全面；试验方案中作用机理、预期用途、适应症、禁忌症等过于宽泛，与临床实际存在偏差。

2.**知情同意书的设计与签署不规范**　如知情同意书未对试验期间可能获得的免费诊疗项目和补助作出说明、信息过于专业、知情同意书在试验过程中有修订，正在开展的临床试验项目未重新签署新版知情同意书。

3.**投保制度不完善**　医疗器械临床试验责任保险是指在保险期间内，被保险人在中国境内从事医疗器械临床试验时，因使用保险单明细表中列明的试验器械发生严重不良事件，造成受试者人身伤亡，依照中华人民共和国法律应由被保险人承担的经济赔偿责任，保险人按照合同约定负责赔偿。申办方为临床试验中可能发生与试验相关的损害或者死亡的受试者提供保险、承担治疗费用和经济补偿，也应向临床试验人员提供法律与经济上的担保。但多数项目保险凭证上的被保险人只有申办方，与医疗器械临床试验责任保险的概念及范围不同。

4.**检查和质控工作不全面**　每次检查、质控未做详细记录，未及时反馈给研究者并要求其整改。

5.**对不良事件的认识程度不足**　临床试验方案对预期不良事件未做详细记录，导致记录和报告率不高。

（二）加强临床试验过程的风险控制

我国于2016年6月1日起施行《医疗器械临床试验质量管理规范》（以下简称《规范》），旨在加强受试者权益的保护，强调临床试验全过程的风险控制，保证临床试验结果的真实、可靠、准确、科学和完整。加强医疗器械临床试验风险管理的具体措施包括以下几个方面。

1.**提高临床试验前准备工作质量**　按照《规范》要求准备试验前的相关文件。

2.**提高知情同意书质量**　首先，设计知情同意书时内容应尽量全面，采用受试者能理解、通俗易懂的文字，尽可能提高知情同意书的撰写质量。其次，提高伦理审查能力，健全伦理审查制度及标准操作程序，杜绝不规范知情同意书；机构加强知情同意质量审查，通过制订知情同意书设计质量评价标准及医疗器械临床试验知情同意质量评分标准，对全过程进行细化，并开展专项整治活动，提升知情同意质量。再次，规范研究者行为，确保完全、充分告知患者及家属相关风险与受益。签署过程符合《规范》的相关要求。最后，强化受试者知情同意权的保护意识，使其充分了解医疗器械临床试验的含义，并监督知情同意过程。

3.**完善临床试验保险制度**　《规范》第四十八条指出：申办者应当为发生与临床试验相关的伤害或者死亡的受试者承担治疗的费用以及相应的经济补偿。该规范中虽未明确规定申办方必须购买保险，但建议均要求申办方提供医疗器械临床试验责任险的投保证明及保险条款等，尤其是植入类医疗器械，以确保其有能力承担该临床研究所发生的任何风险和对受试者造成损伤后的补偿，更好地保护受试者的权益。

4.**加强培训，提高各类人员的专业水平**

（1）申办者　对相关人员进行《规范》及相关法律法规培训学习，使其真正认识到医疗器械临床试验的伦理、质量和技术要求在医疗器械实际研究工作中的重要性，以规避在医疗器械临床试验方面出现的一些问题，提高试验质量，保障受试者权益与安全。

（2）研究者　通过参加各种培训班及专题讲座提高研究水平，同时注重其科研态度的培养，完善并熟悉医疗器械临床试验管理制度与标准操作规程（SOP），试验前熟悉试验方案，试验中遵守《规范》原则、遵循试验方案、遵守SOP，从而提高临床试验质量。

5.加强宣教，强化受试者权益保护意识及提高其方案依从性　做好《规范》知识宣传，讲解参加临床试验的利益与风险，解释参加临床试验与接受临床治疗的不同含义，告知受试者享有了解权、被告知权、拒绝权和同意权。同时要求受试者在试验过程中一定要遵从研究者医嘱，不得随意或擅自接收非研究者医嘱以外的治疗，并交代受试者一定要在方案规定的时间窗做访视。

6.完善临床试验质量监管体系，提高临床试验质量

（1）监管部门　通过建立和实施《规范》与医疗器械临床试验基地的认定（复查）标准，明确试验基地的日常管理工作，并对试验基地定期进行跟踪检查如基地硬软件设施、质量管理体系及制度与SOP的建立以及执行情况等，其检查情况作为机构复核认定依据，对试验基地开展的医疗器械临床试验项目进行不定期的飞行检查，重点核查其试验过程的规范性、资料的真实性与完整性、数据的可溯源性等。

（2）申办者　首先，申办者针对医疗器械临床试验建立质量控制体系，制定临床试验监查稽查SOP，明确监查员、稽查员的职责。其次，对申办的每个医疗器械临床试验项目派遣具有相关专业背景、有一定临床监查经验并取得《规范》培训证书的监查员对临床试验实施全过程监查。另外，还可以根据临床试验研究情况，适当地委派稽查员对临床试验进行系统性检查，从而提高临床试验质量。

（3）研究者　临床试验机构与临床试验专业均应建立并完善医疗器械临床试验质量管理体系，明确质量控制员职责，制定并严格执行质量控制SOP。临床试验专业专职质控员由临床专业参加《规范》培训并取得证书的研究者担任，负责对研究者进行试验方案、SOP及相关表格填写要求等培训，检查：受试者是否符合方案入组标准，知情同意过程是否符合《规范》知情同意原则，知情同意书签署是否规范，各种表格填写是否真实、及时、规范，实验室检查结果能否溯源，对异常的各种检查结果是否作出了科学、合理、严谨的判定，是否及时处理、报告、追踪。

（4）临床试验机构　由经《规范》培训且取得证书的相关专业技术人员担任专职质控员，对临床试验全过程实施监控，负责审查与医疗器械临床试验相关的所有资料，提请伦理委员会审议试验方案、对研究者进行试验方案、SOP等培训，临床试验过程不定期抽查其遵循《规范》、遵循试验方案、执行SOP、试验用医疗器械与资料管理、相关表格填写及急救物品管理等情况，发现问题及时纠正，并向机构办公室汇报，为临床试验把好质量关。

第四节　产品备案注册及生产许可

一、产品备案与注册

新的医用耗材备案及注册是产品上市的关键阶段，直接影响新产品能否按计划给企业带来效益回报。依据2021年10月1日起施行的《医疗器械注册与备案管理办法》，第一类医疗器械实行产品备案管理，第二类、第三类医疗器械实行产品注册管理。境内第一类医疗器械备案，备案人向所在地设区的市级负责药品监督管理的部门提交备案资料。境内第二类医疗器械由省、自治区、直辖市药品监督管理部门审查，批准后发给医疗器械注册证。境内第三类医疗器械由国务院药品监督管理局审查，批准后发给医疗器械注册证。向我国境内出口第一类医疗器械的境外备案人，由其指定的我国境内企业法人向国务院药品监督管理部门提交备案资料和备案人所在国（地区）主管部门准许该医疗器械上市销售的证明文件。未在境外上市的创新医疗器械，可以不提交备案人所在国（地区）主管部门准许该医疗器械上市销售的证明文件。进口第一类医疗器械备案，备案人向国家药品监督管理局提交备案资料。进口第二类、第三类医疗器械由国家药品监督管理局审查。批准后发医疗器械注册证，国家药品监督管理局对临床急需医疗器械实行优先审批，对创新医疗器械实行特别审批，鼓励医疗器械研究与创新，推动医疗器械产业高质量发展。

（一）确定产品类别

一种新的医用耗材研制出来后，在注册或备案前首先需要进行产品分类，申请单位按照国家药品监督管理局历年发布的"医疗器械产品分类界定文件"和最新发布的《医疗器械分类目录》，结合产品的预期目的、结构特征和使用方法，同时需对产品与市面上类似功能、类似使用安全的或者国外的相同产品（如有）进行多方面完整对比，给出申请分类的信息。监管部门同时会邀请行业内知名的专家，对该新产品的预期用途、安全性能等进行全方面评估，才能确认产品的安全类别。

对新研制的尚未列入分类目录的医用耗材，申请人可以直接申请第三类医疗器械产品注册，也可以依据分类规则判断产品类别并向国家药品监督管理局申请类别确认后，再申请产品注册或者办理产品备案。直接申请第三类医疗器械注册的，国家药品监督管理局按照风险程度确定类别。境内医疗器械确定为第二类的，国家药品监督管理局将申报资料转申请人所在地省、自治区、直辖市药品监督管理部门审评审批；境内医疗器械确定为第一类的，国家药品监督管理局将申报资料转申请人所在地设区的市级药品监督管理部门备案（图3-9）。

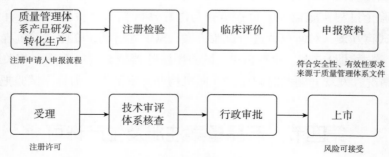

图3-9 产品注册主要流程

确认医用耗材的类别后再决定是进行医疗器械注册还是备案。但一个医疗器械的审批到底划为哪类也不是一成不变的，而是由它的安全性决定的，国家局有权改变它的分类，比如医用口罩在一般时期都被划为一类，但在非典、新冠时期就被划到了二类。

（二）资料准备

《医疗器械监督管理条例》第十四条规定：第一类医疗器械产品备案和申请第二类、第三类医疗器械产品注册，应当提交下列资料：①产品风险分析资料；②产品技术要求；③产品检验报告；④临床评价资料；⑤产品说明书及标签样稿；⑥与产品研制、生产有关的质量管理体系文件；⑦证明产品安全、有效所需的其他资料。下文将详细阐述各种资料的内容。

1.产品风险分析资料 是对产品的风险管理过程及其评审的结果予以记录所形成的资料。应当提供对于每项已判定危害的下列各个过程的可追溯性。

（1）风险分析 包括医疗器械适用范围和与安全性特征的判定、危害的判定，估计每个危害处境的风险。

（2）风险评价 对于每个已判定的危害处境，评价和决定是否需要降低风险。

（3）风险控制措施的实施和验证结果 必要时应当引用检测和评价性报告，如医用电气安全、生物学评价。

（4）任何一个或多个剩余风险的可接受性评定 产品风险分析资料应按照《YY/T 0316–2016 医疗器械 风险管理对医疗器械的应用》第4.2条的要求及"附录C–用于识别医疗器械与安全有关特征的问题"填写。这些问题涵盖医用耗材的预期使用者、预期用途、材料等各个方面，从多个角度分析了医用耗材的风险。

2.产品技术要求 应当按照《医疗器械产品技术要求编写指导原则》的规定编制。产品技术要求主要包括医用耗材成品的性能指标和检验方法，其中，性能指标是指可进行客观判定的成品的功能性、安全性指标以及与质量控制相关的其他指标。医用耗材产品技术要求的编制应符合国家相关法律法规；采用规范、通用的术语，如涉及特殊的术语，需提供明确定义；检验方法各项内容的编号，原则上应和性能指标各项内容的编号相对应；文字、数字、公式、单位、符号、图表等应符合标准化要求，如引用国家标准、行业标准或《中国药典》，应保证其有效性，并注明相应标准的编号和年号以及《中国药典》的版本号。医用耗材产品技术要求的内容应符合以下要求。

（1）产品名称 应使用中文，并与申请注册（备案）的中文产品名称相一致。

（2）产品型号/规格及其划分说明 应明确产品型号和（或）规格，以及其划分的说明。

对同一注册单元中存在多种型号和（或）规格的产品，应明确各型号及各规格之间的所有区别（必要时可附相应图示进行说明）。

对于型号/规格的表述文本较大的，可以附录形式提供。

（3）性能指标 是指可进行客观判定的成品的功能性、安全性指标以及质量控制相关的其他指标。产品设计开发中的评价性内容（例如生物相容性评价）原则上不在产品技术要求中制定。产品技术要求中性能指标的制定应参考相关国家标准/行业标准并结合具体产品的设计特性、预期用途和质量控制水平，且不应低于产品适用的强制性国家标准/行业标准。产品技术要求中的性能指标应明确具体要求，不应以"见随附资料""按供货合同"等形式提供。

（4）检验方法　检验方法的制定应与相应的性能指标相适应。应优先考虑采用公认的或已颁布的标准检验方法。检验方法的制定需保证具有可重现性和可操作性，需要时明确样品的制备方法，必要时可附相应图示进行说明，文本较大的可以附录形式提供。对于体外诊断试剂类产品，检验方法中还应明确说明采用的参考品/标准品、样本制备方法、使用的试剂批次和数量、试验次数、计算方法。医用耗材产品技术要求编号为相应的注册证号（备案号），拟注册（备案）的产品技术要求编号可留空。具体格式可依据《医疗器械产品技术要求编写指导原则》附件填写。

3.产品检验报告　根据《医疗器械监督管理条例》，产品检验报告应当符合国务院药品监督管理部门的要求，可以是医疗器械注册申请人、备案人的自检报告，也可以是委托有资质的医疗器械检验机构出具的检验报告。

医疗器械检验机构应当依据产品技术要求对相关产品进行注册检验。注册检验样品的生产应当符合医疗器械质量管理体系的相关要求，注册检验合格的方可进行临床试验或者申请注册。如提交自检报告，生产企业需要购置检验设备、完善操作规程并做好原始记录，进而构建自身的自检体系。

申请注册检验，申请人应当向检验机构提供注册检验所需要的有关技术资料、注册检验用样品及产品技术要求。医疗器械检验机构应当具有医疗器械检验资质，在其承检范围内进行检验，并对申请人提交的产品技术要求进行预评价。预评价意见随注册检验报告一同出具给申请人。尚未列入医疗器械检验机构承检范围的医疗器械，由相应的注册审批部门指定有能力的检验机构进行检验。同一注册单元内所检验的产品应当能够代表本注册单元内其他产品的安全性和有效性。

注册检验本质上是证明医疗器械产品是否能够满足技术规范的全部要求，属于产品设计验证范畴。当前，国内部分企业已经具备了较强的检验条件并达到了自我检验的水平，能力不够的企业应该多加强自我能力建设。对于暂时不具备产品自检能力的医疗器械生产企业，可以选择委托检验的方式获得检验报告。

4.临床评价资料　办理第一类医疗器械备案，不需进行临床试验。申请第二类、第三类医疗器械注册，应当进行临床试验。因此，申报第二类、第三类的医用耗材还需递交临床评价资料。医疗器械临床评价是指申请人或者备案人通过临床文献资料、临床经验数据、临床试验信息对产品是否满足使用要求或者适用范围进行确认的过程，应结合《医疗器械临床评价技术指导原则》进行。

临床评价资料是指申请人或者备案人进行临床评价所形成的文件。需要进行临床试验的，提交的临床评价资料应当包括临床试验方案和临床试验报告。免于进行临床试验的医疗器械目录由国家药品监督管理局制定、调整并公布。未列入免于进行临床试验的医疗器械目录的产品，通过对同品种医疗器械临床试验或者临床使用获得的数据进行分析评价，能够证明该医疗器械安全、有效的，申请人可以在申报注册时予以说明，并提交证明资料。

上一节已详细描述临床试验流程及内容，注册时只需按要求提供相关临床评价报告。医用耗材临床试验报告应当包括以下内容：①试验的病种、病例总数和病例的性别、年龄、分组分析，对照组的设置（必要时）；②临床试验方法；③所采用的统计方法及评价方法；④临床评价标准；⑤临床试验结果；⑥临床试验结论；⑦临床试验中发现的不良事件和副作用及其处理情况；⑧临床试验效果分析；⑨适应症、适用范围、禁忌症和注意事项；⑩存在问题及改进建议。临床试验报告应当由临床试验人员签名、注明日期，并由承担临床试验的医疗机构中的临床试验管理部门签署意见、注明日期、签章。

5.产品说明书及标签样稿 医用耗材生产企业编制产品说明书及标签时，应按照《医疗器械说明书和标签管理规定》要求。医用耗材说明书是指由生产企业制作，随产品提供给用户，涵盖该产品安全性、有效性的基本信息，用以指导正确安装、调试、操作、使用、维护、保养的技术文件。医用耗材标签是指在医用耗材或者其包装上附有识别产品特征和标明安全警示等信息的文字说明及图形、符号。

医疗器械说明书一般应当包括以下内容：产品名称、型号、规格；注册人或者备案人的名称、住所、联系方式及售后服务单位，进口医疗器械还应当载明代理人的名称、住所及联系方式；生产企业的名称、住所、生产地址、联系方式及生产许可证编号或者生产备案凭证编号，委托生产的还应当标注受托企业的名称、住所、生产地址、生产许可证编号或者生产备案凭证编号；医疗器械注册证编号或者备案凭证编号；产品技术要求的编号；产品性能、主要结构组成或者成分、适用范围；禁忌症、注意事项、警示以及提示的内容；安装和使用说明或者图示，由消费者个人自行使用的医疗器械还应当具有安全使用的特别说明；产品维护和保养方法，特殊储存、运输条件、方法；生产日期，使用期限或者失效日期；配件清单，包括配件、附属品、损耗品更换周期以及更换方法的说明等；医疗器械标签所用的图形、符号、缩写等内容的解释；说明书的编制或者修订日期；其他应当标注的内容。

医疗器械标签一般应当包括以下内容：产品名称、型号、规格；注册人或者备案人的名称、住所、联系方式，进口医疗器械还应当载明代理人的名称、住所及联系方式；医疗器械注册证编号或者备案凭证编号；生产企业的名称、住所、生产地址、联系方式及生产许可证编号或者生产备案凭证编号，委托生产的还应当标注受托企业的名称、住所、生产地址、生产许可证编号或者生产备案凭证编号；生产日期，使用期限或者失效日期；电源连接条件、输入功率；根据产品特性应当标注的图形、符号以及其他相关内容；必要的警示、注意事项；特殊储存、操作条件或者说明；使用中对环境有破坏或者负面影响的医疗器械，其标签应当包含警示标志或者中文警示说明；带放射或者辐射的医疗器械，其标签应当包含警示标志或者中文警示说明。

医疗器械标签因位置或者大小受限而无法全部标明上述内容的，至少应当标注产品名称、型号、规格、生产日期和使用期限或者失效日期，并在标签中明确"其他内容详见说明书"。

6.研究资料 根据所申报的产品，提供适用的研究资料。

（1）产品性能研究 应当提供产品性能研究资料以及产品技术要求的研究和编制说明，包括功能性、安全性指标（如电气安全与电磁兼容、辐射安全）以及与质量控制相关的其他指标的确定依据，所采用的标准或方法、采用的原因及理论基础。

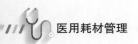

（2）生物相容性评价研究　应对成品中与患者和使用者直接或间接接触的材料的生物相容性进行评价。生物相容性评价研究资料应当包括：①生物相容性评价的依据和方法；②产品所用材料的描述及与人体接触的性质；③实施或豁免生物学试验的理由和论证；④对于现有数据或试验结果的评价。

（3）生物安全性研究　对于含有同种异体材料、动物源性材料或生物活性物质等具有生物安全风险类产品，应当提供相关材料及生物活性物质的生物安全性研究资料，包括：说明组织、细胞和材料的获取、加工、保存、测试和处理过程；阐述来源（包括捐献者筛选细节），并描述生产过程中对病毒、其他病原体及免疫源性物质去除或灭活方法的验证试验；工艺验证的简要总结。

（4）灭菌/消毒工艺研究　①生产企业灭菌：应明确灭菌工艺（方法和参数）和无菌保证水平（SAL），并提供灭菌确认报告。②终端用户灭菌：应当明确推荐的灭菌工艺（方法和参数）及所推荐的灭菌方法确定的依据；对可耐受两次或多次灭菌的产品，应当提供产品相关推荐的灭菌方法耐受性的研究资料。③残留毒性：如灭菌使用的方法容易出现残留，应当明确残留物信息及采取的处理方法，并提供研究资料。④终端用户消毒：应当明确推荐的消毒工艺（方法和参数）以及所推荐消毒方法确定的依据。

（5）产品有效期和包装研究　①有效期的确定：如适用，应当提供产品有效期的验证报告。②对于有限次重复使用的医疗器械，应当提供使用次数验证资料。③包装及包装完整性：在宣称的有效期内以及运输储存条件下，保持包装完整性的依据。

（6）临床前动物试验　如适用，应当包括动物试验研究的目的、结果及记录。

（7）软件研究　含有软件的产品，应当提供一份单独的医疗器械软件描述文档，内容包括基本信息、实现过程和核心算法，详尽程度取决于软件的安全性级别和复杂程度。同时，应当出具关于软件版本命名规则的声明，明确软件版本的全部字段及字段含义，确定软件的完整版本和发行所用的标识版本。

7.生产制造信息　属无源医疗器械的医用耗材应当明确产品生产加工工艺，注明关键工艺和特殊工艺，并说明其过程控制点；明确生产过程中各种加工助剂的使用情况及对杂质（如残留单体、小分子残留物等）的控制情况。属有源医疗器械的医用耗材应当明确产品生产工艺过程，可采用流程图的形式，并说明其过程控制点。有多个研制、生产场地的，应当概述每个研制、生产场地的实际情况。

8.其他相关资料　另外，产品注册或备案时还需提交与产品研制、生产有关的质量管理体系文件及证明产品安全、有效所需的其他资料，如这些文件在上述研制及生产中均已形成，按照统一标准形式整理即可。

（三）准备现场核查

申请人按照相关要求向药品监督管理部门报送申报资料，药品监督管理部门收到申请后对申报资料进行形式审查。受理注册申请的药品监督管理部门应当自受理之日起3个工作日内将申报资料转交技术审评机构。第二类医疗器械注册申请、变更注册申请、延续注册申请的技术审评时限为60日，申请资料补正后的技术审评时限为60日。第三类医疗器械注册申请、变更注册申请、延续注册申请的技术审评时限为90日，申请资料补正后的技术审评时限为60日。根据《医疗器械注册与备案管理办法》规定：申请人应当在申请注册时提交与产品研制、生产有关的质量管理体系相关资料，受理注册申请的药品监督管理部门在产品技术审评时认为有必要对质量管理体系进行核查的，应当组织开展质量管理体系核查，并可以调阅原始研究资料。境内第二类医疗器械质量管理体系核查，由申请人所在地省、自治区、直辖市药品监督管理部门组织开展；境内第三类医疗器械质量管理体系核查，由国家器械审评中心通知申请人所在地省、自治区、直辖市药品监督管理部门开展。

注册申请人应当在注册申请受理后10个工作日内向省、自治区、直辖市药品监督管理部门提交体系核查资料。①注册申请人基本情况表。②注册申请人组织机构图。③企业总平面布置图、生产区域分布图。④如生产过程有净化要求的，应提供有资质的检测机构出具的环境检测报告（附平面布局图）复印件。⑤产品生产工艺流程图，应标明主要控制点与项目及主要原材料、采购文件的来源及质量控制方法。⑥主要生产设备和检验设备（包括进货检验、过程检验、出厂的最终检验相关设备；如需净化生产的，还应提供环境监测设备）目录。⑦企业质量管理体系自查报告。⑧拟核查产品与既往已通过核查产品在生产条件、生产工艺等方面的对比说明（如适用）。⑨部分注册申报资料的复印件。A.医疗器械（不包括体外诊断试剂）：研究资料、产品技术要求、注册检验报告、临床试验报告（如有）、医疗器械安全有效基本要求清单。B.体外诊断试剂：主要生产工艺及反应体系的研究资料（第三类体外诊断试剂）、产品技术要求、注册检验报告、临床试验报告（如有）。省、自治区、直辖市药品监督管理部门对注册申请人提交的体系核查资料进行资料审查，对注册申请人提交的体系核查资料符合要求的，省、自治区、直辖市药品监督管理部门应当自收到体系核查通知起30个工作日内完成质量管理体系核查工作。

省、自治区、直辖市药品监督管理部门按照《医疗器械生产质量管理规范》（以下简称《规范》）以及相关附录的要求开展与产品研制、生产有关的质量管理体系核查。在核查过程中，应当同时对企业注册检验样品和临床试验用样品的真实性进行核查。重点查阅设计和开发过程实施策划和控制的相关记录、用于样品生产的采购记录、生产记录、检验记录和留样观察记录等。检查组实施现场检查前应当制定现场检查方案。现场检查方案内容包括：企业基本情况、检查品种、检查目的、检查依据、现场检查时间、日程安排、检查项目、检查组成员及分工等。现场检查时间一般为1~3天，如3天仍不能完成检查的可适当延长时间。检查员应当按照检查方案进行检查，对检查发现的问题如实记录。检查组对现场检查出具建议结论，建议结论分为"通过检查""整改后复查""未通过检查"三种情况。省、自治区、直辖市药品监督管理部门应当对检查组提交的现场检查资料进行审核，提出核查结论，核查结论为"通过核查""整改后复查""未通过核查"三种情况。省、自治区、直辖市药品监督管理部门应在作出"通过核查""整改后通过核查""未通过核查""整改后未通过核查"的结论后10个工作日内，将核查结果通知原件寄送总局技术审评机构。未通过核查的，技术审评机构提出不予注册的审评意见，药品监督管理部门作出不予注册的决定。

二、生产许可

医用耗材获得医疗器械备案或者医疗器械注册证后，如需生产，生产企业还需取得医疗器械生产备案或者医疗器械生产许可证。从事第一类医疗器械生产活动，应当向所在地设区的市级药品监督管理部门办理第一类医疗器械生产备案。从事第二类、第三类医疗器械生产活动，应当经所在地省、自治区、直辖市药品监督管理部门依法取得医疗器械生产许可证。在境内从事第二类、第三类医疗器械生产的，申请生产许可时需提交以下资料：①所生产的医疗器械注册证以及产品技术要求复印件；②法定代表人（企业负责人）身份证明复印件；③生产、质量和技术负责人的身份、学历、职称相关材料复印件；④生产管理、质量检验岗位从业人员学历、职称一览表；⑤生产场地的相关文件复印件，有特殊生产环境要求的，还应当提交设施、环境的相关文件复印件；⑥主要生产设备和检验设备目录；⑦质量手册和程序文件目录；⑧生产工艺流程图；⑨证明售后服务能力的相关材料；⑩经办人的授权文件。

省、自治区、直辖市药品监督管理部门应当对申请资料进行审核，按照国家药品监督管理局制定的《规范》的要求进行核查，并自受理之日起20个工作日内作出决定。生产企业应当按照《规范》的要求建立有效的生产质量管理体系，质量管理体系的建立是逐步完善的过程。符合规定条件的，依法作出准予许可的书面决定，并于10个工作日内发给《医疗器械生产许可证》；不符合规定条件的，作出不予许可的书面决定，并说明理由，同时告知申请人享有依法申请行政复议或者提起行政诉讼的权利。

医疗器械生产许可证有效期为5年。有效期届满需要延续的，依照有关行政许可的法律规定办理延续手续。

第五节　组织生产

一种新的医用耗材生产备案及注册成功后，就进入组织生产阶段。本节将详细阐述医用耗材组织生产阶段涉及的每个过程。

一、生产准备

1.医用耗材生产场地总体要求　厂房与设施应当根据所生产产品的特性、工艺流程及相应的洁净级别要求，合理设计、布局和使用。生产环境应当整洁、符合产品质量需要及相关技术标准的要求。产品有特殊要求的，应当确保厂房的外部环境不能对产品质量产生影响，必要时应当进行验证。厂房应当确保生产和贮存产品质量以及相关设备性能不会直接或者间接受到影响，厂房应当有适当的照明、温度、湿度和通风控制条件。厂房与设施的设计和安装应当根据产品特性采取必要的措施，有效防止昆虫或者其他动物进入。对厂房与设施的维护和维修不得影响产品质量。生产区应当有足够的空间，并与其产品生产规模、品种相适应。仓储区应当能够满足原材料、包装材料、中间品、产品等的贮存条件和要求，按照待验、合格、不合格、退货或者召回等情形进行分区存放，便于检查和监控。生产企业应当配备与产品生产规模、品种、检验要求相适应的检验场所和设施。

2.无菌医用耗材的生产场地要求　上已述及医用耗材生产场地的总体要求，对于无菌医用耗材的生产，其生产场地要求更加严格。生产无菌医用耗材厂区的地面、路面周围环境及运输等不应对无菌医用耗材的生产造成污染。厂址应当远离有污染的空气和水等污染源的区域。生产无菌医用耗材企业应当确定产品生产中避免污染、在相应级别洁净室（区）内进行生产的过程。空气洁净级别不同的洁净室（区）之间的静压差应大于5帕，洁净室（区）与室外大气的静压差应大于10帕，并应有指示压差的装置。相同级别洁净室的不同功能区域（操作间）的压差梯度要合理。植入和介入血管内的无菌医用耗材及需要在10000级下的局部100级洁净室（区）内进行后续加工（如灌装封等）的无菌医用耗材或单包装出厂的配件，其末道清洁处理、组装、初包装、封口的生产区域和不经清洁处理的零部件的加工生产区域应当不低于10000级。与血液、骨髓腔或非自然腔道直接或间接接触的无菌医用耗材或单包装出厂的配件，其末道清洁处理、组装、初包装、封口的生产区域和不经清洁处理的零部件的加工生产区域应当不低于100000级。与人体损伤表面和黏膜接触的无菌医用耗材或单包装出厂的配件，其末道清洁处理、组装、初包装、封口的生产区域和不经清洁处理的零部件的加工生产区域应当不低于300000级。与无菌医用耗材的使用表面直接接触、不需清洁处理即使用的初包装材料，其生产环境洁净度级别的设置应当遵循与产品生产环境的洁净度级别相同的原则，使初包装材料的质量满足所包装无菌医用耗材的要求；若初包装材料不与无菌医用耗材使用表面直接接触，应当在不低于300000级的洁净室（区）内生产。对于有要求或采用无菌操作技术加工的无菌医用耗材（包括医用材料），应当在10000级下的局部100级洁净室（区）内进行生产。洁净工作服清洗干燥间、洁具间、专用工位器具的末道清洁处理与消毒的区域的空气洁净度级别可低于生产区一个级别，但不得低于300000级。无菌工作服的整理、灭菌后的贮存应当在10000级洁净室（区）内。

总而言之，洁净室（区）应当按照无菌医用耗材的生产工艺流程及所要求的空气洁净度级别进行合理布局。同一洁净室（区）内或相邻洁净室（区）间的生产操作不得互相交叉污染。洁净室（区）的温度和相对湿度应当与产品生产工艺要求相适应。无特殊要求时，温度应当控制在18~28℃，相对湿度控制在45%~65%。进入洁净室（区）的管道、进回风口布局应当合理，水、电、气输送线路与墙体接口处应当可靠密封，照明灯具不得悬吊。洁净室（区）内操作台应当光滑、平整、不脱落尘粒和纤维，不易积尘并便于清洁处理和消毒。生产厂房应当设置防尘、防止昆虫和其他动物进入的设施。洁净室（区）的门、窗及安全门应当密闭。洁净室（区）的门应当向洁净度高的方向开启，洁净室（区）的内表面应当便于清洁，不受清洁和消毒的影响。100级的洁净室（区）内不得设置地漏。在其他洁净室（区）内，水池或地漏应当有适当的设计和维护，并安装易于清洁且带有空气阻断功能的装置以防倒灌，同外部排水系统的连接方式应当能够防止微生物的侵入。洁净室（区）内使用的压缩空气等工艺用气均应当经过净化处理。与产品使用表面直接接触的气体，其对产品的影响程度应当进行验证和控制，以适应所生产产品的要求。生产企业应当制定洁净室（区）的卫生管理文件，按照规定对洁净室（区）进行清洁、清洗和消毒，并做好记录。所用的消毒剂或消毒方法不得对设备、工艺装备、物料和产品造成污染。消毒剂品种应当定期更换，防止产生耐药菌株。生产企业应当对洁净室（区）的尘粒、浮游菌或沉降菌、换气次数或风速、静压差、温度和相对湿度进行定期检（监）测，并对初始污

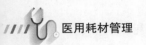

染菌和微粒污染是否影响产品质量进行定期检（监）测和验证，检（监）测结果应当记录存档。

（二）生产设备准备

医用耗材生产所需设备包括生产设备、检验设备、计量设备等。每一项设备缺一不可，都是医用耗材生产中的重要设备。

1.医用耗材生产设备总体要求　生产企业应当配备与所生产产品和规模相匹配的生产设备、工艺装备等，并确保有效运行。生产设备的设计、选型、安装、维修和维护必须符合预定用途，便于操作、清洁和维护。生产设备应当有明显的状态标识，防止非预期使用。生产企业应当建立生产设备使用、清洁、维护和维修的操作规程，并保存相应的操作记录。生产企业应当配备与产品检验要求相适应的检验仪器和设备，主要检验仪器和设备应当具有明确的操作规程。生产企业应当建立检验仪器和设备的使用记录，记录内容包括使用、校准、维护和维修等情况。生产企业应当配备适当的计量器具。计量器具的量程和精度应当满足使用要求，标明其校准有效期，并保存相应记录。

2.无菌医用耗材生产设备要求　对于无菌医用耗材的生产工程，还需引进洁净室（区）空气净化系统、制水设备等。洁净室（区）空气净化系统应当经过确认并保持连续运行，维持相应的洁净度级别，并在一定周期后进行再确认。若停机后再次开启空气净化系统，应当进行必要的测试或验证，以确认仍能达到规定的洁净度级别要求。同时应当确定所需要的工艺用水。当生产过程中使用工艺用水时，应当配备相应的制水设备，并有防止污染的措施，用量较大时应当通过管道输送至洁净室（区）的用水点。工艺用水应当满足产品质量的要求。应当制定工艺用水的管理文件，工艺用水的储罐和输送管道应当满足产品要求，并定期清洗、消毒。与物料或产品直接接触的设备、工艺装备及管道表面应当光洁、平整、无颗粒物质脱落、无毒、耐腐蚀，不与物料或产品发生化学反应和粘连，易于清洁处理、消毒或灭菌。

（三）生产人员准备

1.医用耗材生产人员总体要求　医用耗材生产涉及的专业技术人员较多，生产人员为重要人员。生产企业应当建立与医用耗材生产相适应的管理机构，并有组织机构图，明确各部门的职责和权限以及质量管理职能。生产管理部门和质量管理部门负责人不得互相兼任。生产企业负责人是医用耗材产品质量的主要责任人，应当履行以下职责：①组织制定企业的质量方针和质量目标；②确保质量管理体系有效运行所需的人力资源、基础设施和工作环境等；③组织实施管理评审，定期对质量管理体系运行情况进行评估，并持续改进；④按照法律、法规和规章的要求组织生产。生产企业负责人应当确定一名管理者代表。管理者代表负责建立、实施并保持质量管理体系，报告质量管理体系的运行情况和改进需求，提高员工满足法规、规章和顾客要求的意识。技术、生产和质量管理部门的负责人应当熟悉医疗器械相关法律法规，具有质量管理的实践经验，有能力对生产管理和质量管理中的实际问题做出正确的判断和处理。生产企业应当配备与生产产品相适应的专业技术人员、管理人员和操作人员，具有相应的质量检验机构或者专职检验人员。从事影响产品质量工作的人员，应当经过与其岗位要求相适应的培训，具有相关理论知识和实际操作技能。从事影响产品质量工作的人员，生产企业应当对其健康进行管理，并建立健康档案。

2.无菌医用耗材生产人员要求 无菌医用耗材的生产过程对人员的要求更为严格。凡在洁净室（区）工作的人员，应当定期进行卫生和微生物学基础知识、洁净作业等方面的培训。临时进入洁净室（区）的人员，应当对其进行指导和监督。应当建立对人员的清洁要求，制定洁净室（区）工作人员卫生守则。人员进入洁净室（区）应当按照程序进行净化，并穿戴工作帽、口罩、洁净工作服、工作鞋。裸手接触产品的操作人员每隔一定时间应当对手再次进行消毒。裸手消毒剂的种类应当定期更换。生产企业应当制定人员健康要求，建立人员健康档案。直接接触物料和产品的人员每年至少体检一次。患有传染性和感染性疾病的人员不得从事直接接触产品的工作。生产企业应当明确人员服装要求，制定洁净和无菌工作服的管理规定。工作服及其质量应当与生产操作的要求及操作区的洁净度级别相适应，其式样和穿着方式应当能够满足保护产品和人员的要求。洁净工作服和无菌工作服不得脱落纤维和颗粒性物质，无菌工作服应当能够包盖全部头发、胡须及脚部，并能阻留人体脱落物。

（四）原材料采购

1.建立原材料采购控制程序 医用耗材生产企业为了保障产品的质量，应当建立采购控制程序，比如：企业采购的流程，企业采购流程的书面记录，制定出采购的文件，进行科学的评审，企业对于采购工作最终的批复与选择标准；对于产品的符合性与验证方法的有关规定，确保采购物品符合规定的要求，且不低于法律法规的相关规定和国家强制性标准的相关要求。生产企业应当根据采购物品对产品的影响，确定对采购物品实行控制的方式和程度。生产企业应当建立供应商审核制度，并应当对供应商进行审核评价。比如：在完全满足医用耗材生产与管理的要求下，需要原材料的供应商对于企业的资质、原材料产品的质量与性能、采购的方式、原材料的价格、货款支付的方式等进行具体的说明。由此，企业就可以进行物料供应商的有效选择。必要时，应当进行现场审核。

生产企业应当与主要原材料供应商签订质量协议，明确双方所承担的质量责任。采购时应当明确采购信息，清晰表述采购要求，包括采购物品类别、验收准则、规格型号、规程、图样等内容。应当建立采购记录，包括采购合同、原材料清单、供应商资质证明文件、质量标准、检验报告及验收标准等。生产企业应当对采购物品进行检验或者验证，确保满足生产要求。比如：组织专业化的人员对于供应商送来的原材料样品进行科学的检测。同时，完成供应合同的签订后，对于供应商真正送来的大批原材料还需要进行质量的抽检工作，以验证原材料真实的质量，防止供应商以次充好。采购记录应当满足可追溯要求。比如：采购的数量，采购的质量，采购中前期样品测验的质量性能，后期产品测验中物料的质量与性能，物料的样式、图样，物料产品的类型、规格型号，验收的准则等，都需要进行科学化与规范化的记录。

2.保证原材料的良好存储 对于采购完成的原材料，生产企业需要进行良好的存储，保持其质量与性能。比如：在规定情况下进行原材料的存储，使其在满足防潮、通风、避

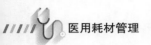

光、封闭、具有适当温度的环境中进行保存，对于老鼠、苍蝇等生物，对于潮湿与霉变等具有良好的抵御能力。除此之外，生产企业还可以按照原材料的性质、采购的时间前后、存储的条件等进行分类存储，使物料保持良好的质量与安全。

3.控制原材料的发放　生产企业对于原材料的发放需要进行严格的控制。比如：发放前需要对于物料的质量、性能、包装的完整度、合格状态、数量、规格等进行有效的复查，使得发放时原材料保持良好的质量与水平。原材料管理要具有可追溯性。比如：保留原材料管理所有的文件内容，建立起有效的物料管理的编码系统，注重物料的批号管理，充分地保持原材料实物、物料账、货物卡信息的一致性。

4.原材料的质量控制　需要进行生物学评价的材料，采购物品应当与经生物学评价的材料相同。对来源于动物的原、辅材料应当满足产品质量控制要求。无菌医用耗材的初包装材料应当适用于所用的灭菌过程或无菌加工的包装要求，并执行相应法规和标准的规定，确保在包装、运输、贮存和使用时不会对产品造成污染。生产企业应当根据产品质量要求确定所采购初包装材料的初始污染菌和微粒污染可接受水平并形成文件，按照文件要求对采购的初包装材料进行进货检验并保持相关记录。

二、生产质量管理

（一）生产文件管理

医用耗材生产企业应当建立健全质量管理体系文件，包括质量方针和质量目标、质量手册、程序文件、技术文件和记录，以及法规要求的其他文件。

质量手册应当对质量管理体系作出规定。

程序文件应当根据产品生产和质量管理过程中需要建立的各种工作程序而制定，包含法规所规定的各项程序。

技术文件应当包括产品技术要求及相关标准、生产工艺规程、作业指导书、检验和试验操作规程、安装和服务操作规程等相关文件。

生产企业应当建立文件控制程序，系统地设计、制定、审核、批准和发放质量管理体系文件，至少应当符合以下要求：①文件的起草、修订、审核、批准、替换或者撤销、复制、保管和销毁等应当按照控制程序管理，并有相应的文件分发、替换或者撤销、复制和销毁记录；②文件更新或者修订时，应当按规定评审和批准，能够识别文件的更改和修订状态；③分发和使用的文件应当为适宜的文本，已撤销或者作废的文件应当进行标识，防止误用。

生产企业应当确定作废的技术文件等必要的质量管理体系文件的保存期限，以满足产品维修和产品质量责任追溯等需要。生产企业应当建立记录控制程序，包括记录的标识、保管、检索、保存期限和处置要求等，并满足以下要求：①记录应当保证产品生产、质量控制等活动的可追溯性；②记录应当清晰、完整，易于识别和检索，防止破损和丢失；③记录不得随意涂改或者销毁，更改记录应当签注姓名和日期，并使原有信息仍清晰可辨，必要时，应当说明更改的理由；④记录的保存期限应当至少相当于企业所规定的医疗器械的寿命期，但从放行产品的日期起不少于2年，或者符合相关法规要求，并可追溯。

（二）生产过程管理

生产企业应当按照建立的质量管理体系进行生产，以保证产品符合强制性标准和经注册或者备案的产品技术要求。生产企业应当编制生产工艺规程、作业指导书等，明确关键工序和特殊过程。在生产过程中需要对原材料、中间品等进行清洁处理的，应当明确清洁方法和要求，并对清洁效果进行验证。生产企业应当根据生产工艺特点对环境进行监测，并保存记录。生产企业应当对生产的特殊过程进行确认，并保存记录，包括确认方案、确认方法、操作人员、结果评价、再确认等内容。生产过程中采用的计算机软件对产品质量有影响的，应当进行验证或者确认。

1.生产记录的管理 每批（台）产品均应当有生产记录，并满足可追溯的要求。生产记录包括产品名称、规格型号、原材料批号、生产批号或者产品编号、生产日期、数量、主要设备、工艺参数、操作人员等内容。对于医用耗材进行必要的生产记录，可以有效地提高管理工作的效率，为后续工作打下良好的基础。

2.产品标识的管理 生产企业应当建立产品标识控制程序，用适宜的方法对产品进行标识，以便识别，防止混用和错用。产品标识的主要内容包括：产品的名称、规格、产品的质量状态（合格/不合格/已取样待验）、产品的数量、产品的重量、产品的生产工序、产品生产企业的代码等。生产企业应当在生产过程中标识产品的检验状态，防止不合格中间产品流向下道工序。比如：严格把关产品生产的质量细则进行科学生产，充分应用现代的网络信息监控技术对于产品生产的工序进行严格把关，并且进行有效性的质量检测。生产企业应当建立产品的可追溯性程序，规定产品追溯范围、程度、标识和必要的记录。

3.产品的防护管理 生产企业应当建立产品防护程序，规定产品及其组成部分的防护要求，包括污染防护、静电防护、粉尘防护、腐蚀防护、运输防护等要求。防护应当包括标识、搬运、包装、贮存和保护等。如生产过程中产生粉尘、烟雾、毒害物、射线和紫外线等有害物质的厂房、设备应当安装相应的防护装置，建立其工作环境条件的要求并形成文件，以进行有效控制。生产设备所用的润滑剂、冷却剂、清洗剂及在洁净室（区）内通过模具成型后不需清洁处理的零配件所用的脱模剂，均不得对产品造成污染。

4.工位器具的管理 生产企业应当制定工位器具的管理文件，所选用的工位器具应当能避免产品在存放和搬运中被污染和损坏。进入洁净室（区）的物品，包括原料和零配件等必须按程序进行净化处理。对于需清洁处理的无菌医疗器械的零配件，末道清洁处理应当在相应级别的洁净室（区）内进行，末道清洁处理介质应当满足产品质量的要求。生产企业应当建立清场的管理规定，以防止产品的交叉污染，并做好清场记录。

5.产品的可追溯管理 生产企业应当建立批号管理规定，明确生产批号和灭菌批号的关系，规定每批产品应形成的记录。生产企业应当选择适宜的方法对产品进行灭菌或采用适宜的无菌加工技术以保证产品无菌，并执行相关法规和标准的要求。生产企业应当建立无菌医用耗材灭菌过程确认程序并形成文件。灭菌过程应当按照相关标准要求在初次实施前进行确认，必要时再确认，并保持灭菌过程确认记录。生产企业应当制定灭菌过程控制文件，

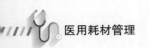

保持每一批产品的灭菌过程参数记录，灭菌记录应当可追溯到产品的每一批生产记录。

对直接或间接接触心血管系统、淋巴系统或脑脊髓液或药液的零配件，应当至少能追溯到产品生产所用的原材料、灭菌设备和生产环境。

6.产品的储存管理 生产企业应当根据对产品质量影响的程度，规定各种无菌医用耗材和原材料的贮存条件，贮存场所应当具有相应的环境监控设施，应当控制和记录贮存条件，贮存条件应当在标签或使用说明书中注明。产品的说明书、标签应当符合相关法律法规及标准要求。医用耗材说明书和标签的内容应当科学、真实、完整、准确，并与产品特性相一致。

（三）生产质量控制

医用耗材生产企业应当建立质量控制程序，规定产品检验部门、人员、操作等要求，并规定检验仪器和设备的使用、校准等要求，以及产品放行的程序。一般生产企业包括质检、巡检、实验室检测等方式。质检为生产线上的质量检测，检验仪器和设备的管理使用应当符合以下要求：①定期对检验仪器和设备进行校准或者检定，并予以标识；②规定检验仪器和设备在搬运、维护、贮存期间的防护要求，防止检验结果失准；③发现检验仪器和设备不符合要求时，应当对以往检验结果进行评价，并保存验证记录；④对用于检验的计算机软件，应当确认。

生产企业应当根据强制性标准以及经注册或者备案的产品技术要求制定产品的检验规程，并出具相应的检验报告或者证书。

对于需要常规控制的进货检验、过程检验和成品检验项目，原则上不得进行委托检验。对于检验条件和设备要求较高，确需委托检验的项目，可委托具有资质的机构进行检验，以证明产品符合强制性标准和经注册或者备案的产品技术要求。

每批（台）产品均应当有检验记录，并满足可追溯的要求。检验记录应当包括进货检验、过程检验和成品检验的检验记录、检验报告或者证书等。

生产企业应当规定产品放行程序、条件和放行批准要求。放行的产品应当附有合格证明。企业应当根据产品和工艺特点制定留样管理规定，按规定进行留样，并保持留样观察记录或留样检验记录。

对于无菌医用耗材，生产企业应当具备无菌、微生物限度和阳性对照的检测能力和条件。生产企业应当对工艺用水进行监控和定期检测，并保持监控记录和检测报告。生产企业应当按照医疗器械相关行业标准要求，对洁净室（区）的尘粒、浮游菌或沉降菌、换气次数或风速、静压差、温度和相对湿度进行定期检（监）测，并保存检（监）测记录。生产企业应当根据产品质量要求，确定产品的初始污染菌和微粒污染的控制水平并形成文件，明确中间品的存储环境要求和存放时间，按文件要求定期检测并保持相关记录。应当定期对检测记录进行汇总和趋势分析。

三、委托生产管理

《医疗器械生产监督管理办法》第三章专门针对委托生产管理明确了具体要求。医疗器械注册人或者备案人可以办理委托生产不属于按照创新医疗器械特别审批程序审批的境内医疗器械。委托方应当取得委托生产医疗器械的生产许可或者办理第一类医疗器械生产备案。医疗器械委托生产的受托方应当是取得受托生产医疗器械相应生产范围的生产许可或者办理第一类医疗器械生产备案的境内生产企业。受托方对受托生产医疗器械的质量负相应责任。

委托方应当向受托方提供委托生产医疗器械的质量管理体系文件和经注册或者备案的产品技术要求，对受托方的生产条件、技术水平和质量管理能力进行评估，确认受托方具有受托生产的条件和能力，并对生产过程和质量控制进行指导和监督。

受托方应当按照医疗器械生产质量管理规范、强制性标准、产品技术要求和委托生产合同组织生产，并保存所有受托生产文件和记录。

委托方和受托方应当签署委托生产合同，明确双方的权利、义务和责任。

委托生产第二类、第三类医疗器械的，委托方应当向所在地省、自治区、直辖市药品监督管理部门办理委托生产备案；委托生产第一类医疗器械的，委托方应当向所在地设区的市级药品监督管理部门办理委托生产备案。符合规定条件的，药品监督管理部门应当发给医疗器械委托生产备案凭证。

备案时应当提交以下资料：①委托生产医疗器械的注册证或者备案凭证复印件；②委托方和受托方企业营业执照复印件；③受托方的《医疗器械生产许可证》或者第一类医疗器械生产备案凭证复印件；④委托生产合同复印件；⑤经办人授权证明。

委托生产不属于按照创新医疗器械特别审批程序审批的境内医疗器械的，还应当提交委托方的《医疗器械生产许可证》或者第一类医疗器械生产备案凭证复印件；属于按照创新医疗器械特别审批程序审批的境内医疗器械的，应当提交创新医疗器械特别审批证明资料。

受托生产第二类、第三类医疗器械的，受托方应当依照规定办理相关手续，在医疗器械生产产品登记表中登载受托生产产品信息。

受托生产第一类医疗器械的，受托方应当依照规定，向原备案部门办理第一类医疗器械生产备案变更。

受托方办理增加受托生产产品信息或者第一类医疗器械生产备案变更时，除提交符合本办法规定的资料外，还应当提交以下资料：①委托方和受托方营业执照；②受托方《医疗器械生产许可证》或者第一类医疗器械生产备案凭证复印件；③委托方医疗器械委托生产备案凭证复印件；④委托生产合同复印件；⑤委托生产医疗器械拟采用的说明书和标签样稿；⑥委托方对受托方质量管理体系的认可声明；⑦委托方关于委托生产医疗器械质量、销售及售后服务责任的自我保证声明。

受托生产不属于按照创新医疗器械特别审批程序审批的境内医疗器械的，还应当提交委托方的《医疗器械生产许可证》或者第一类医疗器械生产备案凭证复印件；属于按照创新医疗器械特别审批程序审批的境内医疗器械的，应当提交创新医疗器械特别审批证明资料。

受托方《医疗器械生产许可证》生产产品登记表和第一类医疗器械生产备案凭证中的受托生产产品应当注明"受托生产"字样和受托生产期限。

委托生产医疗器械的说明书、标签除应当符合有关规定外，还应当标明受托方的企业名称、住所、生产地址、生产许可证编号或者生产备案凭证编号。

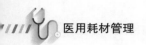

委托生产终止时，委托方和受托方应当向所在地省、自治区、直辖市或者设区的市级药品监督管理部门及时报告。

委托方在同一时期只能将同一医疗器械产品委托一家医疗器械生产企业（绝对控股企业除外）进行生产。

具有高风险的植入性医疗器械不得委托生产，具体目录由国家药品监督管理部门制定、调整并公布。

第六节　售后服务

医用耗材的售后服务包括产品的临床使用指导、产品的不良事件处理、产品的召回等。所有的售后服务均须建立在产品可追溯的基础上。因此，医用耗材生产企业应当建立产品销售记录，并满足可追溯的要求。销售记录至少包括医用耗材的名称、规格、型号、数量、生产批号、有效期、销售日期及购货单位名称、地址、联系方式等内容。直接销售自产产品或者选择医用耗材经营企业，应当符合医疗器械相关法规和规范要求。生产企业应当具备与所生产产品相适应的售后服务能力，建立健全售后服务制度。应当规定售后服务的要求并建立售后服务记录，同时满足可追溯的要求。生产企业需对使用单位或者其他企业提供详细的医用耗材使用指导。生产企业应当建立客户反馈处理程序，对客户反馈信息进行跟踪分析。

一、医用耗材使用指导

医用耗材不同于医疗设备，由于其消耗极快，医生护士使用前未必得到充分的培训。为了保证医用耗材的安全、有效使用，生产企业均需对使用单位或者其经营企业提供详细的医用耗材使用指导。生产企业应根据制定的医用耗材说明书中的内容，正确规范地指导医用耗材使用，尤其是有关注意事项、警示以及提示性内容，主要包括：①产品使用的对象；②潜在的安全危害及使用限制；③产品在正确使用过程中出现意外时，对操作者、使用者、患者的保护措施以及应当采取的应急和纠正措施；④必要的监测、评估、控制手段；⑤一次性使用产品应当注明"一次性使用"字样或者符号，已灭菌产品应当注明灭菌方式以及灭菌包装损坏后的处理方法，使用前需要消毒或者灭菌的应当说明消毒或者灭菌的方法；⑥产品需要同其他医疗器械一起安装或者联合使用时，应当注明联合使用器械的要求、使用方法、注意事项；⑦在使用过程中，与其他产品可能产生的相互干扰及其可能出现的危害；⑧产品使用中可能带来的不良事件或者产品成分中含有的可能引起副作用的成分或者辅料；⑨医用耗材废弃处理时应当注意的事项，产品使用后需要处理的，应当注明相应的处理方法；⑩根据产品特性，应当提示操作者、使用者注意的其他事项。重复使用的医用耗材应当指导明确重复使用的处理过程，包括清洁、消毒、包装及灭菌的方法和重复使用的次数或者其他限制。

医用耗材使用指导的方式多种多样，可通过现场教学、视频教学、模拟使用、学术交流、手术跟台等方式开展。生产企业应重视医用耗材的使用前培训，强调医用耗材的适应症及注意事项，为医用耗材的合理、安全、有效使用奠定基础，这也是生产企业非常重要的一项售后服务内容。

医用耗材使用指导工作目前在医疗机构并未得到完全开展，生产企业应主动承担此部分的工作，同时医疗机构也应配合生产企业完成此项工作。只有各方重视，才能做到合理、安全、有效地使用医用耗材，减少和避免因未按照医用耗材使用说明书、技术操作规程使用而造成的医用耗材不良事件发生。

二、医用耗材不良事件处理

医用耗材具有品种多、用量大、消耗快、更新快、采购频繁等特点。随着医疗条件的改善、院感管理的要求和患者对医疗服务需求的提高，大量的一次性耗材取代了原来需消毒的可重复使用的医用耗材。由于医用耗材在临床中使用量大，其不良事件发生概率也同时增高。目前，医用耗材不良事件报告大部分来自使用单位，一部分来自经营企业，极少部分来自生产企业。

（一）医用耗材生产企业开展医用耗材不良事件监测存在的主要问题

1.生产企业对医用耗材不良事件监测及风险管理的认知不够 现阶段我国医用耗材不良事件监测工作中，技术监测机构及行政监管部门充当主要角色，企业参与并真正开展工作的寥寥无几。在这种被动的情况下，一些企业制定了监测制度，但大多流于形式，在出现严重不良事件时，控制措施缺失。这与生产企业对医用耗材不良事件监测及风险管理的认知缺失有关。对风险管理了解甚少的企业不可能具备完善的风险管理思路。有研究表明，生产企业对风险管理的认知水平、对风险管理标准的了解程度以及标准在企业层面的应用程度直接影响企业监测工作的开展。

2.不良事件监测负责人专业水平不高，影响不良事件判断评估 大部分生产企业不良事件监测负责人为企业的管理层中层以上领导，他们平时主要负责整个企业的运营管理，对具体产品的技术标准、各项技术指标并非十分了解，专业水平不高。在这种情况下，他们对医用耗材不良事件发生的原因和预期导致的结果很难做出及时、准确的评估。不良事件发生后，后续工作无法开展。

3.部分医用耗材生产企业与经营企业或医疗机构信息沟通不畅 很多生产企业大多只是把档案建立到产品代理商一级，这就导致企业和最终用户之间存在沟通阻碍。在最终用户处发生不良事件时，最终用户就有可能在生产企业毫不知情的情况下启用不良事件报告程序，导致企业无法及时了解不良事件发生的情况。有时发生疑似不良事件，用户往往无法确定此事件是否属于不良事件、是否需要按程序上报。这类生产企业只能用一种被动的方式，等待最终用户的信息反馈，没有按照《医疗器械不良事件监测和再评价管理办法》的要求采用主动收集的方式，严重影响了不良事件分析的时效性和全面性。

4.部分医疗器械生产企业再评价工作仍为空白 再评价工作是一个长期持续性的工作，没有再评价方案的不良事件监测也没有实际意义。医用耗材生产企业如果按照再评价方案展开医用耗材再评价工作，就有可能对产品从研发到上市的整个过程进行重新评估，必要时就需要对产品的参数设计或者工艺流程进行改进。

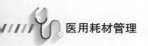

（二）医用耗材生产企业开展医用耗材不良事件监测的注意事项

针对上述存在的问题，首先，生产企业应当健全企业组织机构，加强不良事件监测人员业务学习。医用耗材生产企业作为第一主体责任人，应当指定相关部门负责接收、调查、评价和处理顾客投诉，并保持相关记录。其次，生产企业应当按照有关法规的要求建立医用耗材不良事件监测制度，开展不良事件监测和再评价工作，并保持相关记录。

生产企业要做到以下几点，才能广泛收集产品的不良事件。①建立全企业一盘棋的态势：不良事件监测工作是一项系统性工作，需要全企业各部门的全力协助配合，这样才能拓宽获得渠道，并能深入临床获取第一手不良事件发生信息，同时可获取临床对提升产品安全性能的建议。②与经营企业和使用机构建立良好的不良事件反馈机制：我国大部分生产企业有自己的经销代理商，产品的销售由代理商全权代理，产品在使用机构发生的不良事件情况不能及时反馈至企业，导致在企业不知情的情况下，使用单位启动了不良事件上报程序。因此，与经营企业和使用单位商讨建立良好的不良事件反馈机制，是生产企业收集不良事件的有力保障。③定期向监测机构申请反馈不良事件报告：生产企业在开展主动收集报告的同时，应及时向监测机构申请反馈其收集到的不良事件报告，以主动收集为主，监测机构被动收集为辅，全面收集产品在市场的不良事件信息。

生产企业应当建立数据分析程序，收集、分析与产品质量、不良事件、顾客反馈和质量管理体系运行有关的数据，验证产品安全性和有效性，并保持相关记录。上报不良事件报告的原则为可疑即报，收集到的不良事件报告可能不全由产品不良事件引发。生产企业应开展审核、调查工作，经调查确认是产品质量问题的，应启动相应的质量控制程序；确认是流通环节问题的，应与经销商明确产品运输与储存的条件，并签订相应的合同来保障流通环节的产品安全；确认是医疗机构使用问题的，生产企业应对医务人员进行深入的培训，并在产品使用说明书中发出警告或提示，避免不规范操作的重复出现；确认是产品不良事件的，生产企业应认真分析，找到不良事件发生的原因，如材料问题、设计问题等，然后开展风险评估。对可接受的风险，采用合理的控制措施，将风险消除或降到最低；对不可接受的风险，对于存在安全隐患的医用耗材，生产企业应当按照有关法规要求采取召回等措施，防止不良事件的扩散，并按规定向有关部门报告。在现实中，不良事件的发生受很多因素的影响，在不能立刻判断事件发生原因的情况下，生产企业应集合临床、经营企业、监管部门等相关单位共同探讨。

生产企业发现或者获知其产品的不良事件后，应当立即通知使用单位停止使用相关医用耗材，同时开展调查及生产质量管理体系自查。调查应当包括产品质量状况、伤害与产品的关联性、使用环节操作和流通过程的合规性等。自查应当包括采购、生产管理、质量控制、同型号同批次产品追踪等。生产企业应当分析事件发生的原因，及时发布风险信息，将自查情况和所采取的控制措施反馈给使用单位，同时报所在地及不良事件发生地省、自治区、直辖市药品监督管理部门，必要时应当召回相关医疗器械。此外，生产企业应当建立纠正措施程序，确定产生问题的原因，采取有效措施，防止相关问题再次发生；同时应当建立预防措施程序，确定潜在问题的原因，采取有效措施，防止问题发生。

医用耗材不良事件报告流程按照个例医疗器械不良事件报告流程上报（图3-10）。

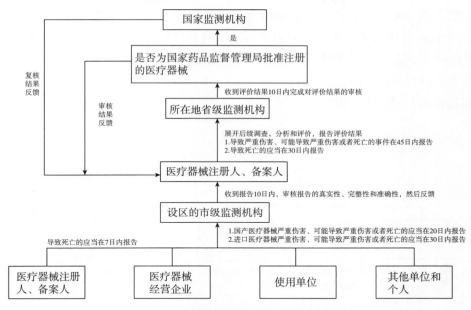

图3-10 个例医疗器械不良事件报告流程

三、医用耗材的召回

医用耗材召回是指医用耗材生产企业对其已上市销售的某一类别、型号或者批次的存在缺陷的产品，采取警示、检查、修理、重新标签、修改并完善说明书、软件更新、替换、收回、销毁等方式进行处理的行为。医用耗材生产企业对缺陷产品应当实施主动召回。《医疗器械召回管理办法》（国家食品药品监督管理总局令第29号）规定，根据医疗器械缺陷的严重程度，医疗器械召回分为三级。①一级召回：使用该医疗器械可能或者已经引起严重健康危害的。②二级召回：使用该医疗器械可能或者已经引起暂时的或者可逆的健康危害的。③三级召回：使用该医疗器械引起危害的可能性较小但仍需要召回的。

实施一级召回的，医疗器械召回公告应当在国家药品监督管理局网站和中央主要媒体上发布。实施二级、三级召回的，医疗器械召回公告应当在省、自治区、直辖市药品监督管理部门网站发布，省、自治区、直辖市药品监督管理部门网站发布的召回公告应当与国家药品监督管理局网站链接。医疗器械生产企业应当根据具体情况确定召回级别，并根据召回级别与医疗器械的销售和使用情况，科学设计召回计划并组织实施。召回计划应当包括以下内容：①医用耗材生产销售情况及拟召回的数量；②召回措施的具体内容，包括实施的组织、范围和时限等；③召回信息的公布途径与范围；④召回的预期效果；⑤医疗器械召回后的处理措施。

生产企业对召回医用耗材的处理应当有详细的记录，并向生产企业所在地省、自治区、直辖市药品监督管理部门报告，记录应当保存至医疗器械注册证失效后5年，第一类医疗器械召回的处理记录应当保存5年。对通过警示、检查、修理、重新标签、修改并完善说明书、软件更新、替换、销毁等方式能够消除产品缺陷的，可以在产品所在地完成上述行为。需要销毁的，应当在药品监督管理部门监督下销毁。生产企业应当在召回完成后10个工作日内对召回效果进行评估，并向所在地省、自治区、直辖市药品监督管理部门提交医疗器械召回总结评估报告。

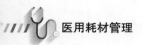

生产企业所在地省、自治区、直辖市药品监督管理部门应当自收到总结评估报告之日起10个工作日内对报告进行审查，并对召回效果进行评估；认为召回尚未有效消除产品缺陷或者控制产品风险的，应当书面要求生产企业重新召回。生产企业应当按照药品监督管理部门的要求进行重新召回。

医用耗材的召回流程见图3-11。

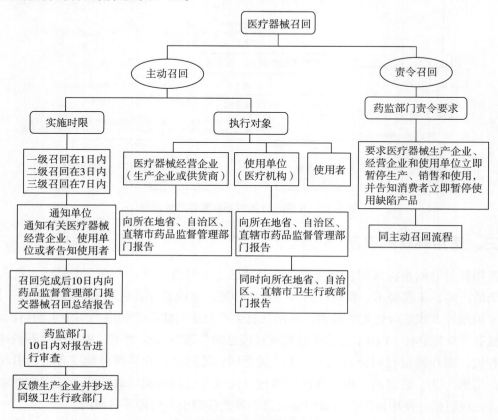

图3-11　医用耗材召回流程

附：耗材生产示例——正压防针刺留置针工艺流程

根据结构的不同进行原材料注塑。该留置针的主要结构由导管组件和针管组成，先将导管和针管组装在一起，再将前端组装好的部件（针与导管）与后端部件（延长管、止流夹、接头、正压阀）组装到一起。具体流程为：①导管组件：切割→模尖前硅化→模尖→模尖后硅化。②针管组成：组装防针刺装置→隔离塞开孔→针装配→点胶→针管硅化→针刺隔离塞。③组装导管/针管组件，即将1和2组装（前端部件）。

接着全检，再进行成品粘结，组装正压阀，带端帽，穿止流夹（即后端部件），再将该部件与前端部件进行成品粘结。再进行UV固化，成品全检，戴护针帽，吸塑包装（单支小包装），再进行全检，接着中包装（50支小包装为一个中包装），再进行EO灭菌，解析，成品抽检，最后扫描入库（附图一）。

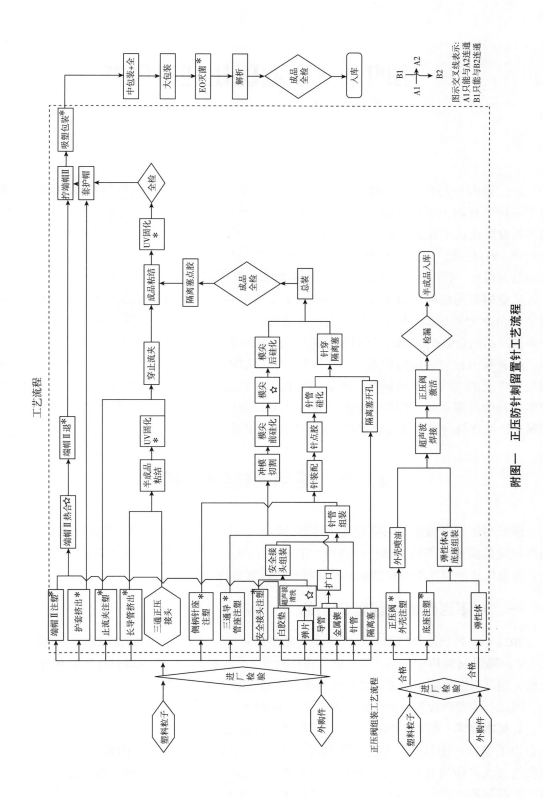

附图一　正压防针刺留置针工艺流程

第四章 企业医用耗材经营

医疗器械与人类的生命健康紧密相关。近年来，随着大众健康意识的不断提高，人们对于疾病的预防也更加重视。健康意识的提高带动着医疗器械行业高速发展。我国医疗器械产业发展现状（数据来源：中商产业研究院）如下：2016年3700亿元，2017年4425亿元，2018年5304亿元，2019年6356亿元，2020年7765亿元，2021年将达到8366亿元。通过六年的数据可见，我国医疗器械市场行业逐年增长，其年复合增长率约为18.1%。

依据国家药监局2021年统计的数据，截至2021年底，全国共有第二类、第三类医疗器械经营企业92.6万家，其中，仅经营第二类医疗器械产品的企业68.2万家，经营第三类医疗器械产品的企业6.8万家，同时经营第二类、第三类医疗器械产品的企业17.5万家。

随着我国社会经济的发展，医用耗材在医疗服务中的重要性逐步提高，特别是临床使用最为广泛的一次性医用耗材，面临强大且不会枯竭的市场需求，产业发展迅猛。我国医疗器械行业起步虽晚，但作为新兴工业化国家，我国一次性医用耗材行业的发展速度令世界瞩目，国产耗材的质量显著提高，出口贸易逐年增长。

第一节 医用耗材经营资质

国家对医疗器械按照风险程度实行分类管理。其中，第二类、第三类医疗器械具有中、高度风险的需要取得监管部门的许可，取得相应的证照方可经营。现针对第二类医疗器械经营备案凭证和第三类医疗器械经营许可证的办理梳理如下。

一、从事医疗器械经营的条件

2021年，各级监管机构查处医疗器械案件1566件，货值金额3293.13万元，取缔无证经营2户，捣毁制假售假窝点2个，责令停产停业1户，移送司法机关7件。随着医疗市场的发展，国家对医疗器械企业的监管也越来越严格，对于无证经营企业也加大了打击力度。

因此，经营医疗器械的前提是取得合法的证照，不可无证经营。

1.基本要求 依据《医疗器械经营监督管理办法》第九条，从事医疗器械经营，应当具备以下条件：①具有与经营范围和经营规模相适应的质量管理机构或者质量管理人员，质量管理人员应当具有相关专业学历或者职称；②具有与经营范围和经营规模相适应的经营、贮存场所；③具有与经营范围和经营规模相适应的贮存条件；④具有与经营的医疗器械相适应的质量管理制度；⑤具备与经营的医疗器械相适应的专业指导、技术培训和售后服务的质量管理机构或者人员。

2.信息管理 从事第三类医疗器械经营的企业还应当具有符合医疗器械经营质量管理要求的计算机信息管理系统，保证经营的产品可追溯。鼓励从事第一类、第二类医疗器械经营的企业建立符合医疗器械经营质量管理要求的计算机信息管理系统。

3.经营 根据《医疗器械经营监督管理办法》第一章第四条：按照医疗器械风险程度，医疗器械经营实施分类管理。经营第一类医疗器械不需许可和备案。经营第二类医疗器械实行备案管理。经营第三类医疗器械实行许可管理。

4.人员要求 依据《医疗器械经营质量管理规范》的要求，企业质量管理人员应当具有国家认可的相关专业学历或职称。第三类医疗器械经营企业质量负责人应当具备医疗器械相关专业（相关专业指医疗器械、生物医学工程、机械、电子、医学、生物工程、化学、药学、护理学、康复、检验学、管理等专业）大专以上学历或者中级以上专业技术职称，同时应当具有3年以上医疗器械经营质量管理工作经历。

二、第二类医疗器械经营备案凭证的办理

第二类医疗器械是具有中度风险，需要严格控制管理以保证其安全、有效的医疗器械。第二类医疗器械的经营实行备案管理，需要取得备案凭证后方可经营。

（一）企业对仓库的要求

仓库的设置要求与公司的经营范围和经营规模相适应。

1.企业自建仓库 企业自建仓库应实行分区管理，包括待验区、合格品区、不合格品区、发货区等，并有明显区分。可采用色标管理：设置待验区为黄色、合格品区和发货区为绿色、不合格品区为红色，退货产品应当单独存放。医疗器械贮存作业区、辅助作业区应当与办公区和生活区分开一定距离或者有隔离措施。

2.企业仓库委托第三方 全部委托给其他医疗器械经营企业进行贮存、配送服务的可以不设立仓库。这种情况下，应与第三方签订医疗器械委托物流协议和委托质保协议，并约定双方质量责任。

（二）承办机构

承办机构为其所在地的市级药品监督管理部门。

（三）首次备案申报资料

1.第二类医疗器械经营备案表。

2.营业执照复印件。

3.法定代表人、企业负责人、质量负责人的身份证明、学历或者职称证明复印件；企业法定代表人、负责人、质量管理人员应当熟悉医疗器械监督管理的法律法规、规章规范和所经营医疗器械的相关知识，并符合有关法律法规及本规范规定的资格要求，不得有相关法律法规禁止从业的情形。质量管理人员应当具有国家认可的相关专业学历或者职称。

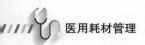

4.组织机构与部门设置说明：企业应设置与经营范围和经营规模相适应的组织机构和质量管理机构，以保证经营的正常进行。组织机构要体现公司的各部门结构及衔接层次。说明要明确企业所设立的部门及其职责并提供组织机构图，机构图注明各岗位人员姓名。

具体架构要与企业经营规模和实际情况相符合，企业部门设置参见图4-1。

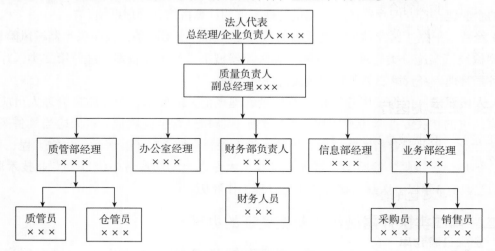

图4-1 企业部门设置示意图

5.经营范围、经营方式说明：要对企业需要申请的经营范围和经营方式进行说明，说明内容要符合《医疗器械分类目录》中规定的管理类别、类代号名称。

6.经营场所、库房地址的地理位置图、平面图：对于全部委托其他医疗器械经营企业进行贮存、配送的企业，所提交的库房地址的地理位置图应为受托方受托贮存委托方医疗器械的库房地址，不需提供平面图。

平面图要求标识温控区域、功能区域、人流物流方向、尺寸、使用面积等。

7.房屋产权证明文件或者租赁协议（附房屋产权证明文件）复印件：自有房产提供房屋产权证明（非居住用途），租赁房屋需提供房屋租赁协议或者房屋租赁备案证明。要求提供的房产面积要与提供的平面图面积相符合，并且与企业经营规模相适应。

8.委托第三方的需提供：第三方物流经营企业的营业执照，第二类医疗器械经营备案凭证，委托储存、配送协议（明确双方质量责任）。委托协议要在有效期内，受托方提供储存、配送服务范围应包含委托方经营范围。

9.经营质量管理制度、工作程序、质量职责等文件目录：质量管理体系文件的内容至少要包括且不限于《医疗器械经营质量管理规范现场检查指导原则》规定的内容。

10.企业经营设施和设备目录：设施设备目录分仓库和办公区域，分别列出名称、规格、数量、存放位置等信息。委托第三方的可不用提供仓库设施设备。

11.质量负责人（管理人）在岗自我保证声明：质量管理人员要在职在岗，不得兼职。声明要体现这点，并签名。

12.授权委托书：申报材料时办理人员不是法定代表人或企业负责人的，要提供法人授权委托书和办理人的身份证复印件。

13.申报材料真实性自我保证声明及申报材料目录。

（四）办理流程

1.申请　申请人到办事大厅现场取号预约，提交全部申报材料（或者网上在线申报，提交材料）。

2.受理　材料符合要求，给予受理；不符合要求，会告知问题并要求重新提供。

3.审查　医疗器械管理部门对提交材料进行审查。

4.决定　对材料符合的进行审批。

5.制证　可以到发证窗口自取或快递寄送。

三、第三类医疗器械经营许可证的办理

第三类医疗器械是具有较高风险，需要采取特别措施严格控制管理以保证其安全、有效的医疗器械，要取得经营许可证方可经营。

（一）企业对仓库的要求

仓库应与企业经营范围和经营规模相适应。

1.企业自建仓库　仓库应实行分区管理，包括待验区、合格品区、不合格品区、发货区等，并有明显区分。可采用色标管理：设置待验区为黄色、合格品区和发货区为绿色、不合格品区为红色，退货产品应当单独存放。医疗器械贮存作业区、辅助作业区应当与办公区和生活区分开一定距离或者有隔离措施。具有保证医疗器械储存的设施设备、温湿度监测系统。

2.企业仓库委托第三方　全部委托给其他医疗器械经营企业进行贮存、配送服务的可以不设立仓库。需与第三方签订医疗器械委托物流协议和委托质保协议，并约定双方质量责任。

（二）计算机信息化管理要求

《医疗器械经营质量管理规范》要求，经营第三类医疗器械的企业应当具有符合医疗器械经营质量管理要求的计算机信息管理系统，保证经营的产品可追溯。具体要求如下。

1.具有实现部门之间、岗位之间信息传输和数据共享的功能。

2.具有医疗器械经营业务票据生成、打印和管理功能。

3.具有记录医疗器械产品信息（名称、注册证号或者备案凭证编号、规格型号、生产批号或者序列号、生产日期或者失效日期）和生产企业信息以及实现质量追溯跟踪的功能。

4.具有包括采购、收货、验收、贮存、检查、销售、出库、复核等各经营环节的质量控制功能。

5.具有对供货者、购货者以及购销医疗器械的合法性、有效性审核控制的功能。

6.具有对库存医疗器械有效期进行自动跟踪和控制的功能，有近效期预警及超过有效期自动锁定等功能，防止过期医疗器械销售。

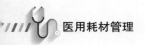

（三）承办机构

承办机构为其所在地的市级药品监督管理部门。

（四）申报资料

1.医疗器械经营许可证申请表。

2.营业执照复印件。

3.医疗器械质量体系文件目录，包含：质量管理制度、质量管理程序、质量管理职责。文件内容要符合《医疗器械经营质量管理规范》的要求。

文件具体包括：采购、验收、入库、出库、售后、不合格医疗器械管理的规定，不良事件监测和报告规定等质量管理制度，医疗器械经营质量管理工作程序，质量管理制度记录等。

4.质量负责人（管理人）学历或职称证明的复印件、3年以上相关工作经历的证明文件及个人简历。

质量负责人的学历要符合规范的要求：应当具备医疗器械相关专业（指医疗器械、生物医学工程、机械、电子、医学、生物工程、化学、药学、护理学、康复、检验学、管理等）大专以上学历或者中级以上专业技术职称，同时应当具有3年以上医疗器械经营质量管理工作经历。

5.质量负责人（管理人）在岗自我保证声明和申请材料真实性的自我保证声明，包括申请材料目录和企业对材料做出如有虚假承担法律责任的承诺。

6.企业已安装的产品购、销、存的计算机信息管理系统基本情况介绍和功能说明：信息管理系统首页、系统情况介绍、功能说明应符合《规范》的要求。委托第三方的，要体现与第三方系统对接情况的说明。

7.组织机构及部门设置说明：企业应设置与经营范围和经营规模相适应的组织机构和质量管理机构，以保证经营的正常进行。组织机构要体现企业各部门结构及衔接层次。说明要明确企业所设立的部门及其职责并提供组织机构图，机构图注明各岗位人员姓名。

8.经营范围、经营方式说明：说明应符合《医疗器械分类目录》中规定的管理类别、类代号名称。

9.经营场所、库房的地理位置图、布局平面图：须标明实际尺寸，委托第三方的只需提供经营场所的地理位置图和平面图，平面图要求标识温控区域、功能区域、人流物流方向、尺寸、使用面积等。

10.经营场地、仓库场所的房屋产权证明文件或者租赁协议（附房屋产权证明文件）复印件：自有房产提供房屋产权证明（非居住用途），租赁房屋需提供房屋租赁协议或者房屋租赁备案证明。要求提供的房产面积要与提供的平面图面积相符合，并且与企业经营规模相适应。仓库委托第三方的无须提供仓库产权证明。

11.委托第三方储存运输的应提交与受托方签订的委托贮存配送服务协议复印件：委托协议应在有效期内，并含有明确双方质量责任的内容；受托方的医疗器械经营许可证、营业执照、第二类医疗器械经营备案凭证复印件。受托方贮存、配送范围应包含委托方经营范围。

12.经营设施、设备目录：委托第三方的无须提供仓库设施设备目录，只需提供经营办公设施目录。办公设施设备的数量、类别应与企业经营规模相适应。

13.法定代表人、企业负责人、质量负责人的身份证明、学历或职称证明复印件：企业法定代表人、负责人、质量管理人员应当熟悉医疗器械监督管理的法律法规、规章规范和所经营医疗器械的相关知识，并符合有关法律法规及本规范规定的资格要求，不得有相关法律法规禁止从业的情形。质量管理人员应当具有国家认可的相关专业学历或者职称。

第三类医疗器械经营企业质量负责人应当具备医疗器械相关专业（医疗器械、生物医学工程、机械、电子、医学、生物工程、化学、药学、护理学、康复、检验学、管理等专业）大专以上学历或者中级以上专业技术职称，同时应当具有3年以上医疗器械经营质量管理工作经历。

14.技术人员一览表及学历、职称证书复印件各1份：提供企业技术人员一览表。技术人员一览表要体现姓名、专业、毕业院校、学历、职称，还要本人签名，同时，应附上所有人员的毕业证或职称证、身份证复印件。

关键岗位人员的资质应符合以下要求。①从事体外诊断试剂的质量管理人员中，应当有1人为主管检验师，或具有检验学相关专业大学以上学历并从事检验相关工作3年以上工作经历；从事体外诊断试剂验收和售后服务工作的人员，应当具有检验学相关专业中专以上学历或者具有检验师初级以上专业技术职称。②从事植入和介入类医疗器械经营人员中，应当配备医学相关专业大专以上学历并经过生产企业或者供应商培训的人员。③从事角膜接触镜、助听器等其他有特殊要求的医疗器械经营人员中，应当配备具有相关专业或者职业资格的人员。

15.授权委托书：办理人员不是法定代表人或者负责人本人的，应当提交法人签名的授权委托书。

（五）办理流程

1.**受理**　核对申请人是否符合申请条件。

2.**审查**　提出初步意见，转入决定步骤。检查人员按照《医疗器械经营质量管理规范现场检查指导原则》进行现场检查。

3.**决定**　依据资料审查、现场检查和企业整改情况等，作出审批决定。符合要求的，准予行政许可；不符合要求的，不准予行政许可。

4.**制证**　审批通过的，发放医疗器械经营许可证纸质版或者电子版；审批不通过的，出具不予行政许可决定书。

以上申报材料和办理流程、办理时间具体参考当地药监部门的要求。

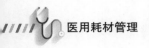

第二节　经营企业医用耗材市场调查

　　医用耗材企业能否有效运用医用耗材市场调查手段汇集医用耗材市场信息，准确得出正确的论证结果并符合医疗单位的耗材使用情况，对当前医用耗材销售过程和医用耗材市场未来的走势有很大影响，将决定医疗机构和经营企业能否在激烈的医用耗材市场竞争中保持稳步的发展。没有全面、及时、详细、科学的医用耗材市场调查，经营企业就无法掌握和适应不断变化的动态医用耗材市场。可以说，医用耗材市场调查已成为当前经营企业参与市场竞争的不可缺少的重要手段。

　　医用耗材市场调研是现代医用耗材企业营销活动中一项不可缺少的常规性工作，是企业充分了解和掌握与本企业医用耗材营销相关的各种信息资源，制订切实可行的医用耗材营销计划和营销策略的重要手段。随着我国市场经济的建立和完善，国家、各省针对医用耗材的销售不断制定出各种法规，且医用耗材市场竞争将更加激烈。医用耗材市场风云变幻、高速增长，了解医用耗材市场真相是经营企业成功的关键。经营企业要想准确无误地把握瞬息万变的医用耗材市场，更好地满足医用耗材市场需求，赢得竞争优势，就必须从研究医用耗材市场出发，对医用耗材市场进行调研与分析。而医用耗材市场调研的范围已从过去的医用耗材流通领域逐渐扩大到以满足患者、医生的需求为中心，对影响企业经营活动的所有市场信息进行调研、分析和研究，为企业的产、供、销全部经营活动提供可靠的决策依据。

一、概述

　　随着人们生活水平的提升和医保报销比例的提高，医疗机构和患者对就医环境和质量的要求不断提高，对耗材的需求也在增加，总体呈现出多样化、个性化、精细化的特点。因此，医用耗材企业生产和经营必须不断发展和变化，来适应医用耗材市场增长的需要。如何策划目标市场布局和实施市场营销战略是企业亟待思考的问题。正确的医用耗材市场营销策略是把适当的产品，以适当的价格，在适当的地点、适当的时间供应给患者，而要做到这些"适当"，就得依靠准确的医用耗材市场信息情报。因此，对每一个经营企业而言，加强医用耗材市场调研尤为重要。

（一）医用耗材市场调查的意义

　　医用耗材市场调查是指用科学的方法，有目的、系统地搜集、记录、整理和分析医用耗材市场情况，了解医用耗材市场的现状及其发展趋势，为医用耗材经营企业的决策者制定政策、进行市场预测、做出经营决策提供重要参考。

　　在医用耗材企业市场营销活动过程中，决策所需要的信息随着医疗机构的需求、国家政策的变化而致营销问题的变化而变化，如代理新产品销售渠道的决策，需要产品的特性信息、医用耗材销售法规政策信息、不同销售渠道成本费用信息、竞争对手渠道选择信息和本企业的销售人员组织结构、资金信息等。调查人员必须以坦诚的态度，对医用耗材销售市场决策所需要的信息资料客观地进行记录、整理和分析处理，尽可能减少错误和偏见，才能获得真实的调查结果。只有在市场调查的基础上，才能提出正确和切实可行的产品计划，进而正确地选择合理的销售渠道，制订出合理的代理价格和销售价格，设计最佳的促销方案。正是基于这些，医用耗材市场调查被称为医用耗材企业市场营销的关键之一。

市场调查还可以为企业市场预测提供必要的依据。企业通过医用耗材市场调查取得市场信息，进行医用耗材市场预测，从而掌握医用耗材市场动向和发展趋势。

（二）医用耗材市场调查的内容

产品的市场调查非常重要，它是影响产品销售的主要因素。没有调查就没有发言权，因而市场调查必须从实际出发，不造假。经营企业的市场调查包括一切与医用耗材经营企业营销活动有关的经济、社会、文化、政策法规以及医生和患者使用需求、使用习惯等内容。医用耗材市场调查的内容应包括以下几个方面。

1.医用耗材市场营销环境因素调查　包括与医用耗材经营企业营销活动有关的政治法律环境、经济环境、竞争环境、科学技术环境和社会文化环境等因素的调查，特别是目前国内各地区的医用耗材招投标及相关法规、医用耗材注册相关法规等。

2.医用耗材市场需求调查　主要有国内、省内、市场内、医院和医生的使用特性需求，特别是个性化的市场需求，其包括医用耗材产品总体市场需求的变化以及某种产品的市场需求。医用耗材市场需求是经营企业营销人员最关心的信息，需求信息是做出合理销售策略的基础。企业只有在确定和捕捉到市场需求之后，才有可能采取相应的营销组合去满足需求，并最终实现企业目标。从目前国内医疗机构分类及其经营情况看，医用耗材市场需求分为三方面：第一是医疗机构使用的市场需求；第二是私人医疗机构使用的市场需求；第三是零售药店的市场需求。本书主要论述医疗机构（非营利性医疗机构）使用的市场需求。

3.医用耗材产品的调查　现有的产品信息比较公开，在国家药品监督管理局网站内就能查出产品（包括进口产品和国产产品）的相关信息，可以了解目前国内在销售的厂家信息。有些功能相同的产品，其名称不一定相同，配置也不一定完全相同，要注意区分。调查包括：分析现有产品的生命周期，从而针对不同的周期阶段采取不同的产品策略；调查现有产品临床使用情况，研究改进产品，扩大产品的新用途；研究提高疗效或缩短疗程，以提高产品的适应能力和竞争能力；研究改进和提高包装质量，以新的包装设计提升产品档次；企业的后继产品开发；研究同类产品的销售及代理商、配送商的情况；研究产品的医保及报销费用情况；本地区的市场占有率；学术方向等。

4.竞争状况的调查　了解竞争产品的状况有助于企业制定竞争战略，在市场竞争中争取主动，正所谓"知己知彼，百战不殆"。竞争状况的调查主要包括：竞争企业的数量和进入市场的时间、产品型号和规格；竞争企业的产品的市场占有率（应具体到每个地区、每个医院、每个科室）；竞争企业的产品零售价格、某个地区的医用耗材中标价格；竞争企业的生产效率、成本费用；竞争企业的优势、劣势、产品结构；某地区的产品代理商及其在

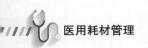

当地的实力；某地区的产品销售模式；同类产品是不是公费医疗、社会保险等。

5.企业销售活动的调查　包括：现在销售政策的执行情况与出现的新问题，现有的销售渠道是否通畅，销售网点的布局是否合理；各种促销手段的效果，广告媒体的选择，费用支出与产生的效应；人员促销规模、效果和待遇；某地区的产品代理商及其在当地的实力；在本地区的销售额和可能获取的利润等。

6.对医用耗材消费者的调查　医用耗材有双重消费者，即直接消费者——患者和间接消费者——医生。对医用耗材消费者的调查包括：分析医生和患者的具体特征以及需求变化趋势；患者的支付能力、病情需要；医生的处方习惯；影响医生处方习惯的因素分析；医生和患者对产品的要求和效果等。

7.产品价格调查　包括：产品之间的比价关系；不同产品价格与需求之间的关系以及各种定价方法与策略的优劣；中标价格、收费编码、是否医保报销等。

8.医疗机构采购医用耗材程序的调查　包括：采购的周期、条件；医用耗材事务委员会的组织结构、性质、特点；采购医用耗材主要的决策人员等。

9.医疗机构科室组织结构调查　主要包括：医疗机构的组织结构和各科室的分布；销售过程相关科室的组织结构等。

10.区域性招投标调查　主要包括：产品在此地区是否中标，中标价格是多少，是否有限定价格。

11.产品代理商调查　即此产品的代理商在当地的实力。主要包括：此代理公司的产品结构、数量、质量；此代理公司的销售模式和年总营业额；销售人员促销规模、效果和待遇；在每个医院的营业额等。

12.使用费用调查　主要是调查本产品和同类产品在每个疗程、每日的费用对比。

（三）医用耗材市场调查的类型

在多数情况下，调查人员明确针对将要调查的问题实质，设计切实可行的调查方案。不同的调查项目要求采用不同类型的调查。

1.探测性调查　是指在企业对市场状况不甚明了或对问题不知从何处寻求突破时所采用的一种方式，其目的是发现问题所在并明确地提出，以便确定调查的重点。

探测性调查的方法主要有三个方面：一是查阅现成资料；二是对专家、产品设计者、技术人员和用户、顾客做调查；三是参考以往类似案例，从中找出一些有关因素，得到启发。

为取得可靠资料，调查前必须制订一个资料来源和时间进度的计划或设计一种表格进行数字统计，并进行各种访问、座谈。收集的资料必须有时效性，否则会浪费时间，增加费用。有用的资料和数据首先应具有经济价值，并能准确地回答拟定的设想；其次要与调查课题有相互关联的因素；再次要能对这些资料和数据进行有说服力的分析，并确定其可靠程度，便于决策者做出正确决定。

2.描述性调查　是指对所研究市场现象的客观实际进行调研整理，并如实地反映和报告，以描述一个总体或一种现象的基本状况的调查研究。企业在对出现的问题已有初步了解的情况下，应采用描述性调查，以了解问题的详细情况。描述性调查一般并不细究问题的起因结果，而是着重于现象的描述，这将有助于对问题的研究。描述性调查大致包括市场潜力调查、市场占有率调查、销售分析、销售策略和产品研究。在描述性调查中，要提出所有的因素，为以后的探测性和因果性调查提供资料。

在医用耗材市场调研活动中，描述性的调研占有较大比重，常见的有：市场潜在销售量调研、购买偏好调研、竞争对手研究、新产品开发与测试、包装调研、市场价格认知度调研、销售渠道调研、广告调研等。

3.因果性调查　是在描述性调查的基础上，收集有关市场变化的实际资料，并运用逻辑推理和统计分析的方法，找出它们之间的因果关系，从而预见市场的发展变化趋势。它分为定性调查和定量调查，主要用于弄清医用耗材销售过程出现问题的原因与所产生的结果之间的关系，从而解决经营企业市场营销活动中诸多关于"为什么"的问题。例如，患者、医生为什么喜爱某一品牌的医用耗材，销售量为什么增加，是不是由于价格变动或广告支出增加等。因果关系调查可以使调查人员了解某些问题的起因或了解解决问题主要从何入手。

二、总体流程

医用耗材市场调查的目的，是掌握医用耗材市场过去和现在的资料，提高销售技巧，明确销售策略，进一步认识市场发展的变动规律。根据医用耗材市场调研的资料，可对医用耗材市场的发展趋势做出预测。医用耗材市场调查的整个过程，必须遵循科学合理的市场调查方法和市场调查程序，否则就不能很好地完成调查任务。

有效的医用耗材市场调查包括四个步骤（图4-2）。

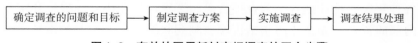

图4-2　有效的医用耗材市场调查的四个步骤

（一）确定调查的问题和目标

市场调查首先要确定具体研究的问题，问题的选择应该符合有用性、合理性原则。有用性原则就是要筛选出对企业经营最有意义的问题，优先考虑。合理性原则是在现有条件下调查目标实现可能性的问题。

市场调查活动是需要花费企业资源的活动，市场调查受企业资源、技术条件的限制，不是每一个有用的问题都能调查，都能马上解决，应选择实现可能性大、调查效果好的问题优先研究，如调查同类产品的竞争对策。

1.明确调查问题　市场调查的主要目的是通过收集、分析资料，研究解决企业在市场营销中所存在的问题，针对问题寻求正确、可行的改进措施。因此，市场调查首先要确定问题及其调查范围，包括同类产品、销售策略、销售模式等。例如，某经营企业近几个月来产品销售量大幅度下降，其原因究竟是产品的疗效不好，还是销售人员工作不努力，或是由国家政策调整造成。经营企业应进行初步情况分析并初步判断影响产品销售的重要因素，将其作为调查的问题。明确调查的问题、界定调查范围后，就可以集中人力、物力、

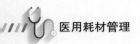

财力，以最小的代价获得满意的调查效果。

2.初步情况分析　调查人员收集企业内、外部有关情报资料，进行初步分析，有助于初步掌握和发现各影响因素之间的相互关系，探索问题之所在。如本地区某医院销售量、病群、病人消费水平、医院病床位置、中标情况等。初步情况分析的资料收集不必过于详细，只需重点收集对所要研究分析的问题有参考价值的资料即可。

3.非正式调查　也称试探性调查。假设调查人员根据初步情况分析，推测近几个月来销售量下降的原因是价格太高。调查人员可以进行非正式调查，对本企业内部有关人员（如销售经理、销售代表）、精通本问题的专家和人员（代理商）以及个别有代表性的医生和患者开展调查，听取他们对这个问题的看法和意见，使问题更加明显和集中。如果经过这一非正式调查，对问题已完全弄清楚，调查到此就结束。

经过初步情况分析和非正式调查，可使调查的问题进一步明朗化，然后缩小调查范围，便于调查人员确定调查的主题。

（二）制定调查方案

调查方案是影响调查结果的关键因素，包括直接拜访、表格问答等方式。制定调查方案需要对以下内容做出选择。

1.选择资料收集的方法　资料的收集包括一手资料的收集和二手资料的收集。一手资料是指通过调查者本人直接实地调查所获得的原始资料，比如通过实地采访、与医生和患者交谈、参加医用耗材产品交易会等活动所取得的资料。二手资料是指通过他人搜集并整理的现成资料，一般是通过文献检索和委托咨询获取的。

一般来说，从以下渠道获得的二手资料较为可靠：①政府权威机构的定期出版物，如政府部门的各种年鉴、统计报告、调查报告等；②医疗行业协会的报告和定期的公开出版物；③企业内部的资料，如企业历年销售额、利润状况等；④专业的市场咨询公司的研究报告；⑤中标结果；⑥医院的实际销售量；⑦学术会议。

2.选择调查方法

（1）观察法　即调查人员通过直接观察正在进行的某一特定市场营销过程，来解决某一市场营销调研问题的方法。例如，某门店想了解一周客流的变化情况，就可以安排调查人员在零售店的入口处和停车场观察不同时间顾客人数变化情况。由于调查人员不直接向调查对象提问和正面接触，被调查对象并不意识到自己正接受调查，其言行不受外界因素的影响，行为比较自然、客观，其表现出来的反应和感受比较真实。该法的缺点是调查结果是一些表面的可直接观测的现象，无法说明引起行为的内在原因。

（2）实验法　是把调查对象置于一定的条件下，进行小规模的实验，通过观察分析，了解发展趋势的一种方法。比如在产品改变包装、价格、广告、陈列方法等因素时，都可应用这种方法。例如某企业欲对其零售产品是否需要改良包装进行实验，方法是：首先用一至两星期把新包装的产品给甲、乙两个零售店销售，把旧包装的产品给丙、丁两个零售店销售；之后两个星期进行调换，即甲、乙零售店销售旧包装产品，丙、丁零售店销售新包装产品。如果实验结果为新包装产品的销售量相较于旧包装产品增加许多，企业就可以决定更换新包装，以扩大销售量。

实验调查法的优点主要表现在两个方面：一是比较灵活，它可以有控制、有选择地分析某些市场变量之间是否存在着因果关系以及这种因果关系之间的互相影响程度，这是因果性调查最理想的方法。二是比较科学，它通过实地考察实验，获得调查对象的静态和动态资料，不受调查人员主观偏见的影响。在整理分析过程中，还可运用一些数理统计方法进行处理，使取得的市场信息资料更为可靠和精确。

实验调查法的缺点也很明显：相同的实验条件不易选择，变动的因素不易掌握，实验的结果不易比较；实验所需时间长，取得资料的速度慢，费用较高。

（3）调查法　即调查人员采用提问的方式向被调查者了解情况、收集信息的方法。抽样调查技术使企业能够通过对样本的调查，获得足够科学、可信的信息。

调查法是市场调查最常用的方法，具体分为三种。①邮寄调查法：调查人员把事先设计好的调查问卷或表格邮寄给被调查者，请他们按要求填好后寄回。这种调查方法成本低、样本量大、区域广；但周期长，回收率低，一般只有5%～20%的问卷能够收回。这种方法不易探测用户的购买动机。②电话调查法：调查人员根据抽样要求，通过电话对被调查者进行询问，以获取信息资料的一种方法。这种调查方法速度快、成本低、省时间；但受通话时间限制，调查的问题少，无法收集深层信息，工作量大，准确率不高。③面谈调查法：调查人员按事先准备的调查问卷或提纲，当面询问被调查者，以获取信息。其调查结果回收率高，收集资料全面，资料真实性强，是最常见的调查法。但是，面谈访问的费用高昂，调查计划组的工作量大，调查结果受调查人员个人因素的影响较大。

3.制定具体的调查方案　选择调查方法后，下一步是制定具体的调查方案。调查方案最主要的内容就是设计调查问卷和确定抽样方法。设计调查表及抽样技术随后另述。

4.确定调查预算　调查预算是调查活动的资金安排。为了保证市场调查的顺利进行，做好合理的预算安排是必要的。调查预算需按可能支出的项目逐一列表估算，主要项目有：二手资料收集费用；一手资料调查费用，包括材料制作费用、宣传费用、雇用调查人员的费用等；资料加工整理费用；其他费用。为保证市场调查工作正常开展，防止意外情况发生，调查预算应具有一定的弹性。

5.部署调查人员，安排调查进度　首先要组织调查人员进行相应的培训工作，帮助他们达到所需的能力水平；其次将调查工作明细化，明确各调查人员的工作职责以及人员间的相互协调与配合要求；安排调查进度，制定详细的进度时间表。

（三）实施调查

市场调查实质性的工作阶段主要有两方面的内容。

1.收集一手资料　现场实地调查工作的质量，直接影响调查结果的准确性。调查人员须按调查计划中确定的调查对象、调查方法进行实地调查，收集一手资料。调查人员应有一定的医用耗材市场研究知识和工作经验，了解经营企业的基本情况，最好具备市场营销学、统计学和医用耗材企业生产、经营技术方面的专门知识；仪表端庄，乐观开朗，善于与陌生人相处；工作认真，有克服困难的信心和勇气。

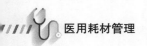

2.收集二手资料 通过各种渠道收集医用耗材企业内部和外部的二手资料，并对资料进行整理、评估、处理和加工。

（四）调查结果处理

1.整理分析资料 这一步骤是将调查收集到的分散的资料和数据进行编辑整理，剔除一些错误，保证资料的系统、完整和真实可靠；将整理后的资料分类编号，便于归档查找和利用；对调查的资料进行统计计算，绘制统计图、表，并加以系统分析；在此基础上，找出问题原因，得出调查结论，提出改进建议或措施供领导决策时参考。

2.撰写调查报告 调查报告是以文字的形式对调查成果进行的总结。撰写调查报告时，内容要紧扣调查主题，重点突出，并力求客观扼要、观点明确、分析透彻，尽可能使用图表进行说明，便于企业决策者在最短时间内对整个报告有概括性的了解。

调查报告的一般格式包括如下。第一部分介绍调查项目的基本情况，主要是对调查项目和意义的简单说明。第二部分是调查报告的主体，包括概括性地说明调查的问题，采用的方法、步骤，样本分布情况，统计方法及数据误差，调查的结果以及调查结果对企业经营活动影响的分析。第三部分是附件部分，提供与调查结果有关的资料以供参考。如资料汇总统计表、原始资料来源等。调查报告要简洁明确，有针对性和说服力，重点突出信息的分析结果，避免罗列事实、空洞无力。

3.跟踪调查效果 提出报告以后，调查人员还应追踪了解调查报告是否已被采纳、采纳的程度和实际效果如何，以便总结调查工作的经验教训，进一步提高市场调查的水平。

三、抽样的方法

市场调查过程受诸多条件的限制，如表格设计、内容的准确度等，市场调查人员也不可能对医疗机构、科室、医务人员、经营企业等的调研对象进行逐一调查，所以大多数时候采用抽样调查的办法。例如，企业要了解某新产品的销售情况，为了节省调查成本，要在保证调查的科学性和可靠性的前提下，尽量减少现场调查对象数目，这就涉及抽样方法。抽样方法又分为随机抽样和非随机抽样两大类。

（一）随机抽样

随机抽样是按随机原则抽取一部分单位样本进行调查，即在总体中，每一个体被抽取到的机会是一样的。它完全排除抽样者有意识的选择，因而样本具有很好的代表性。随机抽样主要包括简单随机抽样、分层随机抽样、分群随机抽样。

1.简单随机抽样 即在被调查的单位，完全按随机原则抽取调查单位。如要调查某耗材的销售情况时，可以在地市级医院或省级医院内调查，其被调查的单位是完全偶然的，机会是均等的。简单随机抽样法可通过抽签法、乱数表法等获取样本。

2.分层随机抽样 在调查时先做好总的调查计划，并按一定特性划分为不同的层，然后在每一层中随机抽取部分个体组成样本。如对某耗材的调查可按三级医院、二级医院、社区医院进行分级调查，或按病人的经济情况进行分级调查，或对病人的社会保险情况进行分级后调查。

3.分区域随机抽样　即先把调查区域分成若干小区域，使每个区域内具有相似比例的各种单位，即各区域的调查对象构成相同。各个体的特性保持差异，然后在其中随机抽取部分群体单位进行调查，并以此推断总体情况。分区域抽取样本的优点是样本单位比较集中，可节省调查成本；其缺点在于样本只能集中在若干群中，不能均匀地分布在总体的各个部分中，因而用以推断总体的准确性较差。

（二）非随机抽样

非随机抽样是按照调查的目的和要求，根据一定的标准来选取样本，总体中每一个体被抽取的机会是不相等的。一般是当总体太大、太复杂，无法采用随机抽样时，才采用非随机抽样法。主要有以下三种做法。

1.任意抽样法　即样本的选择是根据调查人员方便与否来确定。例如，调查一种新产品的疗效和作用是否普遍地被接受，调查者可以根据自己的分析和方便程度，任意选择几家医疗机构或药店，统计产品的销售情况和消费者的意见。在探测性调查阶段，常采用这种抽样方法。任意抽样法的优点是简单、方便、费用省，但欠精确，代表性往往不强。

2.配合抽样法　又称定额抽样法。依据调查总体中的某些属性特征将总体划分成若干类型，再按分类控制特性将各类总体分成若干子体，依据各子体在总体中的比重来分配样本数额，然后由抽样者主观选定样本单位。例如要调查某地区消费者的购买特性，按照年龄、性别、职业和收入的高低来进行调查分析，这就要根据人口资料来分配额度。

如该地区各种条件人数百分比见表4-1。

表4-1　某地区年收入与年龄分组情况

年龄	年收入6000元以下		年收入6000元以上	
	男	女	男	女
20~29岁	8%	9%	1%	0.5%
30~39岁	5%	7%	3%	4%
40~49岁	7%	6.5%	8%	7%
50~59岁	5%	4%	15%	10%

假设所需样本数为600个，按上表中的比例相应抽取。例如：20~29岁，年收入在6000元以下这一种情况，女性抽取9%×600＝54（个），男性应抽取48个，其余类推；而50~59岁这一组，年收入6000元以上的男性抽90个，女性抽60个等。配额抽样方法简单，抽选的样本数量符合各种情况下总样本的分配比例，较有代表性；但在总体样本的情况和分布不清楚时，分配额度就有困难。

3.判断抽样法　即根据专业调查人员的判断来决定如何抽取样本。采用判断抽样，要求调查人员必须对总体的特征有充分的了解。该法主要适用于总体的构成单位极不相同而样本数很小的情况。判断抽样有两种做法：一种由专家判断所选样本，一般选取"多数型"或"平均型"的样本作为调查单位。"多数型"是在调查总体占多数的单位中挑选出来的样本；"平均型"是在调查总体中挑选代表平均水平的样本。另一种是利用统计判断选取样本。判断抽样的样本代表性如何，凭调查者本身的知识、经验和判断能力而定。抽样调查

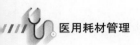

除要选择抽样方法外，还需要确定样本的大小。一般来说，样本的数量越大，其调查结果的正确性越高，但调查所需要的人力、物力、财力以及时间也越多。因此，在确定样本数量时，一方面要考虑必要程度的正确性，另一方面又要考虑费用节省和时间适宜。

样本的大小与总体的被调查特性有关。当总体的被调查特性差异不太大时，样本的数目可小一些；反之，当总体的被调查特征差异很大时，样本的数量就要大些，否则误差偏大。例如调查零售店的销售量，如果所调查的销售量差异不大，选取少数样本即可；如销售量差别太大，就需要选取较多的样本。

四、设计调查表

调查表是系统地记载需要调查的问题和项目的书面登记材料，用于反映调查的具体内容，为调查人员实施调查提供依据，是实现调查目的的一种重要工具。制定统一的调查表，可以使调查内容标准化、系统化，便于收集、整理和汇总。调查表的设计是否完善，直接影响调查效果。

（一）调查表的内容构成

1.调查的基本内容　是调查表最基本、最主要的组成部分，是指所要调查的具体项目。

2.调查表填写说明　主要包括填表要求、填表注意事项等，其目的在于使调查结果统一标准，便于比较和分析。

3.编号　有些调查表须统一编号，以便于分类、归档和计算处理。

（二）设计调查表应注意的问题

1.调查的内容　要把需要与可能结合起来。列入调查表的每个项目，应是调查课题所必需的，与调查课题有关但被调查者无法回答或者不愿回答的问题不宜列入。

2.调查表中的问题采用何种形式　应当根据调查内容和调查对象的特点来确定，做到实事求是、灵活掌握，如质量性的问题宜用问答式，比较性的问题可用选择式。提出问题应具体明确，以便于被调查者回答。

3.使用命题的用语　力求通俗易懂、简明扼要，避免使用含糊不清、模棱两可的语句。在命题时还要注意被调查者的心理因素，避免提出可能引起反感的和带有偏向性的问题。

4.调查问题的排列顺序　应保证逻辑清楚，有利于提高回答问题的效果。一般来说，同类型的或成套的问题可以排在一起。简单的问题、被调查者较为关注的问题可放在前面；复杂的问题、被调查者较难回答的问题应放在后面。科学合理的调查表格是搞好医药市场调查的必要条件。

调查表格范例见表4-2。

表4-2　调查表格范例

序号	品名	型号	包装规格	厂家	代理商	联系人及电话	联系人职位	销售价	采购价	市场情况分析	是否医保	是否有收费编码	最小拿货量

五、寻找产品

（一）寻找产品的方法

1.国家药品监督管理局数据库。

2.从第三方药品电子交易平台的中标目录中寻找企业有意向的品种，上网查询厂家或供应商信息，取得联系并要求对方通过传真或电子邮件发送品种目录。

3.与现有的供应商联系，取得品种目录。

4.与现有的客户联系，取得相关医疗机构的品种目录。

5.市场信息来源库。

6.参加专业会展、学术会议等。

（二）寻找产品的流程

见图4-3。

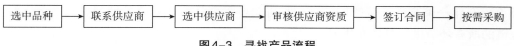

图4-3 寻找产品流程

流程说明：

根据企业经营方向和医用耗材新产品开发需求的参考资料，选定新产品开发品种。销售人员咨询临床专科医生对此产品的临床使用情况。

通过企业的采购信息的来源渠道途径，获取品种、厂家、联系人等资料。

选择目标产品，联系供应商，进一步获取产品信息。

根据品种调查信息的结构设置，调查所寻找的品种。调查信息的内容包括：序号、品名、型号、厂家、代理商、联系人及电话、联系人职位、销售价、采购价、市场情况分析、是否医保、是否有收费编码、包装规格、最小拿货量。市场调查员每次与厂家或代理商联系时都要及时填写调查信息，调查信息由市场部主管每日汇总后发还给采购部全体人员。

根据品种调查信息，考虑企业的经营策略（进行成本核算，筛选出空间较好的产品）与经营意向，有目的地筛选品种。

企业召集相关人员讨论并确定产品，进一步联系厂商并进行详细业务洽谈，要求厂家邮寄首营资料（指购进货品时，针对与本企业首次发生供需关系的货品生产或经营企业，购进首次经营物品或与首营企业开展业务关系前，采购员应详细填写"首营品种（企业）审批表"，连同规定的资料及样品报质量负责人）和产品资料等。

审核首营资料后，将审批表和资料归档备案，确定合格供货方。

与厂家确定具体合作方案，如销售区域、首批提货量、任务量、保证金、双方注意事项等交易细节，拟定合同，最终确定合作方案。

双方负责人签订合同后，将合同资料交至财务或相关部门进行合同资料备案。

将产品资料归档备案后，做好采购计划，进行产品推广业务。

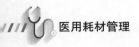

第三节　经营企业医用耗材采购

医用耗材是医疗机构正常运行的基础物资。经营企业为医疗机构提供物资保障，是医用耗材流通的重要渠道。因此，对于经营企业来说，拥有物美价廉的医用耗材商品是生存的基础，而采购是运营、销售的前提环节。

一、采购管理信息化

对于现代企业来说，成功的采购管理越来越离不开信息化系统的成功实施，物流管理信息系统（ERP）已成为现代化采购管理的重要工具。

（一）采购管理与ERP集成的一体化思想

ERP（enterprise resource planning）系统面向企业的整个业务流程，核心思想是将企业的业务流程看作一条紧密连接的供应链，它将企业管理从企业内部延伸到企业外部，对企业供应链的所有环节进行管理和集成。

1.企业内部的集成　在企业内部，ERP系统将整个企业的相关部门通过信息共享有机地集成一个整体。而采购管理作为企业内部信息流、物流、资金流的源头，实现基于ERP的采购管理系统的集成对于整个企业的ERP系统集成具有重要意义。ERP系统重视对人们已习惯的原有工作方式与工作流程进行重新改造和设计，改造范围越广，系统的潜能越能充分发挥，企业所得的收益也应越大。在采购管理中不断追求高效的流程，软件系统与业务流程结合，不断优化、磨合，这种在企业内部进行的ERP的有效集成，将提高采购管理的效率，使企业资源最大限度地发挥作用。

ERP是以计算机技术为支撑的，资源管理、计划、运用是以数据的形式体现。要确保采购管理中数据的准确性，应建立完善的数据收集机制，在管理活动中以数据说话，以合乎事实的数据为决策依据，这才能实现ERP系统在企业内部的有效集成。

2.在企业外部供应链上的集成　ERP与供应链系统的有效集成，是企业从整个市场竞争与社会需求出发，整合、优化供应链上的企业内部各个部门、材料供应商等各种资源，实现社会资源的优化、重组，大大提高了企业采购活动中物流、资金流与信息流的运转效率，消除了众多的中间冗余的环节，从而减少流通成本和提高企业应变能力。

ERP与供应链系统的有效集成，把企业与供应商良好地连接起来并通过信息网络融为一体，目的是在激烈的市场竞争环境中寻求生存和发展，大大提高了企业采购管理的效率，给企业带来了显著的利益。在企业采购管理中实现ERP的有效集成，消除了采购的许多冗余的中间环节，减少了浪费，避免了延误，具有良好的社会效应。

综上所述，一方面，企业ERP系统是企业采购的有效集成，实现了利用企业物流、资金流以及信息流的有机集成提高采购管理效率的目的；另一方面，企业通过ERP系统在企业外部供应链上的有效集成，与供应商建立长期牢固的合作关系，优化了企业的采购管理。

总之，ERP系统在企业内外两方面的集成，提高了企业采购管理的应用效率，集中体现了采购管理与ERP集成的一体化。

（二）ERP采购管理信息系统的设计与运作

企业的采购工作十分重要，并且也非常繁杂，相当多的企业经常因采购工作中的一些琐事而影响采购工作的效率，对采购工作的主要控制要素（物料供应的数量、价格以及供应时间）反而勉强应付，几乎没有时间与精力去研究采购市场与开发供应商，更谈不上建立企业的稳固、高效和低成本的供应链条。ERP的出现为采购工作注入了强大的活力，提供了管理和技术并举的解决方案。可以说，在诸多业务部门的ERP推广与应用中，采购部门是见效最快的部门之一。企业在实施基于ERP的采购管理信息系统时，可以根据一定的业务顺序进行。

1.建立供应商资源 运行基于ERP的采购管理系统时，首先是建立供应商档案，同时对首选、次选等供应商加以分类，并建立供应商的供应货物明细（品种、价格、供应期、运输方式等），资料必须经最终确认才有效。系统在执行采购订单下达时，要读入相应的供应商资料，并且初始化供应商的有关账务资料，初始化完成之后才能处理采购业务。供应商资料是采购管理系统的基本资料。

2.生成采购申请 根据ERP的物料需求计划生成采购申请，同时综合考虑物料的订货批量、采购提前期、库存量、运输方式以及计划外的物料申请，进行系统自动物料合并，也可以进行人工干预和修改。另外，有些原材料的采购提前期很长（有的进口件需要半年以上的采购周期），有可能超过主生产计划制定周期。这类物料的采购计划应经过销售、财务与计划等部门的综合讨论与评估来确定所需的数量和时间，然后制定物料的中期或长期采购申请。

3.确定优选供应商 采购业务人员根据系统中的供应商资源，综合考察有关供货价格、交货数量、交货期、质量要求与技术要求，进行供应商选优评价，落实每种物料的优选供应商。对新开发的供应商资源还要进行供应商的认证过程，经过相应的评审并合格后才能作为许可采购的供应商。

4.生成用款计划 生成采购计划后，系统自动生成用款计划，并根据询价结果进行维护。财务对用款计划进行确认之后，反馈意见给采购部。

5.下达订单 根据订货批量、采购提前期、库存量、运输方式、用款计划以及计划外的物料申请进行物料合并，生成采购订单，并经过确认后即可进行订单输出，最后下达给供应商。对于临时追加的采购任务，可以通过与供应商协商，直接下达采购订单。

6.采购订单跟催 采购业务人员对下达的采购订单按计划进行跟踪，系统可以设置跟踪的时间周期，形成订单跟催计划。在跟催过程中，要了解供应商的生产进度及质量情况，并及时对供应商给予支持。

7.货物验收 由采购业务员对供应商所供货物按订单进行验收，并录入收货单。也可以根据系统集成的特点与企业的实际流程，直接由货物管理员对货物按订单验收，并对不按计划交货的供应商进行管理控制。

8. 结账与费用核算 结账付款工作应由采购部门配合财务部门来完成，并根据物料的采购结算单据和对采购各种费用的分摊，计算出物料的采购成本。

9. 采购订单结清 在采购订单交货、收货、入库、付款和考核后，要及时结清采购订单。系统提供自动结清功能，可选择交货、收货、入库、付款、考核等结清方式。一般情况下，系统按付款结清的方式处理，也可以进行强制结清。

10. 系统基础数据维护 采购子系统的基本数据有采购员资料、供应商资料、采购提前期以及业务流程。

11. 系统及时备份 应根据实际信息变化进行及时的维护和备份，防止数据丢失。

二、采购计划与工作流程

采购计划是指企业管理人员在了解市场供求情况、掌握物料消耗规律的基础上，对计划期内物料采购管理活动所做的预见性的安排和部署。

采购流程：收集信息，询价、比价、议价，评估，索样，选定，采购，订购，协调与沟通，催缴，进货验收，整理付款（图4-4）。

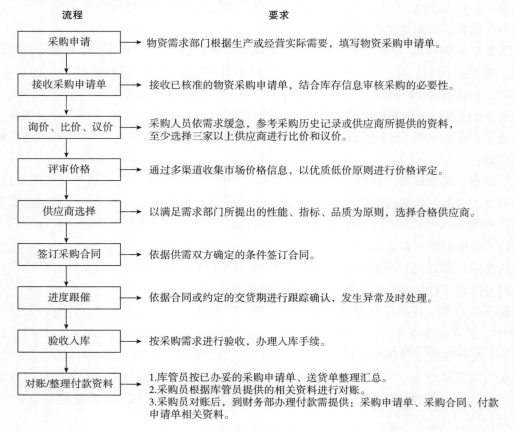

图4-4 采购流程

三、采购流程管理

为了提高企业采购效率、明确岗位职责、有效降低采购成本，满足企业对优质资源的需求，进一步规范物资采购流程，加强与各部门间的配合，应制订采购流程管理办法。

（一）申购及其规定

1.申购单及其提报

（1）申购单应按照要素填写完整、清晰，如有特殊要求应在采购单上写明并标注建议采购费用，由部门领导审核批准后报采购管理部门。

（2）固定资产申购：按照附表一（固定资产购置申请表）的格式进行填写提报。

（3）其他材料设备及工程项目申购：按照附表二（采购申请表）的格式填写提报。

（4）日常物资采购：按照附表三（物资采购申请单）的格式填写提报。采购部门提报的采购单在经过审批后，主表交采购管理部保管，回执联交申请人保管供物资验收用。涉及的采购数量过多时，可以附件清单的形式进行提交。

（5）采购单需提交纸质版到相关部门审批，另需将电子文档发送至邮箱，缺一不可。

（6）遇企业生产、生活急需的物资，如公司领导不在，可以通过电话或其他形式请示，征得同意后提报采购部门，签字确认手续后补。采购单的更改和补充应以书面形式由公司领导签字后报采购部。

（7）如果是单一来源采购或指定采购厂家及品牌的产品，采购部门必须做出书面说明。

（8）原则上，各部门进行物资申购时应进行物资盘查，避免物资库存积压过多和浪费。

2.采购单的提报部门

（1）企业经营生产的物资、劳务、固定资产、工程及其他项目由生产部门提报。

（2）企业生活及办公的物资、固定资产、服务或其他生活及办公项目由行政部提报。

（3）企业各部门专用的物资由各部门自行提报。

3.采购时间

（1）企业经营生产用物资、生活及办公用物资以及各部门专用物资的申购单需在每月25日前完成审核，各部门将完整的申购单交至采购管理部，采购管理部在2天之内做出回应并答复交期。

（2）维修配件类：常规的维修配件需在物资申购时一并提出，突发的维修所需配件由机修部需给出采买意见，采购部门应优先进行采买。

（3）计划外应急物品：各部门根据紧急状况进行单独申购。

（二）权限

企业对采购部门的人员应进行权限界定，即金额为多少的产品由谁审批。

（三）交货验收及反馈

1.验收部门

货物的验收由采购部门主导，会同使用/申购部门和技术部门、库房共同验收，对货物的数量、质量等进行检验。

2.要求

（1）使用/申购部门、采购部门和技术部门对所购的货物或劳务等的品种、规格、数量、质量和其他相关内容进行验收，出具验收证明。

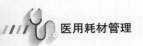

（2）验收过程中，如发现货物或劳务等的品种、规格、数量、质量等与申购单或合同不符，验收人员应当立即向采购部门或相关部门报告，采购部门或有关部门应查明原因，及时处理。

（3）验收合格后，验收人员应在验收报告单上签字。

（4）验收出现异常：①对于验收不合标准的货物，经相关人员核实后通知采购部办理退货手续，并安排及时补货。②对于货物数量不合标准的货物，超过定量的部分应退回供货商，对未达到订购数量的验收人员通知采购部门进行补货处理。

（5）对于已付款但在保修期或保质期内出现质量问题的货物，采购员要负责联系维修或索赔。

（6）使用部门在使用半个月后，需对所用物资的采买及时性、采买质量按照附表四（产品使用反馈表）做出评价并提交至采购管理部。

四、采购管理部内部流程细则

（一）采购单的接收及分发

1.采购单的接收

（1）采购部在接收采购单时，应检查采购单是否按照规定填写完整、清晰，是否经过相关企业领导审批。

（2）接收采购单时应遵循无计划不采购、名称和（或）规格等不完整清晰不采购、图纸及技术资料不全不采购、库存已超储积压的物资不采购的原则。

（3）对于符合规定的采购物资，应在接收到采购单3日内对申购人做出回应并答复交期；对于不符合规定和撤销的采购物资，应及时通知采购部门。

（4）采购管理部对所有申购计划均要做好明细登记，并于每月5号前将上月的采购情况汇报至采购经理。

（5）采购管理部有权监督并提出相应的采购意见。

2.采购任务的分派

（1）采购部门接收采购单后，应按照人员分工和岗位职责进行分类统计汇总之后，通知采购员进行采买。

（2）对于紧急采购项目，应优先处理。

（3）无法于采购部门需求日期办妥的，应通知采购部门。

（4）重要的项目采购前，应征求企业相关领导的建议。

3.采购周期的规定

采购周期应由企业的经营特色、资金和产品销售量等来确定，有的是每月采购一次，有的是以销售量来定。

一般分为普通性、应急性。普通性的是企业的正常采购计划。应急性的是企业没库存或库存比较少的，客户需要时的采购；或者是销售量大于原计划。

（二）询价及其规定

1.询价前应认真审阅采购单的品名、规格、数量、名称，了解图纸及其技术要求，遇到问题应及时与采购部门、技术部门沟通。

2.对属于相同类型或属性近似的产品，应整理、归类，集中打包采购。

3.对于紧急采购项目，应优先处理。

4.对所有采购项目必须向生产厂家或服务商直接询价，原则上不能通过其代理或各种中介机构询价。

5.对于采购部门需求的物资或设备，如有成本较低的替代品，可以推荐采购替代品。

6.遇到重要的物资、项目或预估单次采购金额大的，询价前应先向企业相关领导汇报拟邀请报价或投标单位的基本情况。按照附表五（拟报价/招标单位名单）的格式提报企业领导批准，方可询价或发放标书。

7.询价时，对于相同规格和技术要求，应对不同品牌进行询价。

8.比价采购的供货单位均应具备一定资质和实力，具有提供或完成企业所需物资和项目的能力。

9.比价采购或招标采购应按照附表六［材料（设备）询价表］的格式或拟定完整的招标文件格式进行询价。

10.在询价时遇到特殊情况，应书面报请企业领导批示。

（三）比价、议价

1.对厂商的供应能力、交货时间及产品或服务质量进行确认。

2.对于合格供应商的价格水平进行市场分析：如是否低于其他厂商的价格、所报价格的综合条件是否更加突出等。

3.收到供应单位第一次报价或进行开标后应向企业领导汇报情况，设定议价目标或理想中标价格。

4.对于重要项目，应通过一定的方法对于目标单位的实力、资质进行验证和审查，如通过进行实地考察了解供应商的各方面实力等。

5.参考目标或理想中标价格，与拟合作单位或拟中标单位进行价格及条件的进一步谈判。

（四）比价、议价结果汇总

1.比价、议价汇总前应汇报企业相关领导，征得同意后方可汇总。

2.比价、议价结果汇总可按照附表七（比价/招标汇总表）的格式完整列出报价、工期、付款方式及其他价格条件，列出拟选用单位及选用理由，按照一定顺序逐一审核。

3.如比价、议价结果未通过企业领导审核，应进行修改或重新处理。

（五）合同的签订及其规定

1.**合同**　是当事人或当事双方之间设立、变更、终止民事关系的协议。依法签订成立的合同受法律保护。广义合同指所有法律部门中确定权利、义务关系的协议。

（1）合同正文应包含的要素　①合同名称、编号、签订时间、签订地点；②采购物品、项目的名称、规格、数量/工程量、单价、总价及合同总额，清单、技术文件与确认图纸，是合同不可分割的部分；③包装要求；④合同总额应含税，含运达企业的总价，特殊情况应注明；⑤付款方式；⑥工期；⑦质量保证期；⑧质量要求及规范；⑨违约责任和解决纠纷的办法；⑩双方的企业信息；⑪其他约定。

（2）合同签订及其规定　①如涉及技术问题及企业机密的，注意保密责任；②拟定合同条款时，一定要将各种风险降到最低；③为防止合同工程量追加或追加无依据，打包采购时要求供货方提供分项报价清单；④遇货物订购数量较多且价值较大或难清点的情况时，务必请厂商派代表来场协助清点；⑤对质保期/保修期一定要明确从什么时候开始，并应尽量要求厂商延长产品质保期/保修期；⑥详细约定发票的提供时间及要求；⑦针对不同的合同约定不同的付款方式，如设备类的合同一般应分按照预付款、验收款、调试服务款、质量保证金的顺序明确付款额度、付款时间和付款条件等；⑧与初次合作的单位合作时，应少付预付款或不付预付款；⑨违约责任一定要详细、具体；⑩比价/招标汇总表巡签完毕后，方可进行合同的签订工作，应按照附表八（协议签订审批表）的格式对合同初稿进行巡签审查。合同巡签审查通过后应由企业领导签字，加盖企业合同章方可生效。签订的所有合同应及时报送财务部门。

2.合同执行

（1）已签订合同由采购部项目负责人负责跟进，由采购部负责人进行监督，如出现问题，采购部应及时提出建议或补救措施，并及时通知采购部门及企业领导。

（2）已签订的合同履行期间，应及时掌握合作单位对于合同义务和责任的履行情况，跟踪并督促其保质保量、按时履约。

（3）合同履行期间，双方应按照约定严格执行合同，遇未尽事宜应及时协商并签订补充合同。

（六）付款

1.预付款：采购员依据合同可以申请预付款，提出申请时必须提供巡签完毕、审核通过的合同原件、复印件以及报销凭证。

2.按照企业规定和合同约定，达到付款条件的采购项目在付款时，采部应提供完整的发票、合同原件及复印件、巡签完毕的合同审批单、物资验收单和填写正确的报销凭证。

3.对于按照进度付款的采购项目，必须确保检验合格方可付款。

4.对于产品使用期限相对较长的，可能发生质量问题的，如机器设备、贵重物资、建筑施工工程等，在付尾款时需扣留5%的质量保证金，在过保修期后没有其他问题方可归还。

（七）制定采购计划与工作流向

见图4-5。

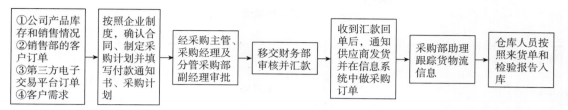

图4-5 工作流向图

五、采购成本及资质审核

（一）采购成本

采购成本通常包含以下内容。

1.购买价款：采购价 × 采购数量。

2.相关税费：消费税。

3.运输费。

4.保险费。

5.装卸费。

（二）产品采购资质审核

1.供货商的选择　应保证具有以下资质。

（1）具有医疗器械生产或经营的合法资质。

（2）具有医疗器械供应能力和售后服务能力。

（3）具有医疗器械质量保证能力，有较好的市场信誉。

2.供货商资料索取　应包含以下几项。

（1）医疗器械生产/经营的许可证或者备案凭证复印件。

（2）营业执照、税务登记、组织机构代码的证件复印件以及上一年度企业年度报告公示情况。对已经三证合一的企业，无须再收集税务登记、组织机构代码复印件。

（3）相关印章、随货同行单（票）样式。

（4）开户户名、开户银行及账号。

（5）授权书原件以及销售人员身份证复印件。授权书应当载明授权销售的品种、地域、期限，注明销售人员的身份证号码。

3.供货单位及其销售人员资质审核

（1）业务部门收集上述资料并初审合格后，交质管部门审核。

（2）质管部门应严格按要求审核供货单位的法定资质和质量保证体系，必要时进行实地考察及调查。发现供货单位存在违法违规经营行为时，需及时向企业所在地药品监督管理部门报告。

（3）应以电话查询或上门确认等方式，对供货单位销售人员身份的真实性进行核实。

4.供货单位的准入

（1）质管部门审核通过的供货单位资料送交企业质量负责人审批，确认准入。

（2）已完善审批流程的供货单位可开展购进业务。

（3）供货单位审核的有关资料由质管部门归档保存。

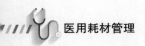

附表一　固定资产购置申请表

企业名称：　　　　　　　　　　　　　　　　　　　　　　　　编号：

申请部门		申请时间	
购置资产名称		购置数量	
预算单价		预算金额	
购置原因：			
购置后效益分析：			
部门负责人		采购经理	
财务经理		总经理	

年　　月　　日

附表二 采购申请表

申请部门：				填报日期： 年 月 日		
加急：□						

采购类别：□设备 □材料 □工程 □服务 □低值易耗 □其他

购置原因：

序号	名称	规格型号/工程概况	数量/工程量	估价（总价）	交货期/工期	备注
1						
2						
3						
4						
5						
6						
7						
8						
9						
10						

备注：

申请人：	部门经理：	
采购经理：	财务经理：	总经理：

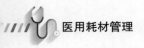

附表三　物资采购申请表

申请部门：　　　　　　　　　　　　　　　　　　　　　　　填报日期：　年　月　日

序号	项目名称	规格	单位	数量	单价	金额	备注
合计金额大写：						￥：	

申请人：　　　　　　　　　　　　部门负责人：　　　　　　　　　　　采购经理：

财务经理：　　　　　　　　　　　总经理：

回执

申请部门：　　　　　　　　　　　　　　　　　　　　　　　申请日期：　年　月　日

序号	项目名称	规格	单位	数量	接收日期

采购人：　　　　　　　　　　　　　　　　接收人：

附表四 产品使用反馈表

部门： 日期： 年 月 日

使用部门		使用人		接收日期	
项目名称					
反馈内容	交付工期				
	产品性能				
	使用效果				
	满意度				
	建议				
综合评价					

签名：

附表五 拟报价/招标单位名单

单位名称： 填报日期： 年 月 日

序号	投标单位名称	资质情况	经营情况	联系人	电话/传真	手机	电子邮箱	备注
1								
2								
3								
4								
5								

经办人： 采购部： 技术负责：
采购经理： 财务经理： 总经理：

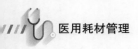

附表六　材料（设备）询价表

日期：　　　年　　月　　日　　　　　　　　　　需求单位：

序号	材料名称	规格型号	单 位	数量	单价	小计	备注
1							
2							
3							
合计：							

供方信息	报价单位（盖章）：					
	供货周期			付款方式		
	联系人		电话		传真	
	邮箱			公司网址		
	办公地址：					
需方信息	公司名称：					
	联系人	业务：	电话		传真	
		技术：				
	邮箱			公司网址		
	办公地址：			邮编：		

附表七　比价/招标汇总表

企业名称：　　　　　　　　　　　　　　　　　　制表时间：　　　年　　月　　日

物料名称	规 格	单位	包装标准	公司名称	一次报价	二次报价	工期	付款方式	联系人	选定厂家
采购部意见：										

经办人：　　　　　　　　　　　　采购部：　　　　　　　　　　　　技术负责：

采购经理：　　　　　　　　　　　财务经理：　　　　　　　　　　　总经理：

备注：

附表八　协议签订审批表

协议编号：

协议名称		甲方：
		乙方：
协议概要 (或附文本)		
	协议拟定部门：	经办人：
	协议期限：　　年　　月　　日至　　年　　月　　日	
	协议价款：	
承办部门意见		签字/盖章： 日期：　　年　　月　　日
财务部门意见		签字/盖章： 日期：　　年　　月　　日
总经理意见		签字/盖章： 日期：　　年　　月　　日
备注		

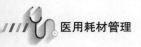

第四节　仓库管理

经营医用耗材是离不开仓库的，不管是自设还是委托第三方。仓库管理的好坏关系到在库产品的质量，会影响使用者的健康安全。因此，仓库管理不容忽视。

一、计算机信息管理

现在的企业大多采用计算机信息软件来管理企业，大大提高了工作效率，同时减少了容错率，保证了进销存数据的可追溯性。

（一）企业业务专用软件系统管理规定

1.企业应当建立能够符合经营全过程管理及质量控制要求的计算机信息系统，实现医用耗材可追溯。

2.企业业务专用软件系统由办公室负责与软件企业签订维护合同，设定服务内容，保证软件运行并正常达到业务需求。

3.企业购销存系统对医用耗材的购进、入库验收、销售、出库复核进行及时记录和管理，对质量情况进行有效的监控。

4.各岗位发现质量有疑问的医疗器械，按照本岗位操作权限实施锁定，通知质量管理人员。

5.被锁定医用耗材要由质量管理人员确认，不属于质量问题的解锁锁定，属于不合格医疗器械的由系统生成不合格记录。

6.系统对质量不合格医用耗材的处理过程、处理结果进行记录，跟踪处理结果。

7.企业配有计算机信息管理员，由信息管理员授予其他有关人员的系统操作权限并设置密码，任何人不得越权操作。各岗位系统操作者对自己的操作行为负责。

8.各岗位人员必须使用专有用户名和密码进入电脑操作，不得窃取他人密码，防止密码泄漏。经常更换密码，确保密码安全。

9.省、市药品监督管理局下发的电子密钥与信息平台连接，按规定时间上报医用耗材购、存、销情况，由质量管理人员专门负责及管理。严格控制非操作人员对本系统的使用，各种业务操作应严格遵守业务工作流程。

10.修改数据时，操作人员在职责范围内提出申请，经质量管理人员审核批准后方可修改，修改的原因和过程在系统中予以记录。

11.数据记录的日期和时间由系统自动生成，不得采用手工编辑、菜单选择等方式录入。应对各类记录和数据进行以下安全管理：①采用安全、可靠的方式存储、备份；②按日备份数据；③备份记录和数据的介质存放于安全场所，防止服务器同时遭遇灾害而造成损坏或丢失；④记录和数据应至少保存五年。

12.与第三方物流的计算机系统应实时连接，实现双方业务管理与物流管理信息数据的有效、实时、完整的传送和共享。

（二）系统维护

1.主机数据库数据丢失或数据库毁坏时，用备份数据进行恢复。除系统管理员和质管部门人员共同处理外，严禁其他人员进行数据（尤其是数据备份文件）的删除和备份数据恢复操作。

2.信息管理员应定期进行服务器主机系统的数据备份和数据清理工作。定期对计算机的硬件进行检测，并对其数据、病毒进行检测和清理。

3.信息理员应定期检查系统和数据库的安全性，一旦发现有不安全的现象，应立即清除。

4.信息管理员应定期检测或委托检测系统硬件设备，保证系统正常运行。

5.使用人员不得随意更换硬件或软件配置，不得在计算机内运行游戏及其他软件。

6.当系统出现异常时，应及时通报系统管理员和质管部门。除系统管理员和质管部门人员外，严禁其他人员自行处理异常现象。

7.网络发生异常时，应根据发生异常的范围或部位进行处理。因网络故障丢失或毁坏的数据，在系统恢复正常后应立即补上，以保证网络数据的连续性和正确性。

二、医用耗材的入库、验收、储存、养护

医用耗材的入库、验收、储存、养护必须严格按照医用耗材质量管理制度要求执行。

（一）医用耗材收货管理

1.医用耗材收货由仓库的收货人员负责。

2.对到货医用耗材先在系统中下达入库指令，然后通知仓库做好收货准备。

3.收货人员应合理估计到货数量与所需托盘数量的匹配情况。

4.医用耗材到货时，收货人员应当对运输工具、运输状况和运输时效进行检查。

（1）检查车厢是否密闭。

（2）冷藏、冷冻医用耗材到货时，应当查验冷藏车、车载冷藏箱或保温箱的温度状况，核查、记录并留存运输过程和到货时的温度数据（包括最高温度、最低温度和到货温度），严格按冷藏、冷冻医疗器械储存与运输管理制度执行。

（3）若运输时限不合常理，严重超时（超过100%应到天数）或严重提前（单据日期与到货日期倒挂，或省外汽运当日到达），应拒收。

（4）收货时，应当下达入库指令和随货同行单（票），核对医用耗材实物。随货同行单（票）中医用耗材的名称、规格（型号）、数量、生产厂商等内容与医用耗材实物不符的，或是随货同行单（票）或到货医用耗材与入库指令有关内容不相符的，均不得收货，并及时进行处理。

（5）发现有包装变形、渗漏、损坏等情况应当场拒收，并及时进行处理。

（6）已收货的产品应当按品种特性要求放于相应待验区域，或者设置状态标示。

（7）收集随货同行单据、同批号的检验报告等资料，并核对信息。核对批号与数量无误后，签收来货单据时应签收实际收货数量。

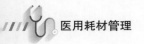

（8）收货人员应及时通知验收人员对到货产品进行验收。

（二）医用耗材质量验收管理

1.医用耗材质量验收由仓库的质量验收人员负责。

2.验收员应对照随货同行单据在系统下达的入库指令，按照医用耗材质量检查验收程序对到货产品的外观、包装、标签以及合格证明文件等进行检查、核对。

3.验收是控制入库医用耗材质量的关键环节，应符合以下要求。

（1）应由仓库的验收人员严格按照规定的验收程序进行。

（2）应对所有购进入库和销后退回的产品进行验收。

（3）冷藏、冷冻医用耗材的验收要在冷库内进行。

（4）验收应在规定时限内完成。一般产品到货后半个工作日内验收完毕，冷藏、冷冻产品应优先验收，并在两小时内验收完毕。

（5）验收时注意核对随货同行单、同批号的检验报告等资料。随货同行单应当包括供货单位、生产企业、生产企业许可证号（或者备案凭证编号），医用耗材名称、规格（型号）、注册证号或备案凭证编号、生产批号或序列号、数量、储运条件、收货单位、收货地址、发货日期等内容，并加盖供货单位出库印章。检验报告需加盖供货单位质量章或公章。

（6）验收应按规定做好验收记录。验收记录应包括医用耗材的名称、规格（型号）、注册证号或备案凭证号、批号或序列号、生产日期或有效期或失效期、生产企业、供货者、到货数量、到货日期、验收合格数量、验收结果等内容。记录应当标记验收人员姓名和验收日期，对验收不合格的，还应当注明不合格事项及处置措施。

（7）首次来货，质管部门可参与验收，或者仓库的验收人员对产品包装、标签拍照后，由客服部门交给质管部门核对。

（8）验收销后退回的医用耗材，必须与原出库各项信息相对应，原则上应验收到所到货产品的最小包装。若有一项及以上不一致项存在，则判定不属原销售医用耗材，仓库应封存该产品并及时处理。

（9）对需要冷藏、冷冻的医用耗材进行验收时，应当对其运输方式及运输过程的温度记录、运输时间、到货温度等质量控制状况进行重点检查并记录，不符合温度要求的应当拒收。

（10）验收员对购进手续不清或资料不全的医用耗材产品，不得验收入库。

（11）验收中发现不合格医用耗材产品时，应严格按照《不合格医用耗材管理制度》执行。

（12）验收中发现质量有疑问的医用耗材产品时，应及时通知质管部门复查处理，必要时送相关的检测部门进行检测。

（13）验收结束后，验收员应按规定与仓库保管员办理交接手续。

（14）进货查验记录应当保存至医用耗材有效期后2年；无有效期的，不得少于5年；植入类医用耗材进货查验记录应当永久保存。

（15）质管部门应指导仓库有关医用耗材收货和验收质量管理工作，并保存相关记录。

（三）医用耗材的储存

1.医用耗材储存的要求：安全储存，降低损耗，科学养护，保证质量，收发迅速，避免事故。

2.医用耗材验收完毕后，应根据其储存条件要求将医用耗材移入相适应的库（区）。建立入库记录，验收合格的医用耗材及时入库登记；验收不合格的，应当注明不合格事项，并放置在不合格品区，按照有关规定采取退货、销毁等处置措施。

3.库存医用耗材应按要求分库（区）、分类管理，并按批号堆码，不同批号医用耗材不得混垛。搬运和堆垛应严格遵守医用耗材外包装图式标志的要求并且医用耗材批号向外，应控制堆放高度，定期翻垛。堆码应整齐、牢固、无倒置现象。

4.仓库应根据医用耗材的质量特性进行合理贮存，做好库房温湿度的调控、监测与记录。

5.仓库应遵循医用耗材要求，保持库房和在库医用耗材的清洁卫生，定期进行清洁，做好防火、防潮、防热、防霉、防虫、防鼠及防污染等工作。

（四）医用耗材的养护

1.以预防为主、消除隐患为原则，开展在库医用耗材养护工作，防止变质失效，确保储存产品质量的安全、有效。

2.第三方物流应根据库房条件、外部环境、在库产品的流转情况、产品有效期要求等对医用耗材进行定期养护检查，建立养护记录。

3.在养护过程中发现有质量问题的产品，应在系统中冻结并通知质管部门处理。

4.当计算机系统有失效期产品警示并自动冻结过期产品时，养护员应及时将过期医用耗材移至不合格品区。

5.第三方物流仓库养护员每季汇总、分析在库医用耗材养护检查以及近效期或长时间储存医用耗材等的质量信息。

6.每月底对库存医用耗材进行盘点，做到账、货相符。

7.相关记录和凭证应及时整理装订，保存至医用耗材有效期后2年；无有效期的，不得少于5年；植入类医用耗材采购记录应当永久保存。

三、医用耗材的出库与运输

医用耗材的出库与运输必须严格按照医用耗材质量管理制度要求执行。

（一）医用耗材的出库

1.仓库必须按相关规定做出出库指令、拣货并复核。

2.医用耗材出库时，必须经复核确认无质量问题后方可发出。所有经过出库复核的医用耗材必须做到数量批号准确、质量完好、包装牢固、标志清楚。

3.医用耗材出库时，仓库管理人员发现以下情况时不得出库，并报告质管部门处理。

（1）医用耗材包装出现破损、污染、封口不牢、封条损坏等。

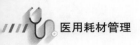

（2）标签脱落、字迹模糊不清或者标示内容与实物不符。

（3）医用耗材超过有效期。

（4）其他异常情况。

（5）医用耗材出库应当建立出库复核记录，内容应包括：购货单位，医用耗材名称、规格（型号）、注册证号或者备案凭证编号、生产批号或者序列号、生产日期和有效期（或者失效期）、生产企业、数量、出库日期等。

（6）医用耗材拼箱发货的代用包装箱应当有醒目的发货内容标示。

（二）医用耗材的运输

1.企业质管部门应指导和监督仓库的物流运输及配送的质量保障工作，确保医用耗材运输质量，并保存相关记录。

2.运输医用耗材的车辆，必须具备合法的资质证件和合格的运输能力；必须是封闭式车厢，且干净整洁，防止受潮污染。

3.运输人员应具备驾驶相应车辆的合法资格，并能掌握相应的运输安全和运输质量常识。

4.应根据医用耗材的包装、质量特性并针对车况、道路、天气等原因，选用合适的交通工具，采取相应的措施以防止出现破损、污染、超温等问题。

5.在搬运、装卸医用耗材时应明确要求轻拿轻放，怕压产品应避免受重压；严格按照外包装图示标志要求堆放和采取防护措施，以防止医用耗材破损、混淆等，保证医用耗材的质量；车辆不得装载对产品有损害的物品。

6.医用耗材运输应考虑道路状况和运程，选择最佳运输路线，杜绝迂回现象，减少在途时间。

7.对有温度要求的医用耗材，应遵循《医疗器械经营质量管理规范》的要求配置符合要求的车辆和温度监控设备，确保医用耗材质量。

8.已装车的医用耗材应当及时发运并尽快送达。

9.医用耗材运输时，物流方应保存好运输凭证。运输凭证应书写清晰，注明医用耗材名称、数量、生产企业、批号、规格型号，客户仓库地址及联系方式等信息，确保医用耗材送达客户方《医疗器械经营许可证》所载明的仓库地址或医疗机构仓库，并保存好经收货单位确认的随货同行单据。

10.及时查看系统，跟进产品出库、运输和到货签收情况。

第五节　销售知识

销售是指以出售、租赁或其他任何方式向第三方提供产品或服务的行为，包括为促进该行为进行的有关辅助活动，例如广告、促销、展览、服务等活动。销售是实现企业生产成果的活动，是服务于客户的行为，是企业经济活动中必不可少的组成部分。医用耗材由于具有专业性和特殊性，且在生产、销售、使用等方面均有法规上的要求，其销售与一般商品相比有独特的特点。

医用耗材的销售基本上可分为销售前准备、销售过程、销售成交、售后服务等环节。

一、销售前准备

销售前的准备工作对于销售的成败十分关键，做好了准备工作，便能更有效地拜访客户，有目的地掌握客户信息和销售信息。销售前的准备是实现销售目标及策略的必要条件，可使销售团队快速了解销售方法、巩固销售知识、掌握产品特性，最终实现销售目标。

（一）销售知识准备

1.知识储备　销售人员最基本的素质包括政治思想素质、专业素质、文化素质，包括具备医学、市场营销学、管理学、会计学、礼仪、消费行为学、沟通技巧、医疗器械和相关法规等知识。应学习和积累多方面的知识，不仅限于本行业的专业知识，拓宽知识面是成为一名优秀销售的首要条件。

销售人员需了解的知识体系分为客户背景及需求、产品知识、市场知识、销售专业知识、医学知识、法规等，这些将在下文逐一介绍。

2.客户知识（背景及需求）　充分了解客户的背景及需求是销售知识体系中最重要的组成部分，是企业与客户之间交易的基础。全面、主动地了解客户的相关信息，了解顾客需求，是营销工作的第一步。背景及需求的分析决定了企业市场营销活动、促销活动与推销活动的整体化。销售人员通过了解客户对象的需求层次及其具体特点，把推销任务的完成建立在满足顾客需求的基础上，确定推销对象的主要需求，从而确定推销策略的主要着眼点及推销难题解决的主要方法。了解顾客需求成为企业产品"微创新"的主要依据来源，为现代推销学引导、影响、教育与创造需求奠定了理论基础。医用耗材销售根据医疗机构的客户相关性，分为医疗机构、代理商、配送商、第三方平台。

掌握客户知识主要从以下三个方面入手。

（1）第一步：了解区域情况及其特征。医疗机构的区域性有其特殊性。对于医疗机构的区域性，应了解其特色专科、学科带头人、科室的床位数、患者疾病特性等；对于代理商，应了解其对此产品的兴趣、专业性、经济能力，原来销售产品与此产品的关联性，销售团队的专业性。应对区域性、医疗机构、产品、客户等进行客观的评估。

（2）第二步：了解区域内行业构成及行业特征。每个行业有自己的行业特征，比如客户群体、客户标准、销售渠道等。每个行业的构成及特征都有其特殊性，如医用耗材关系着患者的切身安全，对安全性和有效性要求极高，该行业具有典型的公益性特征。但医用耗材同时又是商品，如同药品一样，公益性与市场性兼具是这个行业的特点，与一般商品相比，医用耗材的特殊性不言而喻。医用耗材涉及医学、生物学、化学、物理学、电子学、工程学等学科，多学科的交叉决定了该类产品具备更高的技术性，产品技术创新投入高，开发产品周期较长。因此，医用耗材行业是一个多学科交叉、知识密集、资金密集的高技术产业，进入门槛较高，对知识产权的依赖性强。

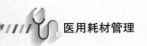

（3）第三步：了解企业形态、决策渠道　掌握企业形态进而迅速了解决策渠道，这将有助于销售工作。不同企业形态的管理构架、办事流程都不一样，了解企业形态之后，就可以顺势掌握各自的决策渠道。一般情况下，中小型企业销售对象相对单一；大型企业由于其架构复杂、部门较多，销售流程也较为复杂。

3.产品知识　作为一名优秀的销售，应对所销售产品的各种性能、指标做到了如指掌。只有掌握了详尽的产品性能特点，才能详细地将产品性能的优点和缺点告诉客户，让客户对产品产生信任，对所销售的产品充满信心。由于医用耗材的销售有其特殊性，还要对医用耗材的定义、分类、功能、使用操作、同类产品的对比、价格、收费编码、医保等充分掌握。与客户初次沟通时，客户一般最关心产品性价比及购置后的利益产出，因此，了解行业及企业的特点优势、能够迅速回答客户提出的问题很有必要，再结合营销方法，捕捉机会，与客户的合作就会顺利很多。具体问题包括：企业主打的产品是什么，它与竞争对手的产品有何区别，它会给企业和商家带来什么利益，怎样条件的客户是我们的最佳合作伙伴，企业在行业地位如何，以及企业的规模、结构体系等。准确地回答客户的问题，不仅展现了销售人员的素质和形象，也代表了企业的素质和形象，更能激发客户对所推销产品的渴望和信赖。

4.市场知识　市场知识也是销售人员必须了解的一部分内容，包括市场竞争情况、消费意识、消费人群等。分析销售额、销售价格、销售量、同类产品的竞争等都离不开对市场的分析。

（1）市场竞争情况　如今的商业社会中，产品越发多样化，随着技术手段的日新月异，技术功能均可达到或实现，这就造成了激烈的市场竞争。针对其中任何一项功能，都有可能面临竞争对手。这就需要销售人员主动去了解市场情况，掌握与产品有关的技术发展，让客户看到企业产品独有的竞争优势。

（2）医务人员的使用意识　医用耗材的使用和采购与一般商品不同，患者是被动消费，并没有消费自主权，而是听从医务人员，根据专业技术和病情的需要而定的。但是同类产品太多，医务人员有很多选择的余地，因此，是否了解医务人员的使用意识对于医用耗材的销售量有很大的影响。

5.销售知识　企业为了把产品变成商品，每时每刻都在销售，企业把销售理念教给员工，员工把产品价值销售给客户。正因如此，我们说销售是一门很深的学问，更多地还是希望大家在了解以上这些基本知识之后，能结合实际的销售工作，提炼、总结、积累经验。首先应该学习专业知识，如医学、医疗器械学、营销学、管理学、沟通技巧学等，还要学习礼仪学、经济学、会计学等。

（二）销售计划准备

销售计划准备是非常重要的一个环节，它决定了销售是否有成果。计划准备主要包括计划目的、计划路线、计划时间、销售目标等，并且在计划期内，产品以企业的实际情况对销售的品种、数量、销售价格、销售对象、销售渠道、销售期限、销售收入、销售费用、销售利润等进行规划。销售计划按时长分为周销售计划、月度销售计划、季度销售计划、半年销售计划、年度销售计划等。

1.计划目的 包括销售目标、拜访客户及其效果、出差计划、培训计划、费用预算、同类产品竞争分析等。销售人员的主要任务就是让客户认同自己、认同企业、认同产品、认同产品所带来的服务与利益。

2.计划路线 对销售区域进行详细的分析，包括医疗机构的地址、经营企业的分布、客户的代理产品爱好等。沟通方式可选择上门预约或先通电话、朋友介绍、微信群沟通等。电话沟通后如果能与客户约见，就需要制订计划路线。今天的客户是昨天客户约见的延续，又是明天客户约见的起点。要做好路线规则，安排好工作并合理利用时间，才能提高工作效率。

3.计划时间 计划时间是决定工作效率的基本条件。事先预约是一个比较好的方式，但是对于不熟悉的人员，电话预约也是一件不容易的事。做每件事情，均要做好时间计划。如约人见面，最好不要迟到；对同一地区，要规划好路线。对于销售计划，最好是能按时完成任务。如提前与客户预约好时间，应准时到达，到得过早会给客户增加一定的压力，迟到会给客户传达"我不尊重您"的信息，同时也会让客户产生不信任感。最好是提前5~7分钟到达，做好进门前的准备。

（三）资料准备

正所谓"工欲善其事，必先利其器"，一位优秀的销售人员除了需具备锲而不舍的精神外，一套完整的销售工具是绝对不可缺少的。凡是能促进销售的资料，销售人员都要带上。有一个数据显示，销售人员在拜访客户时，利用销售工具可以将劳动成本降低50%，将成功率提高10%，将销售质量提高100%。医用耗材销售人员的销售工具包括产品说明书、企业宣传资料、合作合同样本、产品PPT、产品视频、产品样品、名片、计算器、笔记本、签字笔、价格表等。

（四）态度准备

一个好的销售人员要有好的心态。只有拥有好的工作态度，才能让工作做得更加完美，才能提高工作效率，才有可能成功。没有做好工作计划，拜访客户前没有准备好，资料没有准备好，这些都会影响拜访效果。心态准备是售前准备中重要的一环，包括信心准备、拒绝准备、微笑准备等。

1.信心准备 事实证明，营销人员的心理素质是决定成功与否的重要因素之一。应突出自己最优越的个性，让自己"人见人爱"，还要保持积极乐观的心态。对自己、产品都要有信心，哪怕达不到工作效果也不能泄气，可以从头再来，但是要吸取之前工作的教训，不然还是会犯错误。

2.拒绝准备 要有换位思想，设身处地为客户着想。通常在接触陌生人的初期，每个人都会产生本能的抗拒和保护，化解的最好方法就是诚实友善，不能因被拒绝而气馁。

3.微笑准备 销售人员应该有良好的形象，并注意自己的行为举止。养成微笑的习惯，可以与客户拉近距离，展现出充分的亲和力，会让客户觉得自己值得信赖。比如在与客户

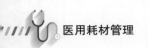

见面的时候，始终保持微笑不仅可以拉近与客户的关系，还可以提升处理突发事件的能力。微笑是保持积极乐观的外在表现，微笑服务越来越受到企业的重视。

二、销售方法与技巧

销售在日常生活中非常普遍，也是介绍产品提供以满足客户特定需求的过程。销售方法与技巧是销售人员必须具备的条件，一次成功的推销不是一个偶然发生的故事，它是学习、计划以及一个销售人员的基本知识和技巧运用等因素综合作用的结果。

（一）销售方法

医疗器械销售方法可分为：①产品招商；②直接销售给医疗机构；③销售给患者。

1.产品招商　可以简单诠释成人与人之间的关系，它是一项选择，也是一项替选。根据《中华人民共和国商法典》，招商即招揽商户，是指发包方将自己的服务、产品面向一定范围进行发布，以招募商户共同发展。

（1）主要的招商方法　①电话招商；②参加会议招商；③通过网络广告或代理商寻找品种；④企业业务员推荐；⑤临床专家推荐。

代理商的分类见图4-6。

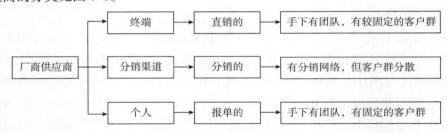

图4-6　代理商分类示意图

寻找代理商的途径：①天眼查、企查查，QQ、微信广告等；②专业展会、专科会议；③老客户介绍；④竞争对手的经销商、代理商；⑤同行推荐；⑥政府招标网站。

（2）合格代理商要具备"五有"　有资源、有经验、有团队、有关系、有奖金。

（3）怎样和客户沟通洽谈　尊重客户，注意礼貌用语，需要熟悉自己的产品，用通俗易懂的话语介绍自己的产品，用数字来说话，没有被采纳也要保持微笑。注意本市场的销售情况，包括：同类产品，本地区的产品使用习惯等。

（4）洽谈前的准备　深入了解代理商，事前准备一些自己关心的问题：①产品代理是否有利益冲突；②业务扩展能力；③资金运转状况；④业界口碑；⑤社会交际能力；⑥人员架构及规模。

分析自身企业及产品存在的优势和不足：①了解当地医疗市场和医疗份额；②掌握产品卖点；③预期销量和提升销售量预案；④医疗机构的基本情况，如规模、门诊量、住院量、手术量等；⑤预计代理商的销售量、首批进货的最低量；⑥产品进入医疗机构的最短时间周期；⑦产品的基本利润率及价格定位；⑧产品的推广方案及可行性；⑨与产品相关的资料准备。

（5）签订协议的注意事项　客户提供区域（医疗机构）→草拟协议发给客户→客户反馈信息→双方协商书面修改→双方负责人意见→企业打印→负责人签字→企业签字盖章→邮寄给对方→对方签字盖章，自留一份、回寄一份→备案执行。

（4）如何制定协议　①价格：确定原则性，力求共赢，可技巧性地阐述价格原则。②时间：以年为单位，可适当延长时间作为开发启动期。③年度销售量任务：根据协议区域的大小、人口数量、医疗机构的数量及技术水平等，双方商议制定。④保证金：按企业标准或地区标准执行。⑤首次批量拿货：根据协议区域的定价执行。⑥分销价格：厂家及一级代理商商议定价。⑦返利标准：以销售价格及其额外支出等计算后待定。⑧区域：尽可能缩小协议区域，避免大市场协议。

2.直销医疗机构

（1）产品进入医疗机构的形式　①产品以代理形式进入医疗机构：生产企业委托某家经销单位，由其作为产品的代理，而使产品进入医疗机构的形式，又可分为全面代理形式和半代理形式。A.全面代理形式：是指由代理单位完成产品到医疗机构的进入、促销以及收款的全部过程。这种方式往往是生产企业按合适的销售价格与代理单位签好合同，以一定的利润空间激励其经销的积极性。B.半代理形式：是指由代理单位仅完成产品到医疗机构的进入和收款工作，产品在医疗机构的促销工作由企业人员完成。这种方式有利于企业直接掌握产品在医疗机构的销售动态，把握各种市场信息，对销量的全面提升有较大的帮助，但与全面代理相比工作量要大些。②产品以非代理形式进入医疗机构：生产企业不依靠相关的医药经销单位，直接派出业务代表去医疗机构做开发工作，从而完成产品进入、促销、收款的全过程。其根据情况的不同，又可分成两种方式。A.企业注册有销售企业并以销售企业的名义将产品直接配送。B.产品通过经销单位以过票的形式进入医疗机构，即企业完成医疗机构开发的全过程，包括产品的进入、促销、收款，但给医疗机构的票据是相关经销单位的，企业须为经销单位留一定的利润。

（2）产品进入医疗机构临床使用的一般程序　①医疗机构临床科室提出使用申请并写申购单；②医疗机构设备科或采购办对临床科室的使用申请进行复核批准；③分管副院长（一般是副院长）对申请进行审批；④医疗机构耗材委员会对于拟购耗材讨论通过；⑤企业产品进入医疗机构仓库验收并录入信息系统；⑥企业产品由医疗机构仓库发放人员送到科室或让科室来领取；⑦医疗机构临床科室开始使用产品。

（3）产品进入医疗机构的主要方法　①新产品推广会；②企业通过参加相应的学术会议推介产品；③通过医疗机构代理单位协助，使产品进入医疗机构；④由医疗机构的耗材委员会或相关成员推荐；⑤医疗机构临床科室主任推荐；⑥由医疗机构内知名的专家、教授推荐；⑦由专业学会推荐或相应的成员推荐；⑧参加各类的医用耗材展会遴选；⑨通过耗材集中采购进入（随着医改的深入，集中采购的招标方式成为主要方式）。

3.销售给患者　主要以门市药店的形式直接卖给患者。

三、售后服务

售后服务，就是在商品出售以后所提供的各种服务活动。从推销工作来看，售后服务

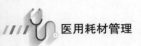

本身也是一种促销手段。在追踪跟进阶段，推销人员要采取各种形式的配合步骤，通过售后服务来提高企业的信誉，扩大产品的市场占有率，提高推销工作的效率及收益。

（一）用户访问

1.业务部门应不定期组织多种形式的用户访问。对产品质量和服务质量进行调查研究，广泛收集用户意见，并对用户访问的对象、内容、时间、方式做好详细记录。

2.对于用户访问的情况，应随时汇报、分析、处理解决。

3.对于产品的咨询和投诉认真解答，态度诚恳。对于产品质量问题的投诉，由质管部门调查核实后，会同业务部门妥善处理。

4.对待用户咨询、投诉必须做到文明礼貌、文明用语，做到热情、主动、耐心、负责。

（二）产品使用培训

培训主要是对使用者进行基本知识和技能的培训，使其能有效地操作、使用的过程。培训后还要做好登记，并请参加培训的医务人员签名。

第五章 医疗机构医用耗材采购

本书第一章已对医疗机构中的医用耗材和医用耗材管理进行了简述，相关内容可溯源自国家卫生健康委员会、国家中医药管理局组织制定的《医疗机构医用耗材管理办法（试行）》。该办法将医疗机构的医用耗材管理视作医疗管理工作的重要组成部分，医疗机构医用耗材采购则是医用耗材管理中不可缺少的一环。

由于与医疗行为密切相关，医疗机构医用耗材采购不只是单一货品的交易活动，还涵盖了更多内容，如交易前的调研、论证、审议决策等，以及交易后对产品质量的追溯监管和对供应商提供服务的评价监管等。因此，狭义上的医用耗材采购仅指以特定方式确定具体采购产品及其价格和服务的活动，即本章第二节所涉及的内容；而广义上的医疗机构医用耗材采购应包含医疗机构对医用耗材的遴选、准入、采购、入库、预算、结算、监管等全流程管理。

第一节 医用耗材准入

一、采购的定义及特性

所谓采购，是指采购主体基于使用、消费、生产或转售等目的，在一定条件下从供应市场获取产品或服务等资源的经济活动。医疗机构医用耗材采购，就是指医疗机构确定医用耗材这一产品、供应商（含生产企业和配送企业）和采购价格的过程。基于不同医疗机构的隶属特性，医疗机构医用耗材的采购主体可能是政府、组织、医疗机构和其他个体。

医疗机构医用耗材采购有别于通用产品的采购，往往具有以下特性。

1.专业性 医用耗材品种、规格繁多且复杂，专业性极强，同一类型产品会涉及多个品牌且质量和使用标准不完全统一，造成医用耗材遴选和使用场景的复杂性及变化性。再加上医疗行为的目标是治病救人，这就要求采购主体在执行采购工作时需要具有专业的知识和丰富的经验，能准确判断医用耗材这一产品的用途和适用范围，熟悉且能准确识别相关证照及标识所代表的内容和意义，从而确保医疗机构采购目标得以准确、安全实现。

2.政策影响性 为了有效保障人民健康和生命安全，近年来，国家针对医疗器械（包含医用耗材）持续颁布和更新相关法规和政策文件，这些法规文件涉及医用耗材的生产、采购、使用、处置等各个领域。由于医用耗材的采购主体还可能是政府，医疗机构医用耗

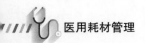

材的采购必然要根据政策导向适时调整和改变。

3.供应的长期性和稳定性　为满足医用耗材使用合法、合理、安全的要求，医疗机构都希望医用耗材流通更可靠、更稳定。因此，医疗机构会结合日常工作和长期发展的需要，在执行采购过程时更倾向于考虑可以保持长期供货的合适的供应商。医疗机构与供应商之间建立一种以合作和信任为基础的战略合作伙伴关系，及时响应处理各种供求问题，既可降低医用耗材临床应用的风险，又可促进供应商或厂家对产品进行优化与更新，最终使医疗服务得到更好的发展。

4.需求的紧急性和临时性　由于患者个体及病情进程的不同，用户终端需求存在紧急性和临时性，医疗机构在制订采购计划时可能无法准确预判。因此，医疗机构医用耗材的采购任务除了要满足常备常用的规划需求外，还会有因抢救等诊疗实际需求或公共突发需求等而制订临时采购计划。

综上，医疗机构医用耗材采购与医疗息息相关，国家对其监管也日益全面和完善，医疗机构医用耗材采购应当严格遵循国家相关管理规定，确保采购规范，并在采购中坚持"质量优先、价格合理"原则。

本章节立足于医疗机构，结合操作实务，从医用耗材前期准入、各种采购模式、交易合同签订履行、结算支付以及供应商管理等几个方面阐述医疗机构医用耗材采购管理的相关内容。医疗相关从业人员或涉及采购各环节的服务人员需要了解和掌握这部分的知识。

二、采购准入流程

根据医用耗材现行的管理文件，医疗机构应指定具体部门管理医用耗材，建立医用耗材遴选制度，审核医疗机构各部门提出的新购或调整医用耗材品种及供应商的相关申请，在采购前制订医疗机构的医用耗材供应目录，在采购前对潜在产品、生产厂家和供应商进行资质审核。

为确保进入临床使用的医用耗材合法、安全、有效，医疗机构会在采购过程中增加更多的管理环节和技术措施，如需要具体管理部门对相关采购需求进行合理性与可行性审核；因医疗需求的复杂性，对医用耗材的需要也会多样化，加上医用耗材产品繁杂多样，往往会有很多产品进入候选序列，所以在采购前或采购后还可能需要对采购备选对象进行遴选以确定最终的采购需求，遴选至少包括拟采购的医用耗材来源、质量、生产厂家和供应商的相关资质、供应途径方式等，以确保来源合法和质量可靠。

为有别于市场常规的采购动作，在医疗机构的医用耗材采购流程中，可以将对需求的审核论证过程、以遴选等方式从备选中确认最终需求的过程、采购前或采购后的资质审核过程等称为医用耗材采购条件准备或医用耗材准入。

综上，医用耗材采购条件准备或医用耗材准入主要包括采购需求的提出、采购需求的调研、采购需求的论证、采购资质审核等。

（一）采购需求的提出

采购需求分为以下两种情况。

1.直接采购需求　医疗机构医用耗材的采购需求应以临床使用科室或技术辅助科室在实际诊疗或护理行为中的实际需求为主，从规范管理的角度考虑，采购的前提应该是临床或辅助科室提出初步采购需求。

2.针对备选目录的采购需求　通过集中采购形成的供应产品目录是备选目录，各个医疗机构还需要从中遴选出适合本医疗机构的产品，形成自己的供应目录，再根据目录进行后续日常采购，这就需要对备选医用耗材目录进行遴选及论证。同样，也是由临床或辅助科室按诊疗实际需要提出初步的采购需求。

（二）采购需求的调研

医疗机构医用耗材采购需求的调研，与生产厂家生产的医用耗材进入市场流通前的调研完全不同。生产厂家对新产品的调研主要侧重于临床使用的需求、企业技术能力和原料供应环境以及申报注册、销售渠道等重要信息。而医疗机构的调研主要侧重于产品的市场适用性、患者配应性（耗材与患者症状的配套适用性）以及产品性能和质量、价格等。由于采购的医用耗材直接用于治病救人，医疗机构对医用耗材新品入院的市场调研应该更认真、更严格。

1.调研的方式　以现场调研、电话调研和网络调研为主。

（1）现场调研　也就是实地或实物考察，调研者有目的、有计划地运用自己的感觉器官或者借助科学的工具和手段，直接针对目标产品或服务行为进行考察。该调研方式有助于直观地了解产品，但不适用于所有产品。

（2）电话调研　方式较为简单，仅为简单咨询了解产品的功能和价格，因其简单易操作，目前还有较多医疗机构在使用。该方式更适用于市场流通较为普遍、技术指标相对统一、金额较小产品的调研，如输液器、注射器、医用胶布等。

（3）网络调研　是网络信息发展后出现的新模式，越来越多的医疗机构将其作为首要调研方式。该调研方式的优势在于以下三方面。一是它的互动性，这种互动不仅体现在消费者对现有产品的发表意见和建议，更体现在消费者对尚处于概念阶段产品的参与，这种参与将使企业更好地了解医疗机构的采购需求，也更全面地把握医用耗材的市场竞争力。二是网络调研的及时性，网络的传输速度快，这就保证了市场调研的及时性。三是网络调研的便捷性和经济性，无论是对调查者还是被调查者，网络调查的便捷性都是非常明显的。网络调研的结果可以利用软件或报表的功能实现统计与比对，比其他方式更节省人力成本与经济成本。

在网络调研的基础上广泛收集产品信息，再根据需求对部分产品进行实地或实物考察调研，有助于更合理地筛选合适的品牌或厂家产品，更准确地制定采购方案和策略。

2.调研的内容　主要注重以下几个方面。

（1）产品的材料、应用性能与适用症，这是方向性选择，是采购的基础。

（2）产品在其他医疗机构单位的应用情况与评价，即临床使用的安全性和有效性，这是采购的核心。

（3）产品的价格，同类产品的价格范围、技术参数比较论证，也应该重视。合用且物

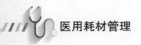

美价廉，这是采购的目的。

（三）采购需求的论证确定

为保证采购需求的合理性、准确性，完成医用耗材采购需求的调研后，可以由原申请科室或医用耗材管理部门综合调研论证的情况，初步选定产品品牌或技术方案，经医务、财务、医保等各职能部门共同审核需求是否真实表达采购意愿和采购标的，最终确定需求。二级以上医疗机构通常会按照上级管理要求，通过专业管理委员会或外请专家进行论证确定。这一过程也可称作医用耗材采购项目的立项。

目前，较多医疗机构采用以下或类似的流程。

1.论证前，医用耗材管理部门针对临床科室的申请做充分的调研，对申请所涉及内容的真实性进行确认，了解申请的相关情况，包括：医用耗材的使用目的、迫切性、能否收费及病人的承受程度，医院有无同类或替代产品；院外有无同类产品、厂家信息、各家同类产品的优点、所占市场份额和性价比等。

2.其后，联合或逐级由医务部门/护理部门核实对应诊疗需求或诊疗项目的合理性、可行性等，由院内物价管理部门进行收费项目的核实，由院内医保管理部门审核医保报销等，做出综合判断。

3.最后，医用耗材管理部门汇总各临床科室的申请材料，提交医用耗材管理专业委员会进行论证确认。这种论证会议，医疗机构会根据各自实际，定期或不定期召开。

采购需求论证是医用耗材准入中很重要的一部分。本章综合广东地区医疗机构的操作实务，提出具体的示例模式（附1），便于读者了解采购需求的审核论证流程。

（四）采购的资质审核

为确保拟采购的医用耗材来源合法、质量可靠，医用耗材管理部门需对调研或拟采购的潜在产品、生产厂家和供应商相关资质进行审核把关。相关资质包括如下。

1.产品资质　包括医疗器械注册证或备案证明及相关登记附表、产品图册或实物及包装、说明书等，如有必要还需审核注册检验报告、产品出厂检验报告和标有注册证号的产品标签等。除了审核全部资质是否齐全，还要核对材料的真实性和有效期，避免后续出现质量检查问题。

2.生产厂家或国内总代理（进口）资质　包括厂家营业执照、生产企业许可证、卫生许可证等，进口耗材还需有国内总代理营业执照、经营企业许可证、外国企业的授权书或协议等。

3.供应商（代理商）资质　包括企业法人营业执照、医疗器械经营企业许可证、生产企业授权书（医用耗材应强调授权，以确保来源合法、正当）、业务员授权书（含身份证复印件）等。审查供应商及上述生产厂家的资质，重点须核查其经营和生产许可范围及有效期，避免超范围非法经营或生产现象发生。

4.相关授权资质　包括从生产厂家到终端供应商的层级授权和经办业务员的业务授权，需要审核各授权的时间范围是否合理，业务员授权应有明确职责和身份证明资料。

医用耗材的产品资质管理对于临床使用的安全性至关重要，采购前资质审查和使用中、使用后的效期管理是确保医用耗材临床使用安全的首要条件。

（五）医用耗材采购的预算

近年来，国家加强了公立医院预算管理，强化了预算控制和规范化使用。因此，很多医疗机构逐渐重视本单位医用耗材采购的预算。

医用耗材采购的预算应属于医疗机构内的专项项目预算，通常财务部门会按照科学论证、合理排序、追踪问效等原则进行编制，预算的编制方法可以采用定额预算或弹性预算等。

医疗机构医用耗材采购预算的编制流程通常为：临床科室编制科室使用预算，由医用耗材管理部门审核汇总后，统一报医用耗材管理专业委员会审批。医疗机构可在编制年度预算的基础上，选择编制月度或季度预算。有些医疗机构的年度预算经医院决策机构审议通过后，汇报主管部门备案。

临床科室应详细写明项目申请立项的理由，医用耗材管理部门应对受理的申报项目进行汇总，组织相关人员进行论证排序。医用耗材采购的预算编制得当有助于医疗机构管控本单位医用耗材。

三、国家对准入管理的要求

根据《医疗机构医用耗材管理办法（试行）》第二条，医用耗材是指经药品监督管理部门批准的使用次数有限的消耗性医疗器械，包括一次性及可重复使用医用耗材。

高值医用耗材是指直接作用于人体、对安全性有严格要求、临床使用量大、价格相对较高、群众费用负担重的医用耗材。2019年，为全面深入治理高值医用耗材价格虚高、过度使用等问题，国务院办公厅制定并印发《治理高值医用耗材改革方案》。方案中明确要求：建立高值医用耗材基本医保准入制度，实行高值医用耗材目录管理，健全目录动态调整机制，及时增补必要的新技术产品，退出不再适合临床使用的产品。建立高值医用耗材产品企业报告制度，企业对拟纳入医保的产品需按规定要求提交相关价格、市场销量、卫生经济学评估、不良事件监测等报告，作为医保准入评审的必要依据。方案也要求医疗机构完善自我管理，建立高值医用耗材院内准入遴选机制。

国家医疗保障局也于2020年6月8日发布《基本医疗保险医用耗材管理暂行办法（征求意见稿）》[以下简称《管理暂行办法（征求意见稿）》]，向社会各界公开征求意见。《管理暂行办法（征求意见稿）》在医用耗材领域中引入了"准入管理"的方法，第一章第三条明确提出：

【准入管理】国务院医疗保障行政部门综合考虑医用耗材的功能作用、临床价值、费用水平、医保基金承受能力等因素，采用准入法制定《基本医疗保险医用耗材目录》（以下简称《基本医保医用耗材目录》）并定期更新，动态调整。《基本医保医用耗材目录》内医用耗材按规定纳入医保基金支付范围。

准入管理的核心是目录管理，只有被纳入目录者才能获得医保范围内的使用和支付，

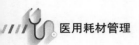

也就是所谓的"白名单"制度。而要能进入并留在目录内，就要遵守医保在定价、采购、使用、报销等方面的一系列规定，从而形成一个边界清晰的管理规范，这方面在药品管理中已有完整的体系建设。此次的《管理暂行办法（征求意见稿）》对医用耗材的目录管理进行了全面规范，构成了完整的体系。同时，该办法也再次强调定点医疗机构要健全院内准入机制。医用耗材行政主管部门和医疗机构都应当重视医用耗材的准入管理，建立严格的产品准入制度，控制医用耗材支出。

四、准入管理的发展趋势

（一）引入循证理念

循证管理是指将建立在最佳证据基础上的科学管理原理转化为组织行为。它通过最佳证据将管理科学与管理实践结合起来，使管理决策者从基于个人经验转为基于最佳证据，然后选择正确的处理方法。同时，这也解决了管理科学与实践的障碍问题。在医用耗材的准入管理过程中整体引入循证医学（evidence-based medicine，EBM）的理念、方法和资源，建立以证据为基础的管理体系。

循证管理的实施步骤可分为5个阶段：①提出问题，即将耗材准入过程中的信息需求提炼为能够回答的问题；②收集资料、案例获取证据，进行有效的文献检索，获取回答问题最可靠的证据；③评价分析证据；④利用证据研究结论，指导实践；⑤产生结论并进行效果评价，同时形成新证据，更新管理数据库（图5-1）。

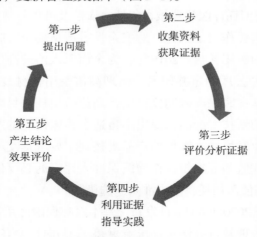

图5-1 循证管理实施步骤

通过这一循环，在实施循证管理的同时，也在不断地产生证据，管理者既是循证管理的参与者（用证），也是证据的产生者（创证）。在医用耗材管理日常工作中要"创证"，引用循证理念进行医用耗材管理所涉及的证据包括如下。①资质证据：即注册证、生产许可证、经营许可证等"三证"资料，证明产品和企业的合法性。②供应商行为证据：即供应商供货的及时性、准确性等反映其行为的证据，也是在耗材采购中必须考虑的。③产品质量证据：在采购管理过程中进行产品质量的比较，需要一些能够证明质量差异的证据。④其他证据：如合同、标书、发票、送货单、出库单等。同时，还要"用证"实施全程监控，将获得的真实可靠、具有应用价值的证据结合具体情况，在耗材准入中作为证据，对耗材的安全性、有效性和经济效益进行进一步的论证。

在医用耗材准入管理中引进循证管理的理念，通过证据收集与逻辑分析判断，利用更合理、更深入的逻辑，充分援引事实，以实现医用耗材准入的最佳实践效果。

（二）引入卫生技术评估

卫生技术评估（health technology assessment，HTA）是指对卫生技术应用后，短期以及长期的临床安全性、有效性、经济学特性和社会适应性等方面的影响进行综合评价的一套评估方法。HTA是国际通用的基于证据的卫生决策工具，在欧美等国，HTA已经被广泛应用于医保准入、药品价格谈判、医保报销等卫生技术的决策之中。在国内，HTA、药物经济学评价等方法已经广泛应用于药品准入以及从2017年开始的创新药品谈判定价领域。国家卫健委、国家医保局达成共识，在基本医保目录的更新流程中强化HTA辅助医保目录的准入决策。

在取消公立医院医用耗材加成的改革背景下，HTA在医用耗材的医保准入过程中发挥重要作用。第一，在宏观层面，HTA关注医用耗材的安全性、有效性、经济学特性和社会适应性等，可以提供证据，从而支持耗材准入、招采产品遴选的相关决策。第二，在微观层面，医院可以使用基于医院的卫生技术评估（hospital-based health technology assessment，HB-HTA），为医院的耗材管理工作提供证据支持，使医院能够基于循证证据来决定如何做出符合本医院实际情况的医用耗材采购和使用决策，以同时满足提供高质量医疗服务、医院控费和减轻患者负担的三重目标。

未来，我国应在耗材准入和定价中充分发挥HTA在支持耗材决策方面的作用。

第一，建立全国性医用耗材信息数据库。由于耗材更新速度快且临床证据难以收集，更有必要建立全国性的耗材信息数据库。相关部门鼓励耗材生产厂家在数据库中注册新产品，并制定全国统一的证据提交模板，要求生产厂家在注册新产品的同时提交相关临床证据，并鼓励提交经济学证据。邀请第三方评估机构对提交的证据进行审核和管理，将证据质量差的产品剔除，保证证据的质量，以便各级耗材准入部门（各级医院、省级招采平台、国家平台等）使用。

第二，建立医用耗材的综合评价体系。医用耗材种类繁多，应根据各类耗材的特点，针对不同质量层次、不同功能、不同疗效、不同价格的耗材做出合理有效的评价，并在此基础上探索对医用耗材的合理定价。对总费用影响较大（总体成本增加或降低）且有较好应用前景、临床需求量大的耗材应优先评估，对评估结果是否具有成本效益应进行全方位全流程的综合考量。例如：对于一些临床急需的耗材，可以适当降低准入标准；对于临床使用量大、辅助治疗一些疾病负担较重的疾病的耗材，可以根据具体情况提高支付意愿的阈值；而对一些创新性较强但是价格昂贵的耗材，通过基于HTA评估结果的有效谈判定价等方式来促进医保基金使用效率最大化，同时促进行业健康有序发展，并尽量减轻患者的经济负担。

第三，鼓励医院准入和采购前采用医用耗材HB-HTA。医用耗材有许多种类并且会有

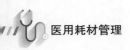

持续不断的"微量"创新改进，导致耗材的数据不易收集，因而证据不确定性极大。医务人员作为医用耗材的直接使用者，可以直接观察并记录耗材的使用情况和产生的效果，同时收集不断更新的成本效益数据。我国可以从基于医院的HTA做起，发挥各个医院的专业特长和技术优势，充分利用医院数据资源，鼓励医院在准入和采购前采用医用耗材HB–HTA。HB–HTA的推动既可以规范医院的新产品准入和采购流程，也可以通过评估和结果的应用减少耗材临床使用的证据不确定性。

目前，国外医院开展的医疗技术评估主要有四种：mini-HTA模式、使用者模式、内部管理委员会模式和HTA Unit模式。

卫生技术评估示例见表5-1。

表5-1 卫生技术评估（示例）

Question 1–3: Introduction（问题1-3：导言）	
1	Who is the proposer（hospital, department, person）？ ［谁是提案人（医院、部门、人员）？］
2	What is the name/designation of the health technology？ （卫生技术的名称/名称是什么？）
3	Which parties are involved in the proposal？ （该提案涉及哪些方面？）
Question 4–12: Technology（问题4-12：技术）	
4	On which indication will the proposal be used？ （该提案将在哪些方面使用？）
5	In which way is the proposal new compared to usual practice？ （与通常做法相比，该提案在哪些方面是新的？）
6	Has an assessment of literature been carried out（by the department or by others）？ （是否由部门或其他人对文献进行了评估？）
7	State the most important references and assess the strength of the evidence.（陈述最重要的参考资料，并评估证据的力度。）
8	What is the effect of the proposal for the patients in terms of diagnosis, treatment, care, rehabilitation and prevention？ （该提案对患者的诊断、治疗、护理、康复和预防有何影响？）
9	Does the proposal imply any risks, adverse effects or other adverse events？ （该提案是否暗示任何风险、不利影响或其他不利事件？）
10	Are there any other ongoing studies of the effect of the proposal in other hospitals in Denmark or other countries？ （丹麦或其他国家的医院是否正在对该提案的影响进行研究？）
11	Has the proposal been recommended by the National Board of Health, medical associations etc？ If YES, please state institution.（该提案是否由国家卫生委员会、医学协会等推荐？如果是，请说明机构。）
12	Has the department previously or on any other occasions, applied for introduction of the proposal？ （该部门曾否或曾在任何其他场合申请引入该项提案？）
Question 13–14: Patient（问题13-14：患者）	
13	Does the proposal entail any special ethical or psychological considerations？ （该提案是否包含任何特殊的道德或心理考虑？）
14	Is the proposal expected to influence the patients' quality of life, social or employment situation？ （该提案是否会影响患者的生活质量、社会或就业状况？）
Questions 15–20: Organisation（问题15-20：组织）	
15	What are the effects of the proposal on the staff in terms of information, training or working environment？ （该提案在信息、培训或工作环境方面，对员工有何种影响？）
16	Can the proposal be accommodated within the present physical setting？ （在目前的实际环境下，该提案是否可以采纳？）

17	Will the proposal affect other departments or service functions in the hospital？（该提案是否会影响医院的其他部门或服务职能？）
18	How does the proposal affect the cooperation with other hospitals, regions, the primary sectors etc.（for instance in connection with changes of the requested care pathway）？［该提案如何影响与其他医院、地区、基层部门等的合作（例如与请求护理路径的变更有关）？］
19	When can the proposal be implemented？（该提案何时才能实施？）
20	Has the proposal been implemented in other hospitals in Denmark or internationally？（该建议是否在丹麦或国际其他医院实施？）
Question 21-26: Economy（问题21-26：经济）	
21	Are there any start-up costs of equipment, rebuilding, training etc？（是否有设备、重建、培训等的启动成本？）
22	What are the consequences in terms of activities for the next couple of years？（对未来几年的活动有什么影响？）
23	What is the additional or saved annual cost per patient for the hospital？（医院每位患者每年额外或节约的成本是多少？）
24	What is the total additional or saved cost for the hospital in the next couple of years？（在未来几年内，医院增加或节省的总成本是多少？）
25	Which additional or saved cost can be expected for other hospitals, sectors etc.（其他医院、部门等预计增加或节省哪些成本？）
26	Which uncertainties apply to these calculations？（哪些不确定性适用于这些计算？）
Other comments（其他评论）	

　　医用耗材准入评估是一种科学化的决策工具，在增强医院竞争力、制定卫生技术服务价格、适宜新技术应用等领域发挥越来越重要的作用，在许多国家被认为是解决医疗费用增长、合理使用医疗器械及制定卫生政策等方面可以使用的先进工具。随着我国医疗改革的不断深入，临床路径、单病种收费和医用耗材集中采购以及控费政策的推进，准入评估将越来越受到重视。

第二节　医用耗材自主采购

　　随着医用耗材在诊疗行为中重要性的提升，医疗机构对医用耗材的重视度不断提高，医用耗材日常采购方式也随之变化。同时，由于医用耗材已逐步成为除药品之外影响医疗费用的另一重要因素。为了有效控制医疗费用、提升医疗服务质量，国家对医用耗材采购加强了监管。特别对医疗机构中的公立医院，政府开始主导医用耗材的采购，其适用的医用耗材采购方式从医疗机构自主采购逐步向政府集中采购为主、医疗机构应急采购为辅的情形演变。

　　本节所述医用耗材采购是指在采购目标已明确的情况下，以特定方式确定具体采购产品及其价格和服务的这部分过程。

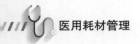

一、自主采购方式的发展历史

（一）第一阶段

计划经济阶段，医疗机构所需医用耗材由上级主管部门无偿调拨。医院要将调拨来的医用耗材如实登记在册，无须考虑成本回收和效益分析。医用耗材采购人员根据分配计划指标，自行前往医用耗材生产经营企业取回耗材。

当时，医用耗材种类和数量匮乏，选择单一、及时性低、效率低，采购量和库存均由生产、经营企业决定。

（二）第二阶段

国家放开医用耗材生产和经营企业管理，出现了众多民营医用耗材生产和经营企业。医疗机构医用耗材采购人员具有一定的自主权，可以通过电话、传真或电子邮件等方式向医用耗材生产和经营企业订购耗材。医用耗材管理也发生了变化，很多医疗机构开始设立器械科或设备科（处）来履行医用耗材采购和管理职能。

此时的医用耗材管理部门已经开始要求制定医用耗材计划时进行必要的论证；采购时货比三家，开始注重性价比，使用时注重提高医用耗材的使用率和完好率等；开始重视耗材经济评估，从而降低医用耗材运行成本。

医疗机构在完善内部管理的过程中，开始要求临床科室将耗材需求数量和规格报送医用耗材管理部门，医用耗材管理部门依据科室实际需求制定采购计划。该方式中，医疗机构医用耗材采购量由本单位自行决定，采购量由采购人员根据经验拟定，缺少科学预测和方法理论，最终可能造成医用耗材库存量大、占用库存和资金等问题。

（三）第三阶段

随着信息技术的发展，系统信息集成程度越来越高，一些医疗机构已经开发使用供应链系统平台或采购系统平台，医疗机构和供应商可以通过一个共用网络系统进行订单发送、接收和查询，可以在网络上记录送货信息等。

利用现代化信息技术，建立医疗耗材采购与供应商信息互动管理平台，建立一个信息化、规范化的采购管理系统，医疗机构通过互联网络实时向供货商发送采购需求信息，供货商通过系统进行信息反馈。利用信息化技术建立公用网络，不仅能使医疗机构和医用耗材企业更加方便联系，而且医疗机构可以利用管理系统做好数据统计、数据分析，协助进行医用耗材论证。同时，医用耗材周转速度加快，配送效率得以提高，管理得以加强，医疗机构和供应商的经济效益都会得到较好的保证。

二、自主采购的形式

自主采购分为常规采购和非常规采购。

（一）常规采购

所谓常规采购，是指日常的一般性采购行为，早期是针对一些价值低、用量相对较大的产品，后来也拓展用于价值较高、临床申购频次较高且需保持相对固定供应的产品。常规采购行为更多注重成交的快捷与结果的长期效应性。

常规采购主要有以下两类方式。

1.论证准入采购方式　该方式有别于招标方式，也称论证备案或准入，是指医疗机构根据本单位的管理要求，按一定的流程和方式，确认某一产品达到加入或者进入相应门槛的条件，从而可以加入，享受应有的权利并负担应有的义务。

在医疗机构未执行集中采购以前，该方式在医疗机构中普遍存在。该方式的参考流程见图5-2。

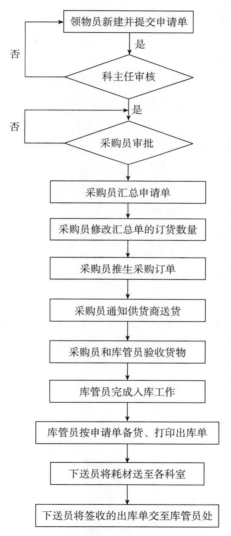

图5-2　医用耗材日常采购及物流管理流程

（1）临床科室经调研论证后提出申请，按医用耗材新增流程进行逐级审批，或通过医用耗材管理专业委员会进行评议确定。

（2）医用耗材管理部门依据前期调研及论证审批的情况启动具体采购，包含对符合要

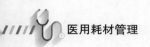

求的潜在供应商发出邀约或公告、接收符合采购要求的潜在供应商报名并组织谈判（如需要，可以根据采购需求对潜在报名人进行初步筛选）。

（3）对符合要求的报名人组织谈判，通过现场谈判确定产品服务和价格等，谈判主要由谈判小组组织，成员应包括临床需求科室、医用耗材管理部门、主管采购工作的院领导、医务/护理部、物价部门、医保部门、纪检监察等相关人员代表组成，现场应做好相关情况记录。

（4）医用耗材管理部门或采购部门将谈判结果报审计及上级审批，并根据审批的最终结果与选定供应商签订采购协议/购销合同。

（5）采购人员根据采购协议/购销合同及临床日常需求，进行医用耗材的日常采购与物流管理。

2.院内公开招标采购方式

（1）背景 2017年9月前，国家全面推行公立医院综合改革，对所有公立医院取消药品加成（中药饮片除外），协调推进管理体制、医疗价格、人事薪酬、药品流通、医保支付方式等改革，逐步提高医疗服务在医疗收入中的比例。各省市也相继出台管理文件，要求医疗机构及医务人员按照"诊治必需，避免重复"的原则确定用药及使用医用耗材，减少不必要的临床用药及耗材使用，尽量减少高值耗材的使用。

在新医改形势下，部分地区出现了对公立医院严厉的控费要求和问责制度，如果控费未达标，医疗机构可能会面临被降级或两年内不得评审等级、不得审批新增床位、不得审批配置大型医用设备、取消或者扣减财政补助资金等处理。因此，医疗机构要千方百计地控制医疗费用的支出。而作为服务方的供应商基于商业的本性——利益最大化，部分既得利益群体也无主观意愿下调医用耗材价格，不会主动配合医疗机构控制医疗耗材费用及压缩成本。

由于按以往院内论证议价方式无法实现有效降耗控本的目的，越来越多的医疗机构开始选择面向市场公开挂网以引入更充分的竞争，这就是院内公开招标采购方式。

（2）适用范围 本方式适用于非省、市集中采购目录或无法开展集中采购的医用耗材，且常备常用，用量大、价格高；不适合用院内议价采购方式实施的医用耗材采购（图5-3）。

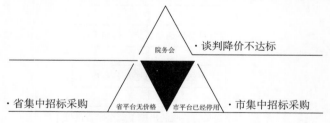

图5-3 适用范围

（3）注意事项

①院内招标采购原则与采购周期。

●拟招标品种凡属于"省标"品目的，响应投标的产品必须是"省标"目录内产品，供应商应具有省标采购平台的配送商资格，同时应能在"省标"采购平台响应上传的采购合同并执行相关采购流程。

●拟招标品种不属于"省标"品目，但在市集中采购目录内的，按市级医用耗材及检验试剂集中采购目录内的产品和配送商进行遴选。

●拟招标品种属于省标/市标目录范围，但中标供应商不具备对应平台的配送资格时，中标人应保证能在中标后一周内向省/市集中采购相关部门报备增补为该产品的备选配送商，否则取消中标资格。

●拟招标产品非省/市集中采购目录内产品，按医疗机构现行的相关采购规定和要求执行，原则上应要求中标供应商尽快在相关省/市集中采购平台进行增补或备案。

●根据法规要求，在招标时原则上不限制投标人必须有厂家授权，但中标人应保证中标供货时能提供产品溯源性证明材料。招标时只要投标人达三家及以上即可开标，不限品牌数量。

●院内招标的采购周期，建议与当地省、市级集采周期同步。采购周期通常为一年，履约到期后，在对供应商的履约评价达到优良的前提下，且在国家、省、市采购政策未发生改变的情况下，可考虑续签。

②院内招标采购的中标原则。

●根据医疗机构的采购、使用习惯和产品的来源，按两个质量层次划分为国产产品和进口产品。

●对于高值的医用耗材及检验试剂，可考虑按同质量层次下最终报价最低价者中标，中标结果保留国产与进口品牌各一个。

●对于低值的医用耗材及检验试剂，可考虑不分质量层次，按最终报价最低者中标，不区分国产与进口品牌。

●如出现两家及以上投标人最低报价及产品完全一致，则可考虑进行二次竞争性谈判，最终最低价者中标。

③招标文件的编制要点。

●编制医用耗材院内招标目录与需求，应确保参数不具排他性、不指向。

●应详细列出拟招标医用耗材的通用名称、使用性能、适应症或配用设备等细节内容，以使潜在投标人能更全面、细致地了解招标品目的情况。

●如需要试用产品的，应在招标文件要约中列明试用期限。为增加对中标人的服务质量控制，建议设置履约考评。

●招标文件中应列明投标基本要求，以保证所有投标人按相同标准应标，如：对价格的填写是否有统一规格要求，对同一投标人应标产品数量是否有限定，投标人提出修改是否允许等。

●应对投标人有约束要求，写明何种情况会视为无效，如投标无效报价的认定、弄虚作假的行为及其他不良行为的认定等。

④院内招标开标程序。

●院内公开招标由医疗机构内部的招标组织部门负责。根据医疗机构架构的不同，可能仍是医用耗材管理部门，也可能是院内统一的招标采购部门。

●拟招标产品条件要素和采购预算价及最高限价挂网，常规公布至少5个工作日，公告

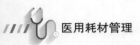

期间接受投标人按规定材料提交并报名，医疗机构内部的招标组织部门负责审核。

●所有符合报名要求的投标人应在规定的地点和时间内提交密封报价及标书，并按规定的时间入场签到。

●医疗机构内部的招标组织部门应在全体投标人和院内监察代表的监督下进行开标和唱标，并由随机抽取的专家组评审投标文件。

⑤开标后的具体采购与物流管理：医用耗材完成院内公开招标后，应及时按中标结果与中标供应商签订采购协议/购销合同。采购人员根据采购协议/购销合同及临床日常需求进行医用耗材的日常采购与物流管理，具体流程参考院内论证准入采购方式的流程。

（二）非常规采购

非常规采购通常是指由于手术或患者临时需要而紧急采购医用耗材的一次性采购方式，有时也称紧急临购方式。

紧急临购方式虽为适用于特殊临床需求的一次性采购，但原则上建议尽可能考虑省/市集中采购目录中的产品。出现重大急救任务、突发公共卫生事件时作特例处置。

1.紧急临购原则　紧急临购耗材的定位体现在新、特、急用的采购形式上。新就是医院无同类、具有不可替代性的耗材；特就是临床必需的；采购形式原则上为一次性采购。适用范围为仅限于提出申请的住院患者使用。

2.紧急临购流程

（1）临床科室申请紧急临购耗材，建议参照新产品申请填写《医用耗材临时采购申请表》（参照第四章第三节的附表二），申请表中应注明申请理由和数量，申请表经科室内部审核小组成员集体签名并经相关职能部门审批后递交采购部门。

（2）采购部门结合本招标年度省/市产品的入围情况、在用同类品种情况给出意见。经医用耗材管理专业委员会主任委员或副主任委员确认后实施采购。

（3）医用耗材管理部门应定期汇总紧急临购医用耗材的资料，在下次召开医用耗材管理专业委员会时，补充汇报两次会议期间紧急临购医用耗材的情况，完成报备。

第三节　医用耗材集中采购

国家、省级、试点地区集中采购政策的主要趋势将依然是降低医用耗材价格。实施医用耗材集中采购的目的，一是降低耗材价格，二是规范采购行为。保障医用耗材质量及安全，改进和加强医疗机构管理工作，促进医疗机构进一步降低医疗成本，减轻患者医疗费用负担，改善医疗服务质量，提高医疗服务水平是最终目的。

一、现行价格机制

1.价格政策　长期以来，医疗器械价格一直实行市场调节，经营者根据成本供求变化等因素自主确定交易价格。部分医疗器械作为成本纳入医疗服务项目，不得或不能单独向患者收费，医疗机构会根据临床需要，选择性价比适宜的品牌，此类医疗器械的价格受到医疗服务项目价格的间接制约。

2. 招采政策　医用耗材的招标采购工作最早由原卫生部负责，卫生部等6部委2012年12月出台的《高值医用耗材集中采购工作规范（试行）》（卫规财发〔2012〕86号），在国家层面上规范了各省（区、市）医用耗材的集中采购工作。各省（区、市）可以结合实际情况，探索和确定集中采购方式。例如，江西省对冠脉支架等9类高值医用耗材实行集中采购：一是参考价挂网，企业申报各省份最低中标（挂网）价格，公示后形成挂网采购目录和参考价；二是医院议价采购，医院与企业网上议价，按不高于参考价议定成交价格；三是失信行为管理，对未诚信申报价格的，实行定期通报、市场清退；四是价格动态调整，要求企业根据全国最新中标（挂网）价格动态调整参考价。安徽省也已启动高值医用耗材集中带量采购谈判议价试点，积极探索推进带量采购、量价挂钩的购销模式。

3. 支付政策　医保改革的核心是实现从单一付费向复合付费的方式转变，按病种、人头、床日付费以及按病种付费（DRGs）等新型的付费制度将广泛推广。根据现行政策，目前所有二级以上医疗机构都要实施临床路径，临床路径的实施与集中采购的关系已经越来越紧密，如上海、福建、浙江、安徽、山西、甘肃等省的医保部门已经积极地参与到集中采购的政策制定和执行中，可见集中采购与医保改革的结合越来越紧密。

二、存在的问题

1. 缺乏针对医用耗材的质量和疗效评价体系　药品主要是通过通用名进行分类，通过了一致性评价的品种均可以进入国家招标的选择范围进行无区别的价格竞标。但医用耗材的分类分级非常复杂，目前还没有建立针对医用耗材的质量和疗效评价体系。市场上各类医疗器械的规格参数繁多，治疗同一种病症可以采用不同类型或者同一类型不同型号的医疗器械。还需要注意的是，不同质量的器械在同一平台上竞标，如果唯价格论就极有可能出现"劣币"驱逐"良币"的现象，从而对行业产生极大危害。另外，医疗器械一致性评价可能存在滞后性。一致性评价需要花费较长的时间，而耗材的平均生命周期却只有2年左右。市场上各类医用耗材的质量参差不齐，如若进行一致性评价，其质量和疗效分级需要通过临床数据、医生评价以及产品材料进行分析评价，这一过程需要花费较长时间。但厂家通常需要对自己的产品进行频繁换代，因而有可能导致在旧产品还没有完成一致性评价的时候，新产品却已上市。

2. 医疗器械细分领域市场多而规模小　医疗器械总体市场规模仅占药品市场规模的25%。虽然近几年我国医疗器械行业保持近20%的年均增长率，但医疗器械市场规模与药品市场规模的比例仍仅为0.25∶1，差距较大。医疗器械可以分为高值医用耗材、低值医用耗材、医疗设备、IVD（体外诊断）四大类。根据使用用途的不同，又可以将高值医用耗材分为骨科植入、血管介入、神经外科、眼科、口腔科、血液净化、非血管介入、电生理与起搏器、其他共九小类。而且，每一类器械又分为很多个小类，甚至由于技术的更新迭代，同一用途的医疗器械可根据方法学的不同分为不同产品。因此，不同于同一种药品动辄几十亿的采购量，单个批文医疗器械的市场规模极小。可见，医疗器械细分领域多而杂，市

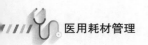

场分散、难统一，国家推动医疗器械集采工作的难度比药品更大。

3.集采后的售后服务管理难题 医用耗材的购买是集采主管部门和医疗器械企业双方达成一致的结果，医院方并没有参与产品的选择，但医院却是使用方，产品的售后使用问题可能会影响医院的服务质量。然而，售后服务显然无法用价格量化。从医用耗材的使用来看，招标时不仅要考虑产品的质量和疗效水平，还要考虑医护人员的使用习惯和操作水平。有些医院习惯用某个品牌耗材，更换品牌难度较大，所以招标对耗材价格的影响有限，品牌力强的企业可能有定价能力。同时，如果对大部分医院不熟悉的医用耗材进行集采，可能还需要对医用耗材使用者的操作进行一定的审核和规范。以上这些都是医用耗材集采时需要考虑的问题，是否把医用耗材的售后工作并入一致性评价，也是集采主管部门需要考量的地方。

4.编码不统一 国内医用耗材编码存在多个版本，各地在实际应用中基于生产监管、招标采购、医保报销等不同用途，使用不同版本的编码，但目前没有一套官方统一的医用耗材编码体系，一物多码、一码多用的情况给医用耗材管理造成了极大的阻碍，而目前医保医用耗材分类与代码的编码标准还没有落实到全国。医保医用耗材分类与代码的编码标准已经于2019年6月编制完成，现已逐步推广实施。医保医用耗材分类与代码的编码标准落实，意味着全国医用耗材统一管理进入新阶段，这也是建设医用耗材质量和疗效一致性评价的前提。目前，国家也正在探索医疗器械唯一标识在卫生、医保等领域的衔接应用，实现注册审批、临床应用、医保结算等信息平台的数据共享，进一步规范医用耗材信息化管理。

三、政策背景

2004年，卫生部在高值医用耗材使用量较大的北京、天津、辽宁、上海、浙江、湖北、广东、重庆8个省的省会城市及直辖市的119家三级医疗机构试点进行集中采购工作，形成了部分省市集中招标与医院自主采购并存的现状。政策实施后，集中采购试点省市的高值医用耗材价格明显降低。

2007年，卫生部发布《关于进一步加强医疗器械集中采购管理的通知》。2008年，卫生部在全国范围内开展了高值医用耗材的集中采购工作，面向全国医疗企业，供应全国非营利性医疗机构。高值耗材招标最初以国家为单位开展，但制定的全国统一采购标准不符合各地的实际情况，故未取得预想成效，加之种种原因，2009年集中招标工作没有继续开展。

2010至2011年，卫生部将采购权限下放，高值医用耗材集中采购工作由各省（区、市）负责组织实施，各省结合本地区实际，积极开展集中采购工作，取得了较好的社会效果。

2012至2013年，卫生部等6部门发布了《高值医用耗材集中采购工作规范（试行）》，医疗机构和高值医用耗材供应商必须通过各省（区、市）建立的集中采购平台开展采供，由此形成了目前的以政府为主导、以省（区、市）为单位的网上集中采购方式。

2014年，国家卫计委再次明确提出要加强采购平台能力建设，提高采购透明度，推进高值医用耗材网上阳光采购，实行采购数据部门和区域共享。

2017年，国家卫计委印发《2017年卫生计生工作要点》，对高值耗材继续鼓励推行省际跨区域和专科医院联合采购的方式，研究制定高值医用耗材采购统一编码，推动高值医用耗材阳光采购。

四、集中采购的意义

1.有效降低采购成本 以政府为主体的集中采购能够促进市场竞争，减少流通环节，有效降低成交价格，极大程度上避免了高值医用耗材在多层环节上抬高价格的现象，同时通过第三方物流企业专业的物流配送服务，并借助其仓储管理，能够节省采购人大量的人力、物力、财力成本。

2.有利于切实保障医用耗材的质量安全 医用耗材的质量对医疗诊断、治疗的效果至关重要，与受用患者的生命安全也息息相关。采取以政府为主体的集中招标采购，对生产、经营企业和产品资质进行严格审查，让医疗企业公开公平竞争，在入库始端把控质量安全，从而在很大程度上保障了患者的使用安全及生命安全。

3.形成良性竞争，利于医疗行业的有序管理 以政府为主体的集中采购可以促进企业优化重组和市场竞争，推动形成良性的竞争机制，以提升产品质量和安全。各地出台相关规定，对企业提出较高的要求，保证入局医用耗材配送行业的企业资质，结合配送商间良性的竞争，能够有效激发市场活力，提升配送效益。同时，集中采购能够保证整个招标工作的合法、透明和公平，综合考虑多种因素遴选出性能稳定、质量过关的医用耗材品种目录，提高招标产品的可靠性，确保医疗机构在合理使用医用耗材方面有据可依，防止惜用和滥用，减少矛盾和纠纷，保证高值医用耗材管理有序进行。

4.整合资源，保证医疗服务供给的公平性与可及性 随着互联网、物联网技术等在物流服务中的应用，引入第三方物流企业进行医用耗材配送，借助其完善的信息平台和物流服务系统，政府搭建采购平台共用所有的采购品种，将分散的资源进行整合，使信息共享，提高商业配送集中度，偏远地区也可及时掌握新品种的信息，所有耗材品种使用相同的价格，保障了公平性。

5.规范采购信息，加强供应链管理 集中采购统一了采购平台，促进产品名称规范化、采购目录标准化，进而推动采购信息的统一和规范，有利于资源共享和信息互通。同时，集中采购能够促进耗材有序分配、合理划拨，使供应过程更加顺畅规范，有效加强供应链管理。

6.有利于医疗体制改革的顺利推进 当前医疗体制改革的主要目标是保障公众能够看得起病、看得好病。医用耗材的集中采购不仅能够科学合理地遴选出满足大多数患者临床需要的耗材品种，还能通过缩短流通环节、规避医疗腐败等方式，在一定程度上缓解高值医用耗材的价格虚高现象，与医疗体制改革的目标相一致。因此，以政府为主体的医用耗材集中采购制度将是实现改革目标的重要措施之一。

五、集中采购的形式

虽然我国很多省份、地市、区域都在推进医用耗材集中采购，但因启动时间不同，地域经济及医疗发展水平不同，管理思路也有差异，所以集中采购的形式各种各样。

1."双信封"评审 针对采购价值高、产品技术含量高、要求复杂的高值医用耗材，采

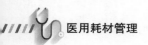

用评分制度。"双信封"评审是指将技术评审（技术标）和投标金额（商务标）分开进行评分比较，把技术数据和价格数据分别放入两个不同的信封，按照"双信封"方式递交投标书。技术评审包括企业生产能力、生产规模、产品质量、安全性、有效性等，需对其进行主观和客观两个层面的审评。"双信封"模式要求竞标者把价格评审所需的全部资料放在密封的信封里，并清楚注明该信封内放的是价格评审数据；而技术评审所需的其他一切资料则放在另一个密封的信封里，并清楚注明该信封内放的是技术数据。完成技术评审前，不应开启装有价格评审资料的信封，通过技术评审的企业方可进入投标金额评审。这种采购模式在设置评价指标考量产品质量等基础上，通过竞价淘汰、议价达到遴选性价比适宜产品的目的。

该模式可概括为：技术标（客观＋主观）＋商务标＝三步评审（图5-4）。

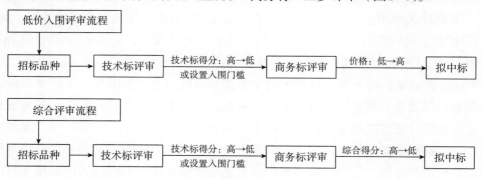

图5-4 "双信封"采购模式

2. 综合评审 是对产品的质量指标和价格指标同时进行评审，在招标过程中综合考虑产品规格、质量、价格、售后服务、品质、信誉、企业实力及其召回机制等因素，对投标企业的资格及产品性能等进行严格的预审。这种采购模式与"双信封"类似，都是审评产品的质量指标和价格指标，区别在于综合评审把质量和价格放在同一环节同时进行评审，质量好而价格稍高的产品有机会入围，但质量差的产品也可能因为价格低的优势入围中标。

3. 挂网交易 为定性评审，在操作上具体分为限价挂网和非限价挂网。限价（提供参考价）挂网指生产企业在采购平台上报名，采购平台对企业、产品资质等进行审核，产品审核通过后，编制形成包括产品及参考价等信息在内的交易目录，并挂网公示。医疗机构根据自身临床需求，从挂网目录中自行选择产品，并与生产企业议价决定产品成交价。非限价挂网则是将医疗机构线下采购的行为改为线上采购交易的方式，不在价格方面进行限制要求，是一种广泛意义上的数据统计行为（图5-5）。

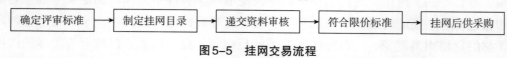

图5-5 挂网交易流程

4. 谈判采购 针对部分价格高、独家生产及垄断性强且没有形成有效竞争的医用耗材，可以召集企业进行竞争性商务谈判，通过价格谈判方式进行遴选，尽可能做到采购流程规范和相对公正、公开。竞争性谈判模式下，供应商不用准备标书和投标等程序，缩短了准备期，也减少了采购方的工作量和采购成本，并且允许供应商根据谈判结果提供二次报价，可以降低投标风险和投标价格。缺点是没有广泛的竞争性导致采购过程不透明，人为因素难以去除。

国家卫健委就"临床用量大、采购金额高、社会关注度高"的药物冠脉支架系统等4类产品进行了价格谈判试点。

5.省级挂网，分片（地市、医联体）议价 指分片区带量采购，多市联合在一起议价。根据各品牌销售总额的数据，按照"二八"原则进行目录遴选，分为常用目录和非常用目录；对常用目录采购金额实行分级管理，原则上省、市级综合性医疗机构不低于70%，其他医疗机构不低于60%，要求机构采购价不高于原实际采购价格、片区带量采购价格和省级挂网价格。

6.基于药交所采购 重庆药交所于2015年启动医用耗材交易，会员管理、网上议价成交。广东省药品交易中心于2016年10月正式启动医用耗材挂网工作。基于药交所的采购模式，采取政府主导与市场机制有机结合的医用耗材交易模式，利用电子商务平台建立医用耗材采购供应机制。这种采购模式降低了耗材交易成本，推动形成科学合理的医用耗材价格。不足之处在于，电子商务平台在医用耗材采购方面的运用并未在全国各省市医院普及，因此，基于药交所平台的采购还存在一定局限性（图5-6）。

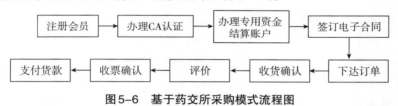

图5-6 基于药交所采购模式流程图

7.分类采购 2015年青海出台《2015年公立医院药品医用耗材集中采购工作方案》，初现耗材新思路。具体分类见图5-7。

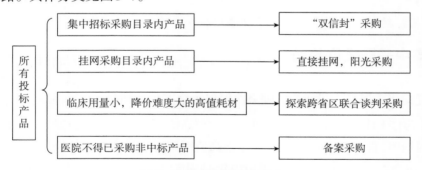

图5-7 分类采购具体方式

8.联合采购探索 不同区域或机构将集中采购项目集合起来，以实现提高规模效益和降低采购成本等目的。目前"京津冀""十省联盟""华东四省一市"等几个正在推进的区域联盟以及医联体建设等，虽然还没有上升到联合采购的层次，但都进行了有益探索，如通过建立统一的基础数据库或审核结果互认等提高工作效率。联合采购最终还是要通过招标、挂网、谈判等具体方式来实现。

9.GPO采购 20世纪早期，美国开始出现集团采购组织（group purchasing organization，GPO），医疗机构通过GPO购买其所需的医疗器材、药品等医疗用品，主要目的是通过专业化组织的集团性采购，实现降低采购价格和费用的目标。GPO采购模式是指由GPO聚集归类各医院的购买需求，代表医院与器械供应商谈判，通过竞价招标的方式制定合同，各家医院根据合同购买相关产品。2016年起，上海、深圳药品领域开始尝试GPO采购模式，2017年扩展至医用耗材领域，深圳、佛山等地区开始探索GPO采购模式的医用耗材和器械采购。医院联合通过GPO进行采购，可有效增强其和生产商谈判的能力，并降低采购价格。但在此模式下，市场竞争性减小，可能会损害到患者利益。此外，配送商的高度集中容易导致医疗机构掣肘，无法形成有效竞争，无法提升服务质量。

六、集中采购模式下的应急采购

目前，国内大部分地区实行医用耗材集中采购。按相关文件的规定，集中采购也应是医疗机构主要的医用耗材采购方式，但是由于技术实现或制度更迭的问题，可能存在部分地区实施不到位或部门类别的产品尚未纳入集中采购。另外，在非市、区（县）级医疗机构中，还可能因经济与使用量问题而无法进行集中采购。

作为医疗机构，医用耗材是保障诊疗、护理工作顺利开展必不可少的材料，如果集中采购无法实施，必然要考虑非集中采购方式，该模式其实与日常采购中的非常规模式基本一致，只是需要按集中采购的要求进行上报备案。

具体参见《医疗机构医用耗材管理办法（试行）》中的第十九条和第二十条：

第十九条 医疗机构应当加强临时性医用耗材采购管理。医用耗材使用科室或部门临时性采购供应目录之外的医用耗材，须经主任委员、副主任委员同意后方可实施。对一年内重复多次临时采购的医用耗材，应当按照程序及时纳入供应目录管理。对于实施集中招标采购的地方，需要按有关程序报上级主管部门同意后实施临时性采购。

第二十条 遇有重大急救任务、突发公共卫生事件等紧急情况，以及需要紧急救治但缺乏必要医用耗材时，医疗机构可以不受供应目录及临时采购的限制。

七、集中采购发展趋势

（一）耗材集采已是大势所趋，国家医保局为全国集采铺路

2019年7月31日，国务院办公厅印发《治理高值医用耗材改革方案》，提出"按照带量采购、量价挂钩、促进市场竞争等原则探索高值医用耗材分类集中采购"。带量采购从地方开始，陆续在全国各省份落地，截至2019年12月31日，已有13个省市落地高值耗材带量采购方案。2019年7月，安徽、江苏两个省份率先进行高值耗材带量采购试点，其中，江苏进行了三轮带量采购；山西、山东、辽宁、甘肃、湖南、云南、重庆、海南等也先后开展高值耗材带量采购的落地探索；京津冀3省市也已经出台医用耗材联合带量采购方案，辽宁、吉林、黑龙江、山西、内蒙古等地也表示要积极跟进，参与开展联合采购，建立以京津冀合作为基础的北方采购联盟，形成"3+6"联合采购新模式。随着越来越多的省份出台高值耗材的集采方案，集采的推动速度也将大大加快。

为了推进耗材的带量采购工作，近年来国家医保局、卫健委等部门完成了很多基础性工作。2020年1月，国家卫健委发布《第一批国家高值医用耗材重点治理清单》，囊括18种

高值耗材，涉及骨科、心血管等多个细分领域品种以及多个使用科室；3月，国家医保局提出2020年9月中旬以前，要在11个试点省份（江苏、安徽、福建、青海、上海、浙江、湖南、重庆、四川、陕西和宁夏）全部开展医疗器械高值耗材的带量采购工作。6月4日，国家医保局公示了医保医用耗材分类与代码数据库第二批医用耗材信息，共公布超过60万个规格型号的耗材。国家医保局自成立起就在推进统一的医保信息业务编码标准，形成耗材的全国"通用语言"，力图为耗材治理提供一个重要"抓手"。在"地方版"医用耗材带量采购纷纷落地的同时，国家医保局也在紧锣密鼓地为全国普遍开展高值医用耗材集中带量采购铺平道路。

（二）政府职能转变，权力下放，医院机构的主体地位回归

《国务院办公厅关于完善公立医院药品集中采购工作的指导意见》（国办发〔2015〕7号）和《国家卫生计生委关于落实完善公立医院药品集中采购工作指导意见的通知》（国卫药政发〔2015〕70号）发布之后，部分省份集中采购中对"政府主导"的描述改为"政府引导""政府指导"，各省在进行职能定位时也将集中采购管理从"招标服务"定位为"服务招标"。而目前直接挂网目录的扩大以及将招标采购的"中标"变为"入围"等做法，都体现了政府职能正在转变，凸显了市场在资源配置中的决定性作用，提升了医院在集中采购中的参与度。

（三）新模式探索，呈现GPO采购、各种采购联盟等多种方式

国家鼓励各省（区、市）对集中采购方式进行探索，允许医改试点城市自行采购，鼓励跨区域及专科医院联合采购。目前，各省（区、市）开展了对新型集中采购方法的尝试，这些方法有跨区域联合采购、集团采购联盟（GPO）、价格谈判等。随着"省级挂网+地市议价"模式被广泛应用，以地市、医联体、医疗机构为单位的议价主体将增多。2017年4月26日，《国务院办公厅关于推进医疗联合体建设和发展的指导意见》发布，要求"到2017年，基本搭建医联体制度框架，全面启动建设试点，三级公立医院全部参与；到2020年，所有二级公立医院和政府办基层医疗卫生机构全部参与医联体"，时间表与路线图至此终于清晰，医联体布局和快速增长的政策基础已经牢固，全国、全面性的医联体建设浪潮即将到来。另外，跨地区联合采购不断发展，仅一年多的时间相继组建了三明联盟、京津冀联盟、西部七省联盟和四省一市联盟，上海市还要开展沪港合作采购。这些联盟既包含东西部差距较大地区，也包含京津冀国家政治核心区，还包含长、珠三角等经济发达地区，可谓四处开花，预计未来还会有新的跨省联合采购体诞生。

（四）集采耗材种类从高值向其他种类扩展

从集采的耗材种类来看，2019年不仅较多省份落地高值耗材带量采购，还有部分省市对于低值耗材甚至IVD试剂也推行带量采购。推进医用耗材和检验检测试剂带量采购，做到以量换价、量价挂钩；探索医用耗材、检验检测试剂带量采购与医疗服务价格动态调整、医保支付标准制定的有效协同和联动，进一步降低医用耗材的价格和医疗机构运行成本，减轻患者看病就医负担，节约医保基金，有效推进"三医"联动。

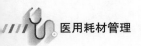

（五）"两票制"范围继续扩大

国家版"两票制"方案出台，明确试点省和试点市率先执行药品"两票制"，特殊情况允许"三票"，但杜绝"四票"，争取2018年在全国推开。2016年6月24日，九部委联发《关于印发2016年纠正医药购销和医疗服务中不正之风专项治理工作要点的通知》，明确规定在公立医院试点地区，医用耗材也要实施"两票制"。截至2019年底，我国31个省区中大多数已出台医疗器械"两票制"相关文件，明确指出将开展医用耗材的"两票制"工作，其中，河北、陕西、福建、海南、辽宁等已经进入正式实施期。"两票制"的目的在于减少中间流通环节，压缩灰色地带，在实际操作中将对行业的营销模式、营销渠道产生巨大影响。

（六）"双信封"采购模式将进一步推广

《国务院办公厅关于完善公立医院药品集中采购工作的指导意见》和《国家卫生计生委关于落实完善公立医院药品集中采购工作指导意见的通知》发布之后，国家提出分类采购的思路，随后各省启动的药品集中采购都运用了此种模式，耗材采购也不例外。自2015年青海表态对高值耗材实行分类采购后，越来越多的省份也将此举纳入考量，"十三五"医改规划更是将此举写入文件，未来"分类采购"也或将在更广的范围内应用，"双信封"模式或将进一步推广（图5-5）。

（七）建立国家集中采购平台

根据国务院官网消息，2019年11月12日国务院常务会议召开，构建药品国家集中采购平台，依托省（区、市）建设全国统一开放的采购市场。就是说，国务院明确要建立药品国家集中采购平台。这一国家级平台却不仅仅是为药品而建，医用耗材也将紧随其后。2019年8月，国务院新闻办公室在针对《治理高值医用耗材改革方案》有关情况举行的发布会上公开表明：建立医药集中采购平台，要求所有的公立医疗机构高值医用耗材采购必须在平台上公开交易、阳光采购。2019年4月，全国药品耗材招标采购平台建设项目就已经发布中标公告，进入建设阶段。可以说，国务院这次会议，或已释放出国家集中采购平台已经在不久后将投入使用的信号。

全国药械采购平台建立的主因是药品"4+7"带量采购，以此为基础，带量采购的范围将持续扩大。药品的今天，就是耗材的明天。医保局也明确，将要搭建的药品耗材集采平台并不是对省级平台的取代，而是作为"树干"，与各省平台形成的树枝组成上下分支、层次分明的采购平台，使得产品的价格更加透明，更有利于相关部门的高效监管。除了成为各省药品耗材采购招标数据的共享平台，更主要的是成为囊括招标、采购、配送、结算四大环节的"招采结合"综合性平台，该平台将是医保局成立后开展药品、耗材价格管理工作的有效"抓手"与业务"利器"，也将为类似药品"4+7"的大范围耗材带量采购打下基础。

第四节　采购模式对耗材的影响

一、高值耗材"4+7"带量采购模式

当前，国家、地方医疗保障局的各项措施纷纷出台。全国药品耗材统一招标采购平台工程启动，各地医疗保障局围绕"带量采购"进行新一轮集采试点，市场准入环境发生急剧变化。

国家医保局就高值医用耗材的推行、试点和制度改革给出了明确的指示，高值医用耗材带量采购势不可挡，"4+7"试点经验推广已成趋势。

2019年7月31日由国务院办公厅印发的《治理高值医用耗材改革方案》出炉，药品"4+7"带量采购政策迎来扩面，医保支付改革逐步落实，两票制、注册人制度、医联体建设、取消耗材加成、DRGs等政策不断推进，将给医药器械行业、企业、市场带来重大影响，同时也迎来重大机遇与挑战。

在国家释出学习药品带量采购经验、探索高值耗材降价的信号后，山东、安徽、江苏等省以及哈密市、海宁市等多个地区先后响应，积极投入实践。

以高值医用耗材为例，与药品相比，高值医用耗材的品种、单价、分类等差异性突出，同时，二者的竞争性和销售方式、批量、规模、频次都有着较大的区别，可见医用耗材集中采购的难度将大于药品集中采购（表5-2）。

表5-2　高值耗材与药品对比

	项目	高值医用耗材	药品
产品属性	产品单值	较高	较低
	产品品类	品类多，规格多	品类少，规格少
	产品分类	分类繁杂，缺乏标准	分类规范、清晰
使用对象	使用科室	外科	内科
	使用难度	难，对医生依赖程度高	易
	适用患者	急重症	慢性病
市场环境	竞争格局	充分竞争	不充分竞争
	技术革新	渐进式改进，更新快	阶跃式革新，更新慢
销售方式	销售模式	多为经销	多为直销
	销售规模及频次	小批量，高频次	大批量、低频次
	销售专业度	较强，需跟台及培训等专业服务	一般
采购难度	一致性评价	难	易
	带量采购	难	易

无论带量压价走向何方，企业一定要走在政策制定方研究的前面。研究招标准入机制，做好应战准备。目前处于政策不稳定期间，全国耗材集采错综复杂：①高值耗材带量谈判，医保预付筹划。②医保耗材全国统一编码，消除未来招标型规价差。③高值耗材省标目录

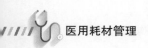

扩大，普通耗材、诊断试剂的省级采购成为趋势。④跨省联盟考虑低值耗材大范围招标，市级采购重心由普通招标转为地市议价。⑤耗材诊断挂网品种不断增加，省级联动性强化，价格动态调整成为常态。⑥各省招采平台两票核验在持续对接，中心城市GPO项目接连展开。

目前继药品之后，耗材试剂招标集采如火如荼，蕴藏的机遇与挑战神秘莫测。新政策、新规则将使耗材试剂在医院的产品格局发生翻天覆地的变化。

无论是技术卖点驱动、人力队伍鞭策还是专家共识引领，再好的品种都面临招标集采门槛。招标决定卖价，商务决定回款，中标价直接影响销售、间接影响医生选择。

2019年11月27日，广东省医保局发布《关于全面推进药品和医用耗材集团采购的指导意见（征求意见稿）》（以下简称《意见》），明确表示选定重点耗材品种，开展全省带量谈判，全面推进耗材集团采购。

《意见》要求，选定耗材品种进行谈判和采购。省级医保部门综合考虑临床使用量、采购金额、群众医药费用负担、医保基金占比等因素，选定部分重点品种，委托采购平台开展全省统一带量谈判，各采购平台不再议价，医疗机构直接通过采购平台按谈判价格采购。

对于采购平台上短缺、未发生实际交易或其他原因导致采购困难且临床必需的医用耗材，医疗机构在采购总金额5%范围内自主议价采购。

除了全省耗材带量谈判，《意见》还要求全面开展联合采购。《意见》显示，各市根据工作实际，以市或以医共体、医联体为单位，有条件的市可以医疗机构为单位，自主选择采购平台实施采购。同时，鼓励各地组成区域联盟或跨区域联盟，在采购平台上开展集团采购。

为保证采购落地，《意见》还要求，对集团采购品种，省第三方药品电子交易平台按省级医保部门要求，结合采购任务需求和平台自身特点，通过直接挂网、竞价议价或谈判等方式开展采购。各采购平台要完善药品、医用耗材采购平台功能，推进医用耗材集中采购；要按医疗机构采购需求提高产品集中度、竞争度，鼓励实行带量采购、量价挂钩，降低虚高价格。

2019年11月由广东省卫健委和广东省中医药管理局发布的《广东省城市医疗联合体建设试点工作指南》显示，将建立城市医疗联合体内统一药品耗材管理平台，实现目录衔接、采购数据共享、处方自由流动、一体化配送支付等功能。广东省人民政府办公厅还印发了《广东省加强紧密型县域医疗卫生共同体建设实施方案》，表示县域医共体设立唯一医疗器械采购账户，统一使用目录，实行统一采购和配送、钱款统一支付。上述两文件的印发，或许正是为广东全省耗材带量谈判做准备。

《意见》表示，将通过制定与集中采购方式配套的支付政策、医保基金预付制度和结算办法，确保医疗机构使用和按时回款；同时完善医用耗材医保支付、质量监管、生产供应、流通配送、采购使用配套政策，优化供应链服务，降低采购成本。

2019年11月河北省卫健委发布《关于进一步深化医药卫生体制改革的意见》，也表示要探索开展耗材采购由医保部门直接结算，切断医院与药品耗材生产企业之间的资金往来，保障对企业及时回款，调动企业参与集中带量采购和降低价格的积极性。

广东省大批耗材将面临全面降价，广东省曾有医院通过再次议价的方式，降低耗材价格。广州市有两所三甲医院明确发出医用耗材降价通知，要求耗材供应商降价。其中一家医院明确，以耗材供货量的数额划分降幅大小：2018年供货量在150万元以上的，降15%；2018年供货量在100万~150万元的，降10%；2018年供货量在100万元以下的，降8%。

实际上，器械行业里类似上述二次议价的情况并不少见，但是本次《意见》已经明确要求，全省统一带量谈判后，各采购平台不再议价，医疗机构直接通过采购平台按谈判价格采购。

2019年9月30日，九部门联合下发《关于国家组织药品集中采购和使用试点扩大区域范围的实施意见》（医保发〔2019〕56号），对下一步各省市的实施提出了明确要求。随后，多个省份发布"4+7"带量采购全国扩围落地配套文件，山东、江苏、江西、安徽、辽宁等地还按照"4+7"带量采购精神在"4+7"外产品和耗材领域进行了试点。

2019年11月20日，国务院常务会议部署深化医药卫生体制改革进一步推进药品集中采购和使用，更好地服务群众看病就医。半年内，国务院两次会议就同一问题进行部署，可见国家对药品集中采购的高度重视，也凸显了国家对当前药品集中采购工作的肯定与推广的急迫。强调推进药品集中采购和使用，是深化医改的重要内容，为降低"虚高"药价、减轻群众负担发挥了积极作用。会议要求进一步推进此项工作，进一步推行的要求将使集中采购由"4+7"向"4+N"演化，包括集采的品种数量进一步扩大、产品的范围向高值耗材延伸、适用范围由公立医疗机构向医保协议机构扩展等。

安徽作为全国第一个开展高值耗材带量采购的省份，具有可参考试点经验。安徽省人民政府网站列出了安徽省针对骨科植入（脊柱）类、眼科（人工晶体）类带量采购的五点做法，值得行业参考：

一是用组套破解无标准无编码难题。 建立以临床需求为导向的"组套分组法"，破解医用耗材标准不一、分类不清难题，实现可竞争、可比价的价格形成体系。

二是用分配机制破解利益冲突难题。 发挥医保主导作用，以"购买方"角色，联合医疗机构，定规则、建机制，甩掉虚高水分，理顺价格体系，治理过度使用。成立公立医疗机构采购联合体，以量换价、以奖促用，调动公立医疗机构采购积极性。

三是用专家谈判解决信息不对称难题。 依托医药集中采购平台信息化优势，实施大数据采集分析运用，建立谈判议价智能辅助系统，为谈判议价提供翔实数据支撑。遴选临床专家担任谈判专家，发挥专业和经验优势，建立医药企业、耗材产品"双向比质比价法"，破除谈判议价信息不对称弊端。

四是用确定采购量解决招采分离难题。 明确参加采购的耗材用量，分别占2018年度省属公立医疗机构骨科植入（脊柱）类和眼科（人工晶体）类高值医用耗材采购量70%、90%的产品。要求省属公立医疗机构根据临床需求，优先采购使用谈判成功产品，按谈判后形成的谈判价在集中交易目录中网上集中采购，且采购使用量不得低于2018年度该产品的80%。

五是用组合政策破解营商环境难题。 与财政、卫健、药监部门共同制定组合政策，如临床优先使用、保证按时回款、严禁二次议价、单项预算清算、专项医保基金预付等，降低医药企业营销成本，为谈判产品及时进入医疗机构开通"快车道"，破解企业营商环境难题。

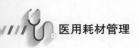

二、耗材带量采购"3+6"执行模式

2020年1月6日，京津冀医用耗材采购平台发布《关于开展京津冀及黑吉辽蒙晋鲁医用耗材联合带量采购（人工晶体类）历史采购数据填报工作的通知》（以下简称《通知》），京津冀及黑吉辽蒙晋鲁医药联合采购办公室要求，将开展九省（区、市）人工晶体类眼科耗材历史采购数据集中填报工作，用于九省联合带量采购。该文件的下发，正式拉开了耗材带量采购"3+6"的大幕。

何谓"3+6"？即在京津冀联盟的基础上，黑龙江省、吉林省、辽宁省、内蒙古自治区、山西省、山东省6省加入，开展医用耗材联合带量采购。

文件要求，9省公立医疗机构全部参与，鼓励军队医疗机构、医保定点非公立医疗机构自愿参与。

根据商务部发布的《2017年药品流通行业运行统计分析报告》，2017年九省医疗器械类销售总额约为247.6亿元，约占全国总销售额的26.25%（表5-3）。

表5-3　2017年医疗器械类区域销售统计表

地区	医疗器械类销售总额（万元）	区域销售比重
山东	834630	8.88%
北京	639472	6.81%
天津	263150	2.80%
山西	186765	1.99%
河北	149080	1.59%
吉林	147154	1.57%
黑龙江	144196	1.53%
辽宁	71273	0.76%
内蒙古	30288	0.32%
合计	2466008	26.25%

"3+6"可以说是目前全国最大的医用耗材带量采购联盟。这块占据全国近三分之一份额的公立医院市场，以医保作为最终购买方，势必要开启一场声势浩大的"以量换价"大戏。而这背后，是一大批和这片市场脉搏相连、性命相关的耗材企业，必然有企业顺势而上，也会有企业惨失大片市场。

（一）眼科人工晶体类先行

《通知》明确，九省医用耗材联合带量采购将从眼科人工晶体类耗材开始；明确梳理在九省公立医疗机构有实际交易的，人工晶体类耗材企业产品"单价采购量"，先摸底再谈判，这场博弈已经开始。

2019年11月，《京津冀医用耗材联合带量采购工作意见的通知》下发，明确首次京津冀联合带量采购，从眼科人工晶体类开始，以全年60%采购量实现"以量换价"。此番联盟扩容，九省最终确定的"量"很可能不低于60%。量越大，价格越低。通过集成区域整体使用量，使采购量更大，企业对产品的预期销售值就更高、更准确，降价空间就越大。

（二）其他类耗材要落地

京津冀联盟明确首批要执行带量采购的高值医用耗材，主要包括人工晶体类、心脏介入、外周血管介入、人工关节、其他脏器介入替代等医用耗材。

2016年12月21日，京津冀三地卫生管理部门签署《京津冀公立医院医用耗材联合采购框架协议》，正式启动三地医用耗材联合采购工作。医用耗材种类繁多，三地卫计委最终确定心内血管支架类、心脏节律管理类、防粘连类、止血类、人工关节类和吻合器类为首批联合采购的六大类医用耗材。三地分别开展历史采购数据网上填报工作，收集整理了三地医疗机构自2016年1月至2017年6月期间临床使用过的六大类相关产品，并找出每个品规最低价格，即"京津冀历史采购最低价"，自2018年6月30日起在三地二级及以上公立医院同步实施。

联想药品"4+7"带量采购，价格断崖式下跌、仿制药企业洗牌、医药代表岌岌可危等已是常态。在带量采购这一优胜劣汰的强机制下，高值耗材恐将难以逃脱同样的命运。耗材带量采购"3+6"这一跨省大范围联合带量采购，和"4+7"并无本质区别。

在《京津冀药品医用耗材集中采购合作框架协议》签署会议上，国家医保局就明确对其作为全国第一家跨省带量采购区域联盟做了充分肯定，表示将继续支持以"京津冀"为核心的采购联盟建设。

可以说，"以量换价""医保支付"是国家医保局在耗材"带量采购"过程中的重要手段，而大范围跨省联合带量又为全国医用耗材价格统一采集奠定了基础。"一省挂网，全国可采"的时代将逐步到来。

九省大范围联合带量采购带来的影响不止耗材的大杀价。针对高值耗材价格虚高，监管部门多次明确，一大原因便为其长期以来都是采取多层代理的销售模式，中间经过多层加价。带量采购实施后，两票制中的第一票价格、严禁二次议价、制定医保支付标准等都将是对流通环节的大力压缩，也就是"经销商没有差价赚了"。

（三）"3+6"高值耗材带量采购谈判

根据"3+6"联盟的议价规定，产品中选需要经过两轮的议价谈判，在第一轮竞价谈判公布拟中选结果后，进入第二轮的议价谈判环节。同分组内申报企业为2家及以上的，采取竞争方式；同分组内申报企业仅为一家的，将选取议价谈判的方式。"3+6"联盟特别强调，即使该产品只有一家申报企业，也要由降价幅度决定是否入选。

2020年5月9日，"3+6"耗材联盟的谈判议价第一轮工作完成。此阶段共有22家企业进行申报，分为13个组进行竞争，最后25个产品拟中选。在此次的谈判中，产品的最高降幅达84.73%，平均降幅为54.21%。据统计结果，本次带量采购的人工晶体共有31.39万片，年采购金额达9.34亿元，9省耗材需求量的60%以量换价，议价之后的成交价格为6.42亿元。显然，全国范围内首次跨区域联盟的以量换价的"成效"显著（表5-4）。

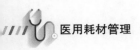

表5-4　2020年5月9日25个产品拟中选清单

序号	产品名称	注册证号	型号	投标企业	生产企业	拟中选价（元/片）
1	亲水性丙烯酸酯非球面人工晶状体	国械注进20173221639	Aqua-Sense PAL	珠海市祥乐医疗器械有限公司	爱锐科技企业	790
2	折叠式非球面人工晶状体	国械注进20173226950	868UV	上海潇莱科贸有限公司	U.S. IOL，Inc	1398
3	后房型丙烯酸酯非球面人工晶状体	国械注进20193161561	Aspira-aA	北京视达医疗器械有限公司	Human Optics Aktiengesellschaft	836
4	折叠式人工晶状体	国械注准20173220503	PCF60/A	河南宇宙人工晶状体研制有限公司	河南宇宙人工晶状体研制有限公司	1250
5	人工晶状体	国械注进20143165595	Akreos Adapt AO	博士伦（上海）贸易有限公司	博士伦有限公司	1417
6	一件式折叠人工晶状体	国械注准20173220919	RS60A	无锡蕾明视康科技有限公司	无锡蕾明视康科技有限公司	1188
7	可折叠一件式人工晶状体	国械注准20193161652	A2-UA	爱博诺德（北京）医疗科技股份有限公司	爱博诺德（北京）医疗科技股份有限公司	1400
8	折叠式后房丙烯酸人工晶状体	国械注进20173221501	ZCB00	华润广东医药有限公司	强生视力康公司	1599.99
9	可折叠一件式人工晶状体	国械注准20193161652	A1-UV	爱博诺德（北京）医疗科技股份有限公司	爱博诺德（北京）医疗科技股份有限公司	1948
10	预装式非球面后房人工晶状体	国械注进20173227089	250	宁波健美士医疗器械有限公司	豪雅医疗新加坡有限公司	2945
11	预装式黄色疏水性丙烯酸人工晶状体	国械注进20153223027	CT LUCIA 601PY	上药控股有限公司	CarlZeissMeditecAG	3680
12	预装式着色非球面后房人工晶状体	国械注进20193161563	SZ-1	上海富吉医疗器械有限公司	日本尼德克株式会社	2087
13	折叠式丙烯酸人工晶状体	国械注进20173226611	ZA9003	华润广东医药有限公司	Johnson & Johnson Surgical Vision，Inc.	1299.99
14	人工晶状体	国械注进20183222186	FLEX（A8L）	武汉六合恒远投资有限公司	The Fred Hollows Intraocular Lens	229
15	人工晶状体	国械注进20173221845	Aqua-Sense	珠海市祥乐医疗器械有限公司	爱锐科技公司	350
16	折叠式人工晶状体	国械注准20173220503	PCF60	河南宇宙人工晶状体研究有限公司	河南宇宙人工晶状体研究有限公司	366

续表

序号	产品名称	注册证号	型号	投标企业	生产企业	拟中选价（元/片）
17	折叠式人工晶状体	国械注进20143165033	860UV	上海潇莱科贸有限公司	U.S.IOL，Inc	498
18	折叠式后房人工晶状体	国械注进20163222789	SOFTECIO	深圳市新产业眼科新技术有限公司	Lenstec（Barbados）Inc.	550
19	肝素表面处理亲水性丙烯酸人工晶状体	国械注进20173226128	BioVue	珠海市祥乐医疗器械有限公司	爱锐科技公司	790
20	可折叠人工晶状体	国械注准20203160297	ANU575	天津世纪康泰生物医学工程	天津世纪康泰生物医学工程有限公司	549
21	折叠式人工晶状体	国械注进20153160008	863UV	苏州宣丰经贸有限公司	美国优视公司	680
22	后房型丙烯酸酯人工晶状体	国械注进20193161562	AS	北京视达医疗器械有限公司	Human Optics ktiengsellschaft	686
23	一件式折叠人工晶状体	国械注准20173220919	MS57A	无锡蕾明视康科技有限公司	无锡蕾明视康科技有限公司	699
24	非亲水丙烯酸后房人工晶状体	国械注进20183221833	N4-18B	上海富吉医疗器械有限公司	日本尼德克株式会社	783
25	聚丙烯酸酯类后房型人工晶状体Soft	国械注进20173221526	AR40e	华润广东医药有限公司	Johnson & Johnson Surgical Vision，Inc.	850

2020年5月18日，京津冀医用耗材联合采购平台对京津冀及黑吉辽蒙晋鲁医用耗材（人工晶体类）联合带量采购议价谈判方式拟中选结果进行了公示。在公示结果中，19个产品价格谈判议价成功，爱尔康、爱博诺德、上药控股、华润广东等企业产品中选（表5-5）。

表5-5　2020年5月18日19个产品中选清单

序号	产品名称	注册证号	型号	申报企业	生产企业	中选价（元/片）
1	人工晶状体	国械注进20153223026	ATTORBI709M	上药控股有限公司	Carl Zeiss Meditec AG	3300
2	单件式复曲面人工晶状体	国械注进20173221106	ZCT100	华润广东医药有限公司	强生视力健康公司	3700
3	人工晶状体	国械注进20163221747	AT1BH	爱博诺德（北京）医疗科技股份有限公司	爱博诺德（北京）医疗科技股份有限公司	3899
4	人工晶状体	国械注进20163220067	SN6AT3	爱尔康（中国）眼科产品有限公司	美国爱尔康公司	3700
5	着色非亲水丙烯酸非球面后房人工晶状体	国械注进20183221839	N4-18YG	上海富吉医疗器械有限公司	日本尼德克株式会社	1652

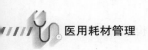

续表

序号	产品名称	注册证号	型号	申报企业	生产企业	中选价（元/片）
6	人工晶状体	国械注进20153223065	RAY-61PL	杭州协合医疗用品有限公司	PT.Rohto Laboratories Indonesia	1700
7	人工晶状体	国械注进20173227091	404型	杭州畅德贸易有限公司	Medennium, Inc	3050
8	人工晶状体	国械注进20143166151	SN60WF	爱尔康（中国）眼科产品有限公司	美国爱尔康公司	1700
9	人工晶状体	国械注进20163223306	CT ASPHINA 603P	上药控股有限公司	CarlZeiss Meditec SAS	1788
10	后房型丙烯酸酯非球面蓝光滤过型人工晶状体	国械注进20143165566	Aspira-aAY	北京视达医疗器械有限公司	人类光学股份公司	2298
11	人工晶状体	国械注进20163220173	SN6CWS	爱尔康（中国）眼科产品有限公司	美国爱尔康公司	1870
12	预装式人工晶状体	国械注进20163220723	PY-60R	宁波健美士医疗器械有限公司	豪雅医疗新加坡有限公司	1170
13	人工晶状体	国械注进20163220066	SN60AT	爱尔康（中国）眼科产品有限公司	美国爱尔康公司	1196
14	人工晶状体	国械注进20173226099	CT SPHERIS 203P	上药控股有限公司	Carl Zeiss Meditec SAS	888
15	人工晶状体	国械注进20163221462	ZXR00	华润广东医药有限公司	强生视力健康公司	11066
16	区域折射多焦人工晶状体	国械注进20153221164	LS-313MF15	天津高视晶品医疗技术有限公司	Oculentis BV	4199
17	单件式多焦复曲面人工晶状体	国械注进20183221793	ZMT150	华润广东医药有限公司	强生视力健康公司	6106
18	单件式多焦人工晶状体	国械注进20153220709	ZMB00	华润广东医药有限公司	强生视力健康公司	4938
19	人工晶状体	国械注进20153160015	SN6AD1	爱尔康（中国）眼科产品有限公司	美国爱尔康公司	5045

下一步，"3+N"医用耗材采购联盟以人工晶状体联合带量采购为契机，进一步完善招采机制，发挥招采平台作用，扩大招采品种范围。未来将有更多的省份加入"3+6"跨区域联盟。同时，"3+N"耗材联盟集中带量采购也将会是国家医保不断推进的方向所在，在越来越大范围的联盟之下，全国性耗材带量采购也将慢慢形成。

不论是"4+7"采购模式，还是"3+6"采购模式，国家医保局在《国家医疗保障局关于政协十三届全国委员会第二次会议第4000号（医疗体育类435号）提案答复的函》中明确表示，要形成全国医疗器械价格联动机制。下一步，国家医保局将参照药品招标相关政策拟定医疗器械指导意见，按照医疗器械质量和功能进行合理分组，指导集采中心选取适当的方式开展招标工作。

国家医保局强调，将细化医疗器械省级集中招标采购平台备案采购制度、限定备案周期，可以看到，带量采购趋势已经全面来临。

三、"三统一"、多模式

2020年6月18日，湖北省药械集中采购部门联席会议办公室印发《湖北省医疗机构医用耗材集中带量采购工作方案》，明确将分类分批选择临床用量较大、采购金额较高、临床使用较成熟、多家企业生产的医用耗材实行带量采购，并探索建立量化"市场份额"的区域联盟采购结果动态匹配机制。

《方案》提出合理区分功能属性竞价组，采用竞价、议价、谈判等多种采购模式。全省公立医疗机构均参加，鼓励医保定点社会办医疗机构自愿参与。采购周期原则上为一年。同时，《工作方案》提出"三统一"，即统一编码体系、统一采购交易平台、统一采购目录和动态调整。依据《国家医疗保障局关于印发医疗保障标准化工作指导意见的通知》（医保发〔2019〕39号）有关要求及医用耗材分类与编码标准，逐步落实医用耗材品种的注册、采购、使用等环节规范编码的衔接应用。

《方案》提出：省药械集中采购服务平台将成为全省统一的医用耗材集中采购唯一交易平台，过渡截止期限为2020年8月31日。逐步建立省统一的医用耗材采购目录。健全医用耗材采购目录动态调整机制，及时增补必要的新技术产品，退出不再适合临床使用的产品。

《方案》要求及时结算货款，从交货验收合格到支付企业货款时间不得超过30天。医保基金在总额预算的基础上，按照不低于采购金额的30%提前预付给医疗机构。对类别相同、功能相近的医用耗材，探索制定统一的医保支付标准。

2020年6月8日，国家医保局发布《基本医疗保险医用耗材管理暂行办法（征求意见稿）》，明确规定公立医疗机构采购的医用耗材都须经过集中采购相应程序在省级集中采购平台挂网后采购。目前多个省市已针对医用耗材的带量采购发文，部分以地区联盟的形式出现，即省际联盟、城市之间联盟。

2020年3月中旬，国家医保局明确要求要在未来6个月内（即9月中旬前），在11个试点省份（江苏、安徽、福建、青海、上海、浙江、湖南、重庆、四川、陕西和宁夏）开展高值耗材带量采购工作，其余23个省份及城市也要积极跟进。2020年5月9日，首批人工晶体类眼科耗材集中带量采购会在天津召开，确定了京、津、冀、黑、吉、辽、蒙、晋、鲁九省份联合带量采购人工晶体类眼科耗材工作正式展开。

2020年5月21日，重庆市医保局、贵州省医保局、云南省医保局、河南省医保局发布《关于组织开展医用耗材集中带量采购的公告》（以下简称三省一市），采购品种为吻合器、补片、胶片3类医用耗材。其中，吻合器和补片是高值耗材，胶片是低值耗材。

2020年5月25日，浙江省药械采购中心拟订《浙江省公立医疗机构部分医用耗材带量采购文件（征求意见稿）》。采购品种为药物支架、冠脉介入球囊、骨科髋关节，采购周期为2年，年采购量为浙江省内公立医疗机构2019年全年交易量的80%。

山西大同市医疗机构联盟试点采购首批低值医用耗材于2020年6月1日落地，在大同市62家医疗机构实施。市级首批低值医用耗材锁定正压型留置针、血液透析器和普通输液器

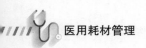

3个品种，全年可节约采购资金1076.59万元。大同市医保局采取公开招标的模式，最终正压型留置针中选产品平均降幅为74.48%，最高降幅达79.30%；血液透析器（中低通量）中选产品平均降幅为58.08%，最高降幅达86.15%；普通输液器中选产品平均降幅为40.17%，最高降幅达77.36%，竞价成效明显。

淄博市医保局于2020年5月30日发布《关于七市医用耗材联合采购拟中选企业及产品名单的公示》，此次带量采购被称为山东范围内"史上规模最大""砍价超狠"的一次谈判。此次议价涉及吸氧装置、注射器、采血针、导尿管、导尿包5大类19个规格产品，共吸引100余家国内外知名企业报名，经审核最终确定88家企业参与谈判。参与集采耗材降价明显，例如某厂家的吸氧装置市场价为46元，砍价后为12.9元，降幅达72%，为全场最高降幅耗材。其他品类也有较大降幅。

第五节　合同管理

采购人和供应商之间的权利和义务，应当按照平等、自愿的原则以合同方式约定，采购合同应当采用书面形式，合同格式通常需经过医疗机构内部审计部或法律顾问审核后再出具。

采购合同适用《合同法》，合同要约至少应该包括以下内容：产品/服务名称、规格/型号、生产厂家、供应商名称等；供应价格；产品质量标准与要求；产品的详细包装保证；验收标准；质量保证及售后服务；交付时间与合同有效期；货款结算；合同的变更及解除；双方违约条款；不可抗力造成的免责条款；纠纷的解决等。

公开招标、政府采购等采购项目的合同在签订后，应按省、市相关合同公开或备案要求及时在相关平台进行公开和备案；采购部门应该做好相关合同的存档工作。

合同签订后，原则上不得随意终止、变更或解除。因不可抗力所致的终止、变更或解除合同的情形除外。确需终止、变更或解除合同的，应按合同约定，在医疗机构内部审批后执行。

一、医疗机构内部采购合同

医疗机构内部的采购合同可以根据本单位内部控制制度自行制定采购合同或协议的范本。

对于自主开展院内招标采购的，中标通知书对采购人和中标供应商均具有法律效力。中标通知书发出后，采购人改变中标结果的，或者中标供应商放弃中标项目的，应当依法承担法律责任。中标供应商应当在中标通知书发出之日起30日内，按照招标文件和中标人的投标文件与医院签订书面合同。招标人和中标人不得再行订立背离合同实质性内容的其他协议。规定时间内不与医疗机构签署相关合同的，按自动放弃中标权利处理。

中标供应商不能在合同约定的时间内履约的或提供的标的物不符合合同约定的参数、质量、服务等要求的，采购人有权拒收；情节恶劣的，采购人可以单方面终止合同，并追究中标人的违约责任。出现上述情况，采购人可以依据投标得分高低顺序安排第二候选中标人签订相关合同或重新组织招标。

原则上中标供应商不得分包项目。确实需要分包的，必须经医疗机构同意，中标供应商才可以采取分包方式履行合同。采购合同分包履行的，中标供应商就采购项目和分包项目对采购人负责。

二、政府集中采购合同

当前，政府集中采购系统较为完善，可以直接生成或下载电子版合同（附录3），内容固定，无须双方协商拟订，只需买卖双方签署保存归档即可，简单方便。

第六节　结算管理

一、票据管理

有效规范票据的印制、发放、购领、使用、保管及核销工作，可以堵塞漏洞，维护良好的经济秩序。

为避免退票、保证付款快捷，供应商应提供规范、清晰、合格的发票及相关对应票据资料。

根据国家相关法规的规定，医用耗材的票据不仅起财务凭证的作用，还作为医用耗材在临床诊疗中的使用凭证，在相关的医疗器械质量检查或医疗质量检查时，医用耗材票据（包含发票及送货单）均是被抽查内容之一。在涉及医疗争议或医疗纠纷时，医用耗材票据也是主要的证据材料之一。因此，医疗机构必须有严格的医用耗材票据审核制度及流程，才能确保这些票据的真实性和有效性。

二、结算审批

通常，医疗机构内部财务经费开支会执行分级审批制度，具体分级审批权限根据医疗机构规模及内部管理规定等而有所差别。以某医疗机构的医用耗材开支（包含低值易耗品、卫生材料等）为例：每次采购5000元以下（含5000元）的开支，由医用耗材管理部门负责人直接审批；5000元以上的开支，需经医用耗材管理部门负责人和分管的院领导两级审批。

三、审计

（一）医用耗材审计

医用耗材跟踪审计是物价审计部门对价值较高的一次性卫生材料采取提前介入、全过程跟踪，以预防性和建设性为主要目的一种审计监督模式。

（二）内容

1.跟踪审计监督管理制度的执行落实情况。

2.跟踪审计监督审批立项环节。

3.跟踪审计监督采购环节。

4.跟踪审计验收与使用环节。

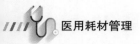
5.跟踪收费环节。

6.跟踪监督销毁环节。

7.跟踪监督效益评估环节。

四、常见票据

（一）增值税发票

1.增值税专用发票　属于商事凭证，由国家税务总局监制设计印制，只限于增值税一般纳税人领购使用，作为纳税人反映经济活动中的重要会计凭证；由于实行凭发票购进税款扣税，购货方要向销货方支付增值税，因此也是完税凭证，起到销货方纳税义务和购货方进项税额的合法证明的作用。增值税专用发票是增值税计算和管理中重要的、决定性的、合法的专用发票。

2.增值税普通发票　是将除商业零售以外的增值税一般纳税人纳入增值税防伪税控系统开具和管理。也就是说，一般纳税人可以使用同一套增值税防伪税控系统开具增值税专用发票、增值税普通发票等，俗称"一机多票"。

3.两种发票的区别

（1）印制要求不同：增值税专用发票由国务院税务主管部门指定的企业印制；增值税普通发票是按照国务院税务主管部门的规定，分别由省、自治区、直辖市国家税务局、地方税务局指定企业印制。

（2）抵扣不同：增值税专用发票是可以作为企业进项税来进行抵扣的，而增值税普通发票是没有税务抵扣功能的。

（3）发票的开具要求不同：增值税专用发票通常只能由增值税一般纳税人领购使用，小规模纳税人需要使用的，只能经税务机关批准后由当地的税务机关代开；增值税普通发票可以由从事经营活动并办理了税务登记的各种纳税人领购使用，未办理税务登记的纳税人也可以向税务机关申请领购使用增值税普通发票。

（4）国家征税起点不同。

（二）电子票据

1.背景　为了适应国家医药卫生体制改革，全面加强医疗收费票据使用管理，有效防止虚假医疗票据，2012年9月和2013年3月，财政部、卫生部先后联合发布《关于印发〈医疗收费票据使用管理办法〉的通知》（财综〔2012〕73号）和《关于实施〈医疗收费票据使用管理办法〉有关问题的通知》（财综〔2013〕40号），统一了全国医疗收费票据种类、式样和规格，明确了医疗收费票据使用管理具体要求。根据《财政部办公厅关于在京中央医疗机构启用中央医疗收费票据有关事宜的通知》（财办综〔2013〕52号）要求，在京中央医疗机构自2013年8月起向财政部申领并使用中央医疗收费票据。北京市各级财政部门不再向其提供医疗收费票据。

在京中央医疗机构应当按照财综〔2012〕73号要求，申领、使用、保管中央医疗收费票据并积极推动医疗收费票据电子化管理，将医疗收费票据的领用、保管、分发、使用等信息纳入财政票据电子化管理系统，全面提高医疗收费票据信息电子化管理水平。

2. 案例：全国首张医疗电子发票 2018年9月26日上午，成都市民余女士在华西医院缴纳了190多元的诊疗费后，手机上收到了一张电子发票的信息通知。这是四川大学华西医院开出的全国首张医疗财政电子票据，同时也标志着四川省财政电子票据管理系统正式上线运行。四川医疗系统迈入"发票无纸化"时代。

电子发票可以入账报销，可以作为医保凭证，它的法律效力、基本用途、基本使用规定与传统纸质发票相同。

3. 电子发票和纸质发票的异同

（1）都可分为增值税专用发票与增值税普通发票，在计算缴纳增值税销项税额上是一致的，从传统的物理介质发展为数据电文形式。

（2）打破了纸质发票作为会计记账凭证的传统，具备了发票会计档案电子记账的条件。

（3）电子发票不需要经过传统纸质发票的印制环节，其申请、领用、开具、流转、查验等都可以通过税务机关统一的电子发票管理系统在互联网上进行。纳税人申领发票手续得以简化，降低了纳税成本。

（4）电子发票更加便于保管、查询、调阅。

4. 送货单 医用耗材的送货单上应具有与医用耗材性能相关的重要信息。如果是一次性材料，必须填写生产批号、灭菌批号、灭菌有效期等；如果是对储运有特定要求的试剂类医用耗材，必须填写储运条件，储运条件应与注册证或说明书相符，验收人员需在验收时填写相应储运情况作为验收意见之一。送货单示例见图5-8。

(公司) **送货单**											
用户：						发票号：					
物资编号	产品名称	型号规格	产地 （生产厂家）	单位	数量	单价	金额	生产批号 （生产日期）	灭菌批号 （灭菌日期）	灭菌有效期	储运方式
合计											
送货经手人：				收货经手人：							
联系电话：				联系电话：							
送货日期： 年 月 日				收货日期： 年 月 日							
经销公司盖章：				验收意见（签章）							

图5-8 送货单示例

五、结算管理

医疗机构应严格按照交易双方签订的采购合同结算支付货款。

执行集中采购的产品，集采组织方会在采购合同中明确统一的结算周期，且会将医疗机构是否按约结算作为执行集中采购完成度的指标。因此，医疗机构需要及时履行结算事宜。对于院内自主采购的合同，通常执行的是医疗机构与供应商约定的结算周期，大部分的医疗机构结算周期在3个月以上。

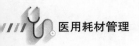

第七节　供应商管理

供应商作为医用耗材采购中关键的一环，其服务质量直接关联诊疗质量，因此，医疗机构需要加强供应商管理。随着医用耗材在诊疗中重要性的提升，医用耗材管理者对供应商管理和评价的研究也日益深入。

为规范供应商管理，保障采购质量，提高供应商服务水平，应对医疗机构中经相关程序合法准入的医用耗材供应商（包含生产商及配送商）进行定期考核和评价。

一、供应商的定义

通常认为，供应商是指长期或短期直接向医疗机构提供医用耗材、医疗设备/器械及其配套维修维护等服务的企业。狭义上界定的供应商，仅指供采合同中负责供应的那一方。

但在实际的医用耗材采购供应过程中，以下人员各司其职，共同影响供应结果：①生产厂商（产品推广人员、销售人员、技术支持人员）；②代理商（厂家指定的分销团队，可能有多级存在）；③配送商（将产品送到终端用户处的供应方，通常包含专职业务员和送货人员）。所以，广义上的供应商应包含与产品相关的生产制造商、销售服务商、物流配送商等。本章节所述供应商，即为广义上的供应商。

二、供应商业务管理

（一）供应商变更

根据目前国家对医疗购销领域的管理要求，医用耗材的交易与诊疗安全、廉政安全关联密切，因此，供货商不能随意变更，应制订相关的审批流程（图5-9）。供应商变更审批完成后，还应根据医疗机构的物资档案管理要求对医用耗材基本信息进行变更，以保证后续的供采（表5-6）。

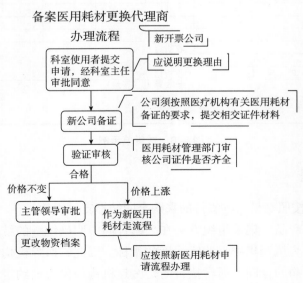

图5-9　供应商更换流程

表5-6　医用耗材信息更新表

物资分类编码	物资分类名称	物资编码	物资名称	规格型号	品牌名称
计量单位	参考成本	销售价格	是否收费项目	生产厂家编码	生产厂家名称
是否高值耗材	是否植入物	收费编码	生产产地	是否采购	是否出库跟踪入库
是否批次管理	是否效期管理	产品材质	最大包装	最小包装	包装规格
产品注册名称	注册证号	注册证有效期	引进方式	送货周期（天）	招标方式
产品中标编码	中标企业ID	中标价格	是否启用收费	供应商编码	供应商名称
仓库编码	是否二级库管	通用名称	是否省平台项	省平台产品编码	备注	准入时间

注：以上罗列信息项仅作为参考，由于各医疗机构的规模、信息化建设水平等存在差异，医用耗材的管理信息项也会有差别。

（二）供货产品调价

医疗机构对这类变更的处理审批与供应商变更的审批相似，但根据调价对象涉及采购量的不同，可能会出现直接接受、议价后接受、终止并另寻其他产品等不同的结果。

以下为医用耗材价格变更的申请表示例（表5-7）。

表5-7　调价申请表示例

类别	申请供应商	申请人	申请人电话	申请品项	规格	原价	调整价格	计价单位	申请时间	医院存货编码	品牌	注册证	调价原因

（三）业务员变更

业务员作为供应商的服务代表，其身份必须经企业合法授权，相关资质材料（包括企业法人授权及本人身份证等）需在医用耗材管理部门备案存档。经授权业务员的所有与业务相关的行为在授权期限内均可视同为企业行为。因此，业务员的变更需由企业重新出具授权并更新档案中的人员资质。

对于供采服务中存在不合规行为的业务员，医疗机构可以要求更换，但同样建议，应以公函的方式提出要求并说明变更的理由。

（四）供应商相关信息的变更

这部分变更是指企业部分信息发生修改，如：企业更名但法人及经营范围未改变，企

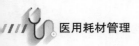

业名称依旧但开户行或账号变更等。这类变更属于常规信息变更，通常只要补充相关佐证材料即可办理。

1.供应商更名所需材料

（1）企业更名前后营业执照复印件、开户许可证复印件，并加盖单位公章。

（2）当地工商部门出具的《企业变更登记核准通知书》。

2.开户行或账号变更所需材料

（1）有效的企业营业执照复印件、新开户许可证复印件，并加盖单位公章。

（2）企业开户行及账号、银行联号变更说明函。

（3）开户行未发生变化，仅账号变更需出具开户银行提供的企业账号升级说明或账号变更说明（列清变更前后户名、账号等信息）并加盖开户银行公章。

（五）医疗耗材质量出现问题

使用科室需要上报医用耗材管理部门组织核验，并按医疗器械不良事件处理流程进行鉴定和上报省、国家药品不良反应监测中心。

三、供应商评价考核

（一）供应商服务方面存在问题的类别

1.对法规不够了解，增加医疗质量风险　准入或试用时证件提供不齐、进口产品的中文标识等不完善、不按规定执行验货交接、在提供新产品时忽略证件更新等。

2.对经营产品不够熟悉，容易误导采购人员和临床医护人员　产品规格描述不清、将一次性产品当重复产品推荐、不同产品的随意替换、适应症拓展使用等。

3.所经营产品价格不够透明，存在管控难度　产品在各地价格差异大、层级配送商多加大成本、产品规格与价格存在倒挂等。

4.服务人员自身素质不足，影响服务质量　配送商与厂家服务人员脱节致服务不到位、跟台人员本身技术力量无认证、产品培训不专业等。

（二）医疗机构对供应商的要求

1.供应商应严格遵守各项法律法规和政策要求，严格执行医疗机构各项送货流程，不得弄虚作假，不得有院内行贿、宴请旅游、有偿推销等行为，严禁使用不正当手段获取医疗机构物资采购和使用信息，一旦被发现有上述行为，医疗机构有权立即终止与其的一切合作，并承担由此引发的其他相应责任。

2.供应商应有独立的供货能力，不得将订单转包给其他企业。

3.供应商应按医疗机构要求时限完成日常配送；应按订单要求（订单号/平台生成的送货单号、产品名称、规格型号、数量、批次等）准确完成送货，对配送错误的货物应及时更换。供应商必须保证所提供产品距灭菌失效期时间足够，同一订单的同一产品品规建议不多于2个批次。

4.供应商有责任和义务根据医疗机构货物常规使用情况备货，以保证正常供货。确因客观因素无法一次性送齐的，应在送货单上打印或标注未到货情况以及预计到货时间，并严格按照预计时间补齐货物。如遇部分产品停产不能供货，应在得到停产信息后立即书面通知医用耗材管理部门。

5.医疗机构采购的物资必须按要求配送至医用耗材管理部门指定地点，经由医用耗材管理部门仓库查验，未经允许不得直接向使用科室送货（含试用）。未经医用耗材管理部门许可将货物直接送到使用科室的，应视为供应商违规且应给予警告处罚，涉及产品一律不接收发票、不付款。

6.所有配送到医疗机构的产品必须为合格产品。严禁提供无证、过期、假冒伪劣等不合格产品。对于因提供不合格产品引发的医疗纠纷、医疗事故以及一切不良后果，供应商及厂家负全部经济和法律责任。一经发现，医疗机构应考虑停用该供应商配送的全部物资。

7.供应商应保证所有进入医院的产品包装完好，内外包装要一致，所有产品标识规范、明晰，国产产品应符合国家标准，进口产品应加贴中文标签［注明产地、品名、品牌、规格型号、注册证号、行标识（含生产商、品牌、规格型号、注册证号、有效期、包装规格等），并保证中文标签与英文标签内容一致］，一次性使用物品需有产品质量合格证，进口产品需有海关报关证明。

8.供应商应及时、主动提供各类有效、合法的证件和证明文件并加盖公章（生产厂家及各级代理企业的营业执照、组织机构代码证、产品代理授权书原件、销售代表法人授权书原件、医疗器械生产/经营许可证、医疗器械注册证），相关证件即将到期的需提前做好证件换发准备。医疗器械注册证到期后3~6个月内，医疗机构仍可接收原注册证有效期范围内生产的合格产品；逾期尚未提交新医疗器械注册证的，医院可停止采购该产品。各级授权到期的产品在没有取得新授权前可停止采购。由于证件更新不及时引发的一切后果由供应商自行承担。

9.未经医用耗材管理部门同意，供应商不得以任何理由私自向科室提供试用、使用产品，不得自行与科室退换货或向使用科室提供不实供货信息。一经发现，暂扣全部货物，同时供应商需承担可能由此引发的医疗纠纷或医疗事故等后果。一经发现，医疗机构可以暂停采购该物资或对供应商做出其他处罚处理。

10.供应商应能在一定程度上承担市场波动的风险，确因原材料成本上涨或其他原因需上调价格，需提供厂家出具的调价通知以及产品进货发票或本地区其他同级别医院调价前后的采购发票作为调价申请的依据，无上述凭证的，医院有权拒绝受理调价申请。

11.供应商应积极配合做好各类退换货产品和疑似质量问题产品的投诉处理以及整改反馈工作，并在2个月内提交疑似质量问题的产品返厂检测报告（如确无法按时提供，请务必提交纸质说明）。对频繁出现不良事件或因产品质量问题导致退换货的产品，应与生产厂家沟通并出具书面解释、整改方案以及产品质量承诺函，医院视情节进行处理。

12.供应商一方负责跟台的人员必须证明自己具备跟台资质，且跟台人员必须提前经过医用耗材管理部门及手术室审核，获得身份确认，才可作为跟台人员。跟台人员的标识牌由手术室制作，跟台人员必须遵守手术室的管理要求，规范手术准备行为技术操作。跟台人员的主要职责是术前对使用者进行必要的培训，术中协助手术护士核对器械实物，术中协助

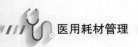

和指引耗材或器械的使用。跟台人员不得携带任何器械或医用耗材进入手术室，也不得携带任何器械或医用耗材离开手术室。

（三）供应商的考核与评价

1.医疗机构与供应商签订供货协议/合同后，应对供应商进行考核和评价　评价频次为每年1~2次，评价主要从产品质量、产品价格、供货时间、供货能力、售后服务、供应商信誉等方面进行。

2.供应商评价可以采用百分制　评价结果分为"合格"和"不合格"两种，两个结果的分数线由各医疗机构根据各自的评价指标及分值设定，可以是60分、75分或80分等，评价结果应以书面形式反馈给供应商。

3.供应商评价的具体内容

（1）产品质量　主要从供应商供应产品的质量合格率、供应产品的规范性（包括中文标识、检测报告、合格证）、供应产品包装的完好率、产品使用情况评估等方面进行评价。该部分可以由仓库库管人员负责评审，客观依据可参考系统中的验收记录和不良事件记录等。

（2）产品价格　主要从供应产品价格是否合理、是否主动响应市场情况提出供应产品降价、消化产品涨价能力等方面进行评价。该部分评价可以由医用耗材管理部门的准入人员负责评审，客观依据可参考查价平台的同类产品记录等，不可收费耗材还可参考对应诊疗项目的耗材占比率。

（3）供货能力　主要从供货方式、供货的准确度、增减供货数量的应变能力、交货及时性、业务员的服务协调能力等几个方面进行评价。该部分可以由采购员负责评审，客观依据可参考系统中订单的响应速度、配货情况、到货时间等。

（4）售后服务　主要从以下方面进行评价：是否按照医院要求提供产品相关证件、是否按照医院要求及时更新过期证件，包装破损、质量不合格的耗材是否能无条件更换；使用科室或患者对产品质量提出问题时，是否能及时安排人员妥善处理；是否积极配合和响应集采等政策性工作；能否主动对使用科室进行应用培训；在突发公共卫生事件或紧急情况时，能否主动为医院提供应急服务等。该部分可以由管理人同与不良监测员共同负责评审，客观依据可参考系统中的资料更新记录、不良事件反馈记录等。

（5）供应商信誉　主要从供应商是否合法经营、是否诚信经营、有无违反相关管理规定等方面进行评价。该部分主要由医用耗材管理部门负责人负责评审，客观依据参考违法处罚记录。

（6）加分项　主要从是否诚信守法经营、企业内部是否严格管理、销售行为是否规范、信誉是否良好、是否有一定的社会责任感，是否在合同期内无不良记录、积极配合医院的管理要求和临床需要，是否能配合医院完成特殊任务要求等方面进行评价。该部分主要可由医用耗材管理部门通过综合投票进行评审。

具体评价内容及评分示例参见表5-8。

表5-8 《医疗机构供应商考核评价表》示例

序号	项目	说明	分值
1	产品质量	供应产品的合法性和合格性	15
2	产品包装	产品外包装的完整性和整洁性；产品标识规范、明晰	10
3	产品价格	产品价格合理性	15
4	供货方式	是否严格按照医院要求配送到指定地点	5
5	供货及时性	配送要求：接到订单后3~5个工作日，不可抗力因素除外。对因特殊需要较长订货期的产品，公司应提前备案	10
6	供货准确性	实际配送货物与订单内容的一致性	5
7	产品证件	备案证件的有效性、真实性、及时更新等	10
8	售后服务	配送人员的稳定性和专业性	10
		退换货、产品质量问题投诉响应和处理速度	10
9	销售纪律	遵守院方相关规定的情况	10
合计总分			100

对服务商有管理、有定期的评价还不够，还要将评价的结果利用起来。只有应用起来才能有震慑力和影响力，才能真正对服务商起到约束作用，提高质量。

3.供应商评价的运用 主要考虑以下几个方面。

（1）扣/罚款 将供应商评价及结果运用写入合同，作为履约考评付款的因子。

示例：某地区某大型三甲医院的电子招标文件商务部分及合同范本中，有如下有关履约考评的描述：

履约考评，履约期间每半年将按我院《供应商诚信量化评价管理办法》对供应商履约行为进行考评一次，将每次考评低于80分者进行当季度支付金额2%的罚没，并要求整改，一年累计考核两次不合格者将进行淘汰，扣罚5%当季支付金额，并终止合同，纳入黑名单管理。

（2）在招标采购工作中引入评价结果管理 主要是将日常考评结果运用在招标采购评审标准的信誉评分项中，以此让前面的服务结果影响后续的投标，有助于提醒供应商重视服务质量和提高服务水平。

示例：某地区某医院的院内自主招标采购的招标文件所公示的评审标准充分应用了评价结果，内容如下：

信誉评分	10分	提供诚信投标承诺书，信誉得分＝（在我院既往履约服务半年诚信量化评分/100）×10 注：在我院服务的供应商量化评分按承办部门的半年量化评价得分，未经我院招标采购中标或成交服务的投标人默认其诚信量化评分为满分100

附1：医疗机构医用耗材采购示例

结合广东地区医疗机构的操作实务，提供以下示例模式。

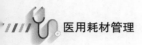

（一）采购需求的提出及论证

1.临床科室根据临床及专科发展需要，由科室主任组织召开科室内部审核小组会议，讨论前期完成调研的、符合条件需购进的新耗材，填写《医用耗材新增申请审批表》，明确申购理由，小组成员集体签名。其中，科室内部审核小组原则上由科室正、副主任及本科室副高以上职称人员组成，人数要求为3人或5人（单数）。

2.报请医务部（医疗耗材）或护理部（护理耗材）审批，主要审批新增医疗耗材的技术应用开展或护理耗材使用的必要性。

3.报请物价部门审核，主要审核是否符合国家/省/市物价相关规定及是否允许收费等情况。

4.财务部应根据年度预算，审核预算经费支出或调配追加新预算。

5.报请医保部门审核，主要审核所申请医用耗材是否可以纳入医保报销，或对医保报销的影响等。

6.报请医用耗材管理部门（设备科、耗材科或医学工程部等）审核，主要审核资质并对以上相关部门意见进行汇总。

7.报请医用耗材管理委员会审批，主要论证审批是否有开展的必要性和使用安全，是否已有替代及是否有新增的价值等。

将医用耗材管理委员会形成的意见提交医用耗材管理小组或主管院领导审批后确认可获批执行，完成采购立项工作（附表一）。

附表一 医用耗材新增申请审批表

医用耗材新增申请审批表				
申请科室			申请人	
名称				
用途				
院内有无同类产品	□有　□无		参考价格	元
申购量	/月			
科室意见	申请理由： 科室内部审核小组意见： 科室内部审核小组签名：　　　　会议日期：			
医务部或护理部意见	签名：　　　　　　　　　　日期：			
物价员收费审核	签名：　　　　　　　　　　日期：			
财务部门意见	签名：　　　　　　　　　　日期：			

续表

医保部门意见	签名：　　　　　　　　日期：
耗材科意见	签名：　　　　　　　　日期：
耗材科主管院领导意见	签名：　　　　　　　　日期：
医用耗材管理专业委员会意见	主任或副主任委员签名：　　　　　日期：

（二）采购需求的调研评估

医用耗材管理部门根据临床科室递交的申请，结合相关部门的意见进行评估，并结合本招标年度省/市产品的入围情况、在用同类品种情况、对科室耗占比的影响情况、试用情况等资料参考填报《新增医用耗材评估表》（附表二）。

表中各评分内容对应的分值仅作示例展示，医疗机构可根据各自的实际需要设置分项和分值，以达到管控目标。

附表二　新增医用耗材评估表

申请科室		申请人		电话	
新增耗材 产品名称： 规格型号（如过多，可增加附件列明）： 常见名牌：					
科室负责人意见： 签字：　　　　　　　　日期：					
一、临床使用评估（60）			评估人		
评估项目	评估内容			评分	说明
1.临床服务重要性★	高 中 低 不适用			15□ 12□ 10□ 8□	
2.服务对象★	救治病人 辅助检查 作为设备附件使用 增加病人/职员安全性			10□ 8□ 6□ 4□	
3.使用范围★	全院科室可用 特定部分科室可用 只有本科室可用			5□ 4□ 3□	

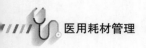

续表

4. 使用频率	每天使用多次	10□	
	每天使用1次	8□	
	每周使用3~5次	6□	
	偶尔使用	4□	
5. 使用寿命	可重复消毒使用	10□	
	可重复使用多次	8□	
	一次性使用	4□	
6. 操作安全	不会造成任何伤害	5□	
	可能会对病人造成伤害，但可预防	4□	
	可能会对使用者造成伤害，但可预防	3□	
7. 培训需求	需厂家进行专业培训	5□	
	需厂家提供使用手册	4□	
	不需厂家培训	3□	
二、产品评估（30）		评估人	
1. 产品分类★	Ⅲ类	5□	
	Ⅱ类	4□	
	Ⅰ类	2□	
2. 是否高值	是，单价高于1000元	0□	
	否	5□	
3. 是否可收费★	是	5□	
	否	0□	
4. 是否有相同产品在使用★	无	5□	
	有，但使用效果达不到临床要求	4□	
	有，但价格过高或服务质量不好	2□	
5. 产品唯一性	无其他耗材可替代	5□	
	可用其他品牌耗材后备使用	4□	
	可用其他种类耗材后备使用	2□	
6. 环境可持续性★	对环境有害，需专业回收处理	5□	
	对环境无害，按正常医疗废品处理	4□	
	对环境无害，按日常垃圾处理	2□	
三、设备科/医学工程学评估（10）		评估人	
1. 是否采购类似产品	无	3□	
	有	0□	
2. 其他医院使用情况	本地区大部分医院在用	4□	
	本地区个别或小部分医院在用	3□	
	本地区无医院在用	1□	
3. 产品产地情况	进口/国产品牌都有	3□	
	只有进口品牌	2□	
	只有国产品牌	1□	
	评估总分		
评估意见： （设备科主任/医学工程学主任）	签字：　　　　　　　　　　　　　日期：		

注：①请以"√"为每项打分，标"★"符号项目为重点评估项目；②此表为新增耗材的评估，由使用科室填写临床使用和产品评估后，交医用耗材管理部门；③此评估对象可为单独一个规格产品，也可为同一类产品，但必须为同品牌产品；④此表满分为100分，低于60分将重新评估采购。

附2：广东省集中采购情况

1. 2008年，卫生部组织对心脏介入类、周围血管介入类、心脏起搏器类和电生理类产品实行集中采购。

2. 2010—2016年，利用广东省医药采购平台进行集中采购：广东省自2007年开始实施全省药品网上集中采购，即阳光采购。2009年3月初，广东省医药采购服务中心对外宣布广东省将首次把医用耗材纳入全省集中采购范围，进一步加大"阳光采购"的广度。广东省规定，中标产品的流通要实现"两票制"，即从生产企业到配送企业的一票，再从配送企业到医疗机构的一票。实行阳光采购的方案内容包括：建立耗材阳光采购体系，涵盖网上报名、网上维护、网上报价、网上竞价、网上公示、网上申诉、网上答疑、网上选购、网上交易、网上监管、人机对话谈判、经销关系确立等；运用互联网技术构建信息发布平台、耗材交易系统、政府监管系统和竞价议价系统等；构建医用阳光采购监管体系，以明确监管主体，严格评审纪律，严格药品和耗材遴选以及加强日常监督。

利用广东省医药采购平台实行阳光采购，使集中采购管理更加完善，减少医用耗材的流通环节，提高采购的透明度，规范医用耗材的进货渠道等，从而在一定程度上降低价格，并建立规范化的医用耗材采购制度。

3. 2016年10月开始，广东省药品交易中心-第三方药品电子交易平台要求进行采购：广东开始探索建立政府主导与市场机制相结合的第三方医药全流程电子交易公共服务平台。医药电子商务是指利用信息技术进行医药相关信息的传播，促进和达成医药类商品的交易。通过互联网进行药品与医用耗材等信息的发布和获取、在线批发业务、互联网广告和招商、医药行业信息的传播、医疗机构网上集中采购招标、网上零售等构成医药电子商务。通过医药电子商务完成医用耗材的采购，进行宽准入、严监管的动态交易，实现带量采购、招采合一，并加强采购质量和监管。

4. 政府主导网络平台集中采购：主要涉及利用现代电子信息网络技术，为全省各地区药品、医疗器械、设备等集中采购和政府采购提供专业采购代理和电子商务服务的第三方服务机构。广东海虹药通电子商务有限公司是广东省第一家运用电子商务技术进行药品集中采购的第三方服务机构，其最大特点是把制度创新与技术创新结合起来，提高了医疗药品、耗材、设备集中采购的公正性、公平性，保证集中采购的健康规范发展，提高效率并且降低成本。

5. 政府主导网络平台集中采购-海虹网-原广州军区集中采购：广东海虹药通电子商务有限公司构建了原广州军区集中采购平台，即药品器材集中采购平台，涉及原广州军区（含广东、广西、湖南、湖北和海南五省）31家医疗机构及解放军总医院海南分院。

6. 随着集中采购工作的推进，广东省市平台的结构可能会发生变化，根据《广东省医疗保障局关于做好药品和医用耗材采购工作的指导意见》（粤医保规〔2020〕2号）精神，全省各级公立医疗机构使用的医用耗材应当在广东省药品电子交易平台、广州医用耗材采

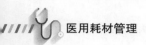

购交易平台、深圳公共资源交易中心中任一平台进行线上采购。对采购平台上无企业挂网的短缺品种、应对公共卫生突发事件的应急采购或紧急紧缺品种、未发生实际交易或其他原因导致采购困难且临床必需、临床使用量极少等类型的医用耗材，医疗机构可联系生产企业，按照公平原则协商确定采购价格，在年度采购总金额5%范围内自主议价采购，并将相关采购信息及时上传采购平台备案。

药品器材集中采购平台本着公开、公平、公正的原则，利用现代电子信息网络技术，为医疗机构提供专业的、高质量的药品、医疗器械、设备和服务等的采购代理服务。

附3：医疗机构医用耗材购销合同范本

××××医院医用耗材购销合同

甲方：××××医院

乙方：＿＿＿＿＿＿＿＿＿＿＿

甲乙双方本着友好合作、互惠互利的原则，根据《中华人民共和国合同法》等法律法规的规定，经友好协商，就甲方向乙方采购医用耗材相关事宜达成如下协议：

第一条 乙方须按购销合同《医用耗材采购一览表》向甲方供应医用耗材（见附表）。

第二条 质量标准

1.乙方所提供的产品必须是其合法生产或代理的经检验合格的，质量应符合国家医疗器械监督管理部门规定的标准，且内外包装一致，以确保临床使用的安全性。进口产品包装上必须附有国家规定的中文标识。同时应提供生产厂家和代理企业的营业执照、医疗器械生产许可证及医疗器械经营许可证、产品注册证等有效法律证件。

2.乙方提供的产品必须提供生产合格证和质量检验合格报告；每批产品必须清楚标注生产厂家、厂址、生产批号、生产日期、有效期，且保证提供产品距灭菌失效期时间足够：有效期两年及以上的产品，灭菌失效期应在一年以上；有效期一年的产品，提供灭菌失效期半年以上的产品；有效期为半年的产品，提供灭菌失效期三个月以上的产品（均以送达甲方仓库日期开始计算）。

3.乙方保证每次供应的产品均为质量合格产品，如发生由质量问题而引起的医疗纠纷、医疗事故或其他问题，乙方要承担一切经济和法律责任，并赔偿由此给甲方带来的损失。

4.实际使用过程中如因产品原因出现异常情况，乙方应请生产厂家协助甲方解决，并在规定时间内完成产品检测并提供检测报告，其间发生的一切费用由乙方负责。甲方如果发现产品存在质量问题（根据广东省或广州市药监部门的鉴定报告）有权向乙方索赔，情节严重的有权提前终止合同，并向国家药品监督管理部门上报。

第三条 验收标准

1.货到后，甲方根据采购订单认真核对产品生产厂家、厂址、生产批号、生产日期、有效期等，同时需要核对同一批次产品质量检验的报告书及说明书，注意包装、标记和包装箱内外的单据是否符合合同要求。

2. 货到后，甲方设备科根据订单清点验收货物，拆除原包装的整箱产品或开箱时发现有破损、近有效期的产品或其他不合格的产品，甲方将有权拒收。

3. 货到后，注意查验产品有效期，应能满足甲方第二条第2点要求，验收合格的产品，双方在该批货物清单上签名盖章。

4. 乙方保证所有资料的真实性、合法性和有效性，资料不齐全或不真实，甲方不予验收。

第四条　质量保证及售后服务

1. 乙方保证合同产品全新、未曾使用过、符合国家有关法律规定，其质量、规格及技术特征符合合同附件的要求。

2. 合同项目保质保用期为本项目有关部门验收签字之日起一年。保质保用期内非因甲方的人为原因而出现产品质量及安装问题，由乙方负责包修、包换或包退，并承担因此而产生的一切费用；乙方应在收到甲方通知后24小时内派员到现场进行产品质量维护，在甲乙双方在场的情况下进行登记取证（技术要求另有规定除外）。

3. 乙方无偿培训甲方产品使用人员，主要内容为产品的基本结构、性能、使用方法及日常保养，常见故障的排除、紧急情况的处理等注意事项，培训地点主要在使用者现场或按甲方安排。

4. 未经甲方书面同意，乙方不得转让其应履行的合同义务。

第五条　货物的交付时间

乙方应自甲方发出采购需求起三个工作日内交货，最长不超过七个工作日，对于急救品种，乙方应在甲方指定的时间内送到。

第六条　合同有效期

本合同有效期：从＿＿＿年＿＿＿月＿＿＿日至＿＿＿年＿＿＿月＿＿＿日止。

第七条　货款结算

1. 本合同项下所有款项均以人民币支付。甲方在收到符合本合同要求的耗材、发票、有关单据后按甲方财务规定进行货款结算。

2. 甲方所支付的货款应扣除本合同中因履约延误等乙方应支付甲方的费用。

3. 乙方必须按实际成交价格如实开具发票，不得进行高开票额外送耗材等活动。

第八条　甲方的违约责任

甲方无正当理由违反合同规定拒绝收货或违约付款的，应当承担乙方的损失；乙方有权向当地纠正医药购销和医疗服务中不正之风工作领导小组办公室举报。

第九条　乙方的违约责任

1. 乙方在甲方发出采购需求后不供货或在供货期内无法按时供货的，甲方为解决临床使用，有权采购其他供应商提供的产品，给甲方造成损失的，乙方应承担全部赔偿责任。

2. 乙方所供医用耗材产品因质量不符合有关规定而给甲方或实际使用人造成不良后果的，乙方接到甲方通知后立即到现场配合甲方处理事故，一切赔偿责任及法律责任由乙方承担。

3. 乙方若被有关部门列入商业贿赂等不良记录，甲方有权立即单方面无条件解除购销合

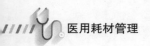
同，因此造成甲方的一切经济损失由乙方承担。

以上三种情形，甲方有权向当地纠正医药购销和医疗服务中不正之风工作领导小组办公室举报。

第十条 合同当事人因不可抗力而导致合同实施延误或不能履行合同义务，不承担误期赔偿或终止合同的责任。（"不可抗力"系指那些合同双方无法控制、不可预见的事件，但不包括合同某一方的违约或疏忽。这些事件包括但不限于：战争、严重火灾、洪水、台风、地震及其他双方商定的事件）。在不可抗力事件发生后，合同双方应尽快以书面形式将不可抗力的情况和原因通知对方。除另行要求外，合同双方应尽实际可能继续履行合同义务，以及寻求采取合理的方案履行不受不可抗力影响的其他事项。不可抗力事件影响消除后，双方可通过协商在合理的时间内达成进一步履行合同的协议。

第十一条 合同的变更及解除

由于医用耗材生产企业关、停、并、转的原因造成合同不能履行的，乙方应及时向甲方通报并提供药监部门证明，双方可以解除就该产品订立的合同，合同如需变更，须经双方协商解决。

本合同的相关内容如与国家、广东省、广州市、医院上级部门的相关法规、政策、规定有违背者将自动解除。

第十二条 仲裁

在本合同执行过程中，双方须严格遵守国家有关法规、法令和政策，发生任何纠纷时甲乙双方应通过友好协商解决，如果无法达成协议，所发生的纠纷将被提交"广州仲裁委员会"裁决，合同双方均应将此仲裁视为最终仲裁并对双方具有约束力，仲裁费用（包括但不限于胜诉方所支出的不违反国家和甲方当地的司法部门规定标准的律师费用）由败诉方承担。

第十三条 侵权

乙方应保障甲方免于承担任何第三方对甲方在中国合法使用合同商品而引起有关专利、商标、工业设计权或版权的侵权索赔，乙方应负责对此类索赔进行抗辩，并承担所有法律后果，赔偿甲方因此可能遭受的所有经济损失（包括但不限于不违反国家和甲方当地的司法部门规定标准所支出的律师费用）。

第十四条 附则

1.如合同期内省、市相关部门组织该货物的集中招标采购但乙方不在中标范围的，甲方可终止合同；如乙方在中标范围但中标价比合同价高的，合同期内仍按合同价执行；如乙方中标价比合同价低的，则按中标价执行，届时双方协商另签补充协议。

2.乙方须保证在合同期内提供给甲方的价格是广州市属医院中的最低价格；如发现价格高于其他医院，甲方有权终止合同。

3.如合同期内乙方获得的制造商（或合格代理商）授权证书过期，乙方须及时提供新的授权证书给甲方，否则甲方有权终止合同。

4.乙方因质量问题、商业贿赂等问题受到媒体披露或卫生行政主管部门通报批评，甲方有权终止合同。

5.本合同一式三份，甲方执两份，乙方执一份，经双方法定代表人或授权代表签字、单位盖章后正式生效。

6.合同的附件为本合同不可分割的组成部分，具有同等法律效力，附件内容的变更应运用书面形式。

甲方（签章）：	乙方（签章）：
法定代表人：	法定代表人：
分管院领导：	委托代理人：
经办人：	经办人：
签约日期：　年　月　日	签约日期：　年　月　日
签约地点：	
地址：	地址：
电话：　　邮编：	电话：　　邮编：
开户银行：	开户银行：
账号：	账号：

合同附件：《医用耗材采购一览表》

序号	产品名称	省标ID	生产厂家	规格型号	单位	供应价（元）
1						
2						
3						
4						
5						

第六章　医疗机构医用耗材使用

医用耗材是医院为患者提供诊疗服务行为的直接载体，它直接作用于患者并影响医疗行为的效果和质量。同时，由于临床各学科专业的精细划分，不同的专业领域都有其独特的耗材种类，如介入耗材分为心脏介入、外周血管介入、神经外科介入等，各种耗材之间有一定的差异性。使用情况由临床医生从技术层面把关，耗材管理部门目前的管理重点在于采购与出入库等。随着医用耗材领域的迅速发展，耗材品种和使用量越来越大，医用耗材在医院的成本支出中的比重也随之增加，库存积压、产品过期等问题导致医院资金压力巨大。近年来随着新医改各项政策比如DRGs、取消耗材加成、控制耗占比等措施的推行，医院迫切进行发展模式转型，经营理念逐渐从以收入提升为中心向以控制成本为中心转变，逐步提高医院的精细化管理能力。综上所述，医用耗材的使用管理越来越受到政府部门和医疗机构的重视，耗材的治疗效果、安全性能、使用合理性等被作为耗材管理关注的重点。

第一节　医用耗材仓储

医用耗材具有品种多、品目杂、功能升级快等特点以及无菌要求和使用追溯要求等，同时需考虑使用的效率和安全性，因此，医用耗材物流供应链延伸管理越来越重要。

一、库房仓储管理

（一）环境要求

1.保持通风、干燥，清洁，防火、防潮、防虫，配置监控摄像头等安全措施；显眼的位置要有禁烟禁火标识。

2.保持仓库环境适宜的温湿度，做好温湿度监测和记录。一般常温库温度为0~40℃，阴凉库温度为0~20℃，冷库温度为2~10℃；各库房相对湿度一般为45%~75%。库房的温湿度登记每天不少于两次，上午一次，下午一次。库房内的温湿度计每年应该检定一次并有记录。

3.库房分区：无菌物品存放区、洁净物品存放区、待检区、不合格产品存放区和办公区。办公区和存放区要相对分开，办公区用于打印入库出库票据，存放单据和材料检验报告资质等文件资料。各个分区要有明显的标识，分区之间要留有一定的间隔，并要明确标识。

（二）存放要求

1.离墙≥5cm，离地面≥20cm，离天花板≥50cm，避免存储及搬运过程中发生污染。

2.无菌物品与非无菌物品分开放置。按物品类别及有效期先后顺序分类、分区、摆放，做到先进先出、提取方便、摆放整齐、标志清晰。

3.货架与货架之间应保持一定的距离，便于空气流通和耗材的取放。

4.对温度有特殊要求的物品如生物蛋白制剂、血气测试片、心包补片、异体真皮等按产品的温度要求存放在冷藏柜中。

（三）摆放要求

1.耗材存放区分为待检区、合格区、不合格区（退货区）。待检区用于存放刚收的货物，待库管人员和采购人员验收合格，入库后进入合格区存放。若存在包装破损、效期近等质量问题即进入不合格区，由采购人员及时联系供应商退货。

2.为避免医用耗材摆放过期，要做到先进先出。

（四）检查要求

1.必须定期对医用耗材库存进行检查，检查内容包括外包装的完好情况、有效期等，确保医用耗材的有效性和安全性。

2.量出而入、按量采购，对部分用量较小或辅助类非急救耗材采用随用随送的配送供货方式，利用最小资金和库存，达到最大的效率。

3.为了防止紧急耗材短缺，应设置应急医用耗材储备，包括常用的绷带、止血带、氧气瓶、气管导管等，进行定期自查，相关自查记录归档处理。

4.严格控制各类物资的库存量，贵重或特殊物品实行零库存。

（五）盘存要求

1.库房盘存工作是医用耗材库房管理中一项不可缺少的工作。耗材库管理人员必须做到账物相符，定期对库存物品进行清点盘查，一般为每月一次，同时打印列出医用耗材的库存清单。

2.盘存操作方法：双人实物逐一清点，将实际物品数量与账务库存清单相核对，账物不符需及时查找原因，进行盘存盈亏处理，确保账物相符。

二、库存控制

1.**库存控制的意义**　库存就是资金成本，周转是关键，通过有效的库存控制和管理能够加速库存的周转，降低库存的成本，从而提高资金的效率，最终实现库存尽可能变小、可流动资金尽可能充裕。

2.**库存周转**　周转次数是指在一定时间内，库存量循环使用的次数，库存天数与周转

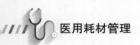

次数之间为倒数关系。库存天数越长，说明库存货物存放的时间越长，周转次数就越少。如果库存天数是10天，那么它的周转次数就为3次/月（一个月按30天计），依此类推；如果库存天数是15天，那么周转次数就为2次/月。

库存控制的核心是在保证安全供应、不断货的前提下，库存量尽可能地少，保证囤积的货物尽快周转，提高周转次数，提高资金的使用率，降低成本。

3.一种库存计划的管理办法——水库管理法 为维持医用耗材不中断，须把医用耗材控制在最适当的库存下，并且使库存成本维持在最低的管制范围内。存量管制要求适时供货以维持医疗活动正常运行，提高资金使用效率，核心问题在于确定应维持多少存量、涉及安全存量、何时补充存量（图6-1）。

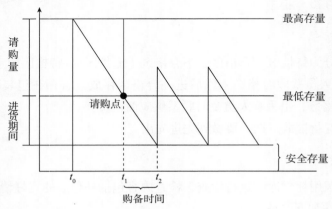

图6-1　水库管理法示意图

最高产量是根据以往库存最大使用量设置的最高水位线。将某种物品从订购至到货必须经历的时间作为安全时间，此期间需要消耗的库存量为安全存量，库存物资的数量不应或不能高于安全存量。

三、耗材二级库管理

（一）二级库设立的背景

医用耗材目前的管理现状不同于药品，医用耗材本身的特性和在流通使用环节的非公开性决定了其更高的管理难度，具体差别见表6-1。

表6-1　医用耗材与药品在医院流通各个环节的差异比较

对比内容	药品	医用耗材
基本品类	685种［《国家基本药物目录（2018年版）》］	尚未品类管理
产品标准	《中国药典》	注册标准（大部分）、国标、行标
采供模式	带量计划采购	"拎包销售"、零库存、计划采购等并存
入库形式	货票同行	货票同行、集中开票（暂存入库、挂账使用等）
消费凭据	处方（公开、透明）	医护道德（非公开）
收费依据	药品目录	物价收费目录除外内容

对比内容	药品	医用耗材
物流对接	药学管理部门	耗材管理部门、仓库管理员、医护人员
技术附加	相对分离	跟台服务（高值耗材）

由此可见，在医用耗材管理上简单套用医疗药品的管理办法不可行，医用耗材行业必须建立专用的管理体系，探索个性化的运行机制，并利用网络技术实现智能化和标准化，达到解决问题的目的。

精准管控是从经验型管理转向规范化管理的有效管理方式。对医用耗材管理来说，重点是解决临床科室二级库医用耗材使用去向的问题，构建"耗材申请—计划—领用—消耗—计费"的关联体系，通过流向监管与流量控制技术，建立流通高效、计费准确、杜绝流失、避免浪费的医用耗材运管系统。

在新的医疗技术、科技革新的冲击下，各类医用物资的使用量、使用品种、使用价值也在不断地增加，物资供应链管理在医院运营中所占据的地位越来越重要。同时，随着医院精细化管理的推进，管理的难度也在不断增加。以往的物资管理系统，即一级库管理，功能显现一定的局限性，仅完成物资从库房到科室的记录，不能完成对出库物资的全程跟踪，出现数据断流，使核算管理缺乏有力的数据支持。为完善管理过程、掌握物资流向，对物资系统进行二级库管理模式的拓展十分必要。

（二）二级库管理模式

二级库一般指各科室、病区在医院物资一级库领用材料后形成的库存，通过设立二级库，将医院物资管理的触角下沉到科室，为精细化管理奠定基础，实现了物资的计划、采购、领用、使用及收费的全过程管理。一般将高值、植入、介入性耗材及部分低值可收费的耗材设为二级库存耗材。二级库对耗材的衔接收发起关键作用，能有效控制耗材管理中常见的冒领、乱领、错用、乱用的现象，进而降低医疗成本。

二级库管理模式主要有两种结构，即一级库和二级库，它们的职责不尽相同。一级库主要对卫生材料退货、报损等信息进行维护，对二级库的发放和领取进行统计和记录；二级库主要对高值耗材进行提取和入库，以及对各个科室的计费、发放等信息进行收集。二级库管理的模式是：供应商将医用耗材统一配送给一级库，相关负责人将货物入库，并且完善相应记录，按照相应的流程完成手续；如果二级库中某项医用卫生材料的储备相对短缺，则要从一级库中进行调取，医护人员诊疗使用后，记录收费信息的同时，与二级库存核销进行出库。

（三）二级库的实现

1.技术实现　医院二级库管理系统以医院管理系统（HRP）作为基础，与医院信息系统（HIS）中的收费系统进行对接，收费后，HIS记录回传至HRP进行二级库存核减，实现有效的二级库管理。

2.功能实现　流程见图6-2。

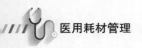

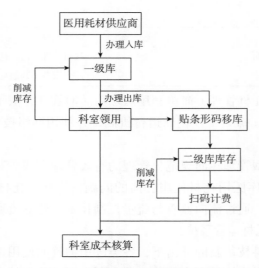

图6-2 医用耗材二级库管理流程

第一，临床科室上线二级库管理系统时，先对医用耗材库存数量进行盘点，完成二级库期初库存数据录入。

第二，设置医用耗材一级库，负责耗材的对外采购入库和对内二级库存调拨。二级库的材料根据物价要求分为两种：收费材料和不收费材料。

第三，二级耗材的减库分为几种情况。①可收费材料：HIS系统记账后，耗材直接在二级库减库。②不可收费材料：分为按诊疗项目收费耗材和完全不收费耗材两种。A.按诊疗项目收费耗材：HIS系统中诊疗项目与二级耗材对应，HIS系统记账后，耗材直接在二级库减库。B.完全不收费耗材：使用后，临床科室需及时核减科室消耗或相应患者消耗。

第四，在医用耗材二级库管理系统中设置盘点功能，临床根据实际情况，对科室二级库管理的物资进行科学的盘点，结束后明确账面数量与实物不相符的情况，说明原因。耗材管理部门、财务科等相关部门结合具体情况进行盘盈盘亏处理。二级库还能够查询现存量，对现有物资的库存数量进行查询，并且通过时间、物资等信息查询出入库的流水，为临床管理提供便利。此外还可以依据期初最高库存、最低库存，更有计划性、经济、批量地采购，结合缺货预警情况，有效监控临床物资。

（四）科室二级库耗材库存基数的确定

1.高低储方式 低储水平一般是安全库存量，高储水平是最高库存量。当耗材实际库存量低于低储水平时，系统根据设定的高储水平与实际库存量的差额自动生成领用申请单。这种方式存在一个缺陷，即安全库存量一般低于科室一个申领周期的用量，如果实际库存量等于或略高于安全库存量时，就不会自动生成领用申请单，这样势必出现二级库耗材短缺、影响临床科室正常使用的现象。

2.基数方式 此种方式是根据上一申领周期的历史平均用量外加一定数量的安全库存作为二级库耗材基数，这个基数库存量也是对科室二级库耗材的最高限量。当实际库存量低于设定的基数水平时，系统就会根据基数库存量与实际库存量的差额自动生成领用申请单。实际上，采用基数方式生成的耗材申领量就是上一申领周期耗材实际使用量，每一申领周期的申领量均是补充至基数库存量水平。

（五）自动补货模式流程

对补货模式进行优化，使其自动化，尽可能地减少人为因素干扰。自动补货是指拟定一定的规则，在一个申领周期内，对各个科室的耗材数量做一个规定，依据核算出来的数据，耗材管理部门采用统一配送的方式配齐耗材送至各个科室。采用这样的补货措施，临床不需要逐一对耗材进行申请，更不需要等待批核，减少了不小的工作量，与此同时也确保库存量维持在正常水准。最重要的是，在之后的使用过程中，HRP 系统会依据诊疗情况、病人数量等数据做出预估，对耗材的消耗有一个客观准确的评估，真正达成医院智慧化的目的。具体核算方式如下。

1.对全院各临床科室的每个耗材品种在一个申领周期内的用量进行统计，将多个周期的平均用量加上一定数量的安全库存，确定为科室二级库每种耗材的库存基数，记录在 HRP 系统科室二级库耗材基数表格中。

2.一级库按基数补充科室二级库实物数量，作为二级库期初库存量。

3.科室按实际耗用量进行二级库耗材出库操作，同时计入科室耗材支出。为减少临床科室每日操作耗材出库的工作量，也可在领用周期到来前对二级库进行一次全面盘点，采用以存定耗的方式统一办理一次性出库；也可对耗材采用 ABC 分类管理的方式，对价低量大的耗材，甚至可以将下一领用周期的预估使用量作为本次出库量，从而大大减少工作量。对价值较高的耗材，建议仍然采用实耗实销的方式，加强实物管理。当然，如果 HRP 与 HIS实现了对接，在对计价材料计费的同时就可自动实现耗材出库，即"领用材料＝使用材料＝收费材料"。

4.领用周期到来时，由一级库管理员统一操作，对二级库每种耗材实际库存量低于设定基数的，按二者数量差额分科室汇总生成二级库的申领单。分科室的申领单再汇总成全院的耗材需求单，与一级库现有库存量平衡后生成采购计划和订单，然后根据医院对不同类型耗材的管理要求，由一级库或供货商分科室配送至指定地点。这样就达到了临床科室二级库只做出库、不做申领的目的，从而减少甚至省去申领工作量，大大提高工作效率。

（六）总结

二级库是医用耗材在临床科室使用中的保存环节，也是十分特殊的流通节点，二级库管理存在的问题也较为普遍。片面地讲，医院一级库耗材零库存在很多时候是一种假象，由于医院大量的医用耗材保存在二级库，管理不善不仅会造成耗材流失、积压甚至变质，还会导致违规计费、一次性耗材重复使用、院外耗材非法流入使用等乱象。

因此，医院耗材管理部门除了保障二级库房耗材供应外，对其使用情况进行有效监管也非常重要。对耗材使用去向进行有效监管、对二级库的耗材领用和备用量进行科学调控是精准管控的目标，也是二级库管理技术的核心所在。"一对一"概念是精准管理的理念，即一个单元量的耗材对应一个使用对象，并限制仅一次成本记录。这种"一对一"管理方法有两种模式。一是广义模式，针对普通低值非溯源性耗材，精准管控的要求标准相对较低，仅需建立在耗材数量上保证准确计费或下账的机制，无须做到个体溯源。二是狭义模式，是在广义模式的基础上实现医用耗材溯源管理，真正做到唯一编码的耗材对应唯一患者，并严格、准确完成收费。狭义"一对一"主要面向高值耗材，相对于非溯源性耗材，高值耗材的精准管控反而更加容易，几乎所有的高值耗材都是直接计费或者与医疗项目捆绑，可以实现与具体患者的关联。

某企业中曾流行一个观点："多争取一块钱的生意，也许受外在环境的限制，而且一块钱的生意，充其量只能净赚一毛钱。但靠自己的努力，从成本里节省出一块钱，就等于净赚一块钱。"可见，节约成本对于企业的生存发展具有重大意义。

四、耗材代销库管理

对于大部分一次性使用高值耗材，只能根据患者手术中的实际情况来确定材料的型号及规格，具有反向物流的特点。而除了设置二级库外，对于高值耗材还可实行先使用（代销库、手术跟台等方式）后入库（临床使用后将发票、领用单送至仓库入账）的管理方式，促进医院资金周转，降低医疗服务成本，提高科室管理水平。

代销库一般为虚拟仓库，高值耗材进入代销库房不计入医院成本，仅挂在虚拟仓库库存中，待正式使用后才办理出入库手续。根据高值耗材术中使用情况，可将代销品分为两种类别：一类为一般高值耗材，如疝气补片、吻合器等，此类耗材的规格型号固定，为术前必备耗材，采用常规备库的方式；另一类为特殊高值耗材，如骨科的钢板、钢钉等，此类耗材规格型号繁杂，在术中才能确定规格型号，且需要将所有可能用到的规格型号进行消毒、灭菌处理，对未使用到的耗材采用扫码退库的方式。代销库可有效发挥资金效能，减轻医院的资金压力和库存成本（图6-3）。

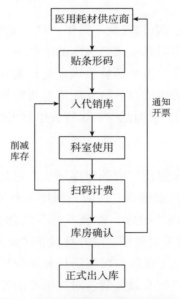

图6-3　医用耗材代销库管理流程图

第二节　临床使用

一、医用耗材申领流程

1.库房申请　常规库存的医用耗材，一般为低值耗材或通用耗材，库房管理人员根据存储量、使用消耗量、申请需求量，定期（每周或每月一次）申报采购计划，采购人员依据采购计划补货。既要满足临床科室医疗工作的需要，又要合理运用流动资金，减少库存的积压。

2.科室申请　不宜过多在库房存储的医用耗材，一般为高值耗材或专科使用耗材，使用科室依据使用量和库存量，拟定采购申请计划，按医院的流程逐级审核和审批后，耗材采购经办人进行订货采购。各临床科室不得自主购进医用耗材，防止引发医疗秩序混乱和医疗事故等潜在的风险，影响医院的医疗信誉。

3.医用耗材的入库管理　供应商接到医院采购通知后，及时将货物送到医院库房，要求做到送货单齐全、发票随货同行。库房管理人员依据采购申请单，查看发票上的信息，对到货的医用耗材进行验收：货物包装完整，品名、数量、注册证、厂家、生产日期、消毒日期、有效期标识清楚，进口产品包装上要有中文标识，具有产品检验合格证书、相应批号的检测证书，经过检验合格后方可入库。验收不合格的，可当场退货或存放于待处理区等待退换货处理。所有耗材的产品检测证书收集归档，以备相关部门审查。

在实际工作中，我们往往会碰到货票不能同行、发票滞后的情况，如遇供应商在外地、供应商无货故临时从他处调货、月初税务部门发票结算、临床上突发事件或手术急需要求货物随时送达、同一供应商可能在短时间内数次接到订货送货通知等，容易给库房管理工作造成混乱。对于上述情况，应严格要求库房管理人员对未到发票的货物品名、规格型号、数量、价格、供应商等及时做好记录，以便发票送达后进行核对入库。

4.医用耗材请领出库　对于将耗材直接送到临床科室使用或送达库房后立即被领走，没能及时办理入库、出库手续的医用耗材，应要求各供货商及时将此类耗材的信息提供给耗材库管理人员，进行登记备案，待发票和相关手续齐全后核查，再通知相关科室办理入库、出库手续，避免领单漏开或发票不能入库的现象发生。

二、医用耗材分类管理模式

医用耗材按风险管理级别，分为一类、二类、三类；按价值高低，可分为高值耗材和低值耗材。高值医用耗材是指直接作用于人体，对安全性有严格要求，生产、使用必须严格控制，临床使用量相对较大、价格相对较高、社会反映强烈的医用耗材或单价≥1000元的医用耗材（金额各有差异）。这种材料的总体特点是：①手术中一次性使用，通常专科专用；②安全质量要求高，大多为无菌类产品；③价值高，在医院医用耗材支出中占比高。按照临床使用的特点，高值耗材可进一步分为备货型高值耗材和跟台型高值耗材。低值耗

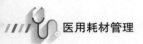

材主要指医疗机构在开展医疗服务过程中经常使用的、临床使用量大、覆盖面广、价值较低的医用耗材，如一次性注射器、输液器、引流袋等。按《全国医疗服务价格项目规范》规定的计费方式，低值医用耗材又分为可单独计费医用耗材和不可单独计费医用耗材。下文就以上分类，细致阐述其管理模式。

1. 备货型高值医用耗材　高值可单独计费材料作为医疗机构重点管控内容，可实行"供应商—二级库—临床科室—患者"四级追溯流程，其管理原则为零库存可追溯管理并保障及时供应。备货型高值耗材的管理重点为可追溯管理和使用管理。备货型高值耗材准入后，由医疗机构与供应商签订备货协议，将规定的高值耗材按协定数量备货，凭实际使用后的高值耗材数量开具发票，实现货款结算。具体流程为：签订协议后，耗材信息在系统中录入后生成条形码，将实物送货至二级库，二级库管理员进行扫码，并为每个高值耗材贴上院内流通条形码，将院内流通条形码输入系统，生成备用库存信息（即虚拟入库）。临床科室根据患者病情提出高值耗材申领需求，手术前到二级库扫码办理虚拟出库、领取相应材料，完成手术后通过扫码计费，并将未使用的剩余材料退还至二级库。扫码计费时，系统生成高值耗材使用记录信息，高值耗材使用信息发送至二级库管理员和财务人员，二级库管理员核对患者计费信息和材料数量是否一致，一致则完成入库、出库操作。入库信息发送至采购系统，生成采购订单并确认收货；出库信息发送至财务系统，便于科室成本核算。患者计费信息和材料数量不一致，则予以退费或者重新计费。供货商凭入库单材料消耗数量开具发票，财务人员建立高值耗材使用明细账目，通过核对两者信息与供应商进行核算。备货型高值耗材备用库存可设置最低库存，当低于最低库存时提醒供应商及时备库。

2. 跟台型高值耗材　手术跟台是外科手术中的技术手段，在手术期间，医疗器械企业专业人员辅助医生完成手术，为医生提供辅助服务或指导医生使用医疗器械。跟台手术在医疗器械新技术发展革新阶段和操作使用难度大、专业操作复杂的手术中常见。跟台型高值耗材涉及辅助器械，这类外来器械在使用前需要经过中心供应室的清洗、消毒、灭菌处理，同时还会有供应商器械人员跟台。跟台型高值耗材的管理重点为可追溯管理和结算管理。跟台型高值耗材准入后，临床科室在手术前一天根据实际需求提出申领，申领经采购人员审核后发送给供应商，供应商在手术前送货至手术室二级库，二级库管理人员给高值耗材贴上条形码，经充分消毒后送至手术室，医生完成手术后通过扫码计费，并将未使用的剩余材料退还给供应商。扫码计费时，系统自动生成高值耗材使用记录信息，高值耗材使用信息发送至二级库管理员和财务人员，二级库管理员核对患者计费信息和材料数量，若一致则完成入库、出库操作。入库信息发送至采购系统，生成采购订单并确认收货；出库信息自动发送至财务系统，便于科室成本核算。供货商凭入库单材料消耗数量开具发票，财务人员建立高值耗材使用明细账目，通过核对两者信息与供应商进行核算。跟台型高值耗材应进行全程条形码管理，以避免收费混乱，节约人力成本，实现高值耗材的可追溯管理。财务人员通过高值耗材使用明细账目与供应商进行结算，可避免结算混乱。

3. 低值可单独计费医用耗材　低值可单独计费医用耗材数量多、使用科室多、价值低，多为时间短、不可重复使用的一次性常规耗材，如注射器、输液器、输血器、导尿管等。该类材料直接作用于患者，费用可直接向患者收取，在管理模式上可实行"供应商—库房—临床科室"三级追溯批次管理方式，管理重点应保障材料供应的及时性和周转率。初期采购时可根据往期使用量确定科室每月基数量，并根据库房库存量进行主动申领补充。入库时采用批量管理，出库时可对比医嘱信息和二级库出库信息，确保出库单据与患者收费单据账目一致，实现医嘱核销。

4. 低值不可单独计费医用耗材 低值不可单独计费医用耗材应用范围较广、使用时间较长、价值低，且不可直接向患者收费。由于该类材料品种众多且库存存货占用资金少，管理方式主要为"足货储存"。可适当增加库房订货数量，降低材料供货周期。科室可按实际使用情况成批领用，并将其纳入科室成本核算。通过验算方式实现医嘱数据的材料消耗差异分析，控制科室材料的领用数量及成本费用。

对于手术类不可单独计费材料，可根据临床路径管理，明确不同手术医用耗材品规和消耗数量，加强手术类医用耗材定额管理；还应建立该类材料的动态监控机制，及时关注耗材用量与手术室工作量的相关性，针对医用耗材管理异常情况，实时进行材料入库量调整。

对于检验试剂，基于体外诊断试剂的特殊性，应根据季节变化，有计划地提高试剂采购数量，保留适当库存，以应对突发公共卫生事件的发生。科室在领用时，应遵循"近效先领、远效后领"原则，二级库按"近效先出"原则出库。对试剂实际使用量往往无法直观判断，可根据往年试剂领用量和使用量情况，借助成本核算法推算出各类试剂领用和使用参照量，并以此为标准，定期对试剂消耗支出与医用耗材消耗总支出、患者支出以及试剂实际消耗量与实际病例数进行考核，严格控制试剂实际使用量，避免出现试剂挪用情况。

三、全生命周期管理

"产品生命周期"的概念最早由Dean和Levitt提出，这一概念的提出最初是为了在经济管理领域研究产品的市场战略，将产品生命周期划分为推广、成长、成熟和衰亡四个阶段。随着时间的推移，产品生命周期的概念也在不断地发展、更新和充实。进入21世纪后，产品生命周期管理从经济管理理论上升到信息化层面，意图用完整的流程梳理过程来实现信息的互联互通和集成。通过产品生命周期管理与工作流技术、管理技术和协同技术的结合，将产品生命周期过程中不同阶段的信息进行集成和协同，使流程管理集成为一体化管理。

全生命周期管理是指对管理对象生命周期的全过程实行一体化动态管理的行为。有研究表明，全生命周期管理可以有效降低单位生产成本，提高产品质量和生产效率，协调单位运营并避免重复劳动等。因此，全生命周期管理理念被广泛应用和推广，主要应用于对医疗设备、信息系统、项目、数据、资产等方面的管理。目前，医疗机构医用耗材信息化建设存在数据不共享、系统不互通等问题，难以实现医用耗材的追溯管理；数据统计功能缺失，统计查询效率低，可靠性不足；管理上，部门间沟通协作困难，容易产生管理上的漏洞等。对医用耗材实行全生命周期管理，就是以医用耗材的生命周期为核心，运用信息化手段，结合医疗机构信息系统，实现对医用耗材的精细化管理。医用耗材全生命周期管理可以有效保证数据的完整性、准确性和时效性；节约医用耗材管理的成本，提高管理的

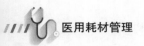

效率；减少管理上的漏洞，提高管理上的效益。

四、高值/植入/介入耗材追溯管理

（一）引入条码技术，实施全程溯源管理

通过信息化的手段记录所有耗材的审批、入出库、使用结算等信息，对于高值耗材，通过条码化的方式在高值耗材入库时贴上院内的唯一标识码，临床使用科室通过扫描条形码进行计费。采用高值耗材条码化管理，使耗材与条码具有唯一对应关系，可杜绝临床错收费、漏收费的现象。之前，溯源管理需依赖厂家的条码，而不同厂家的条码不同，甚至编码方式也千差万别，为耗材的追溯带来了很大困难。通过粘贴院内统一的条形码，根据计费情况即可查询耗材的入出库情况，确保耗材使用的规范性，规范高值耗材院内流转的程序，减少耗材流失的可能性。

（二）高值/植入/介入耗材使用过程

1.骨科外来内固定植入物（非灭菌，代销） 需根据术中病情选择的植入性医疗器械（如钢板、螺钉、钛网等，不常规存货在医院），使用科室至少于手术前2天（急诊除外），由手术主刀医生根据患者具体病情、要求及经济条件等选择适宜的已经在院准入备案的企业，填写《植入性医疗器械使用申请表》，报耗材管理部门审核签名→通知送货→仓库验货确认（核对清单）→手术室验收→供应室清洗、灭菌→手术室使用→依据实际使用的产品信息（型号、数量、单价、批号等）开具送货单、发票（发票后面备注使用日期、患者姓名、住院号、使用科室负责人签名）。

2.常规高值或植入、介入耗材（灭菌，代销） 需根据术中病情选择的植入性、介入性等高风险医疗器械（如血管支架、食道支架、人工晶体等，常规存货在医院），临床科室根据需要在HRP系统中做计划→耗材管理部门审核→通知送货→仓库验货确认（代销核对清单）→入代销库，生成院内条形码，粘贴在产品外包装→物流协助配送至科室验收、使用、扫描条形码收费→依据实际使用的产品信息（型号、数量、单价、批号等）开具送货单、发票（发票后面备注使用日期、患者姓名、住院号、使用科室负责人签名）。

3.常规货票同行产品 使用科室在HRP系统中做采购计划→耗材管理部门审核、通知送货→仓库验货（送货单确认）→入库，生成院内条形码，粘贴在产品外包装→物流协助配送至科室验收、使用、扫描条形码收费。

4.临时或紧急使用产品 使用科室在办公网（OA）填写临时采购申请表→按流程审批→耗材管理部门通知送货→耗材管理部门采购员验货确认（核对清单）→科室验收、使用→依据实际使用的产品信息（型号、数量、单价、批号等）开具送货单、发票（发票后面备注使用日期、患者姓名、住院号、使用科室负责人签名）。

以上依据各医疗机构的软硬件条件和管理办法具体实施，仅供参考。

（三）高值/植入/介入耗材追溯过程

1.入库要求 院内生成条形码。根据产品信息录入电脑，生成唯一条形码标识两份，

将标识张贴于产品外包装上。

2.收费要求 根据院内生成条形码扫描收费。名称、关键性技术参数及唯一性标识信息应当记录和粘贴于病历保存，同时将另一份相应的产品条形码标识分别粘贴于《介入治疗、耗材使用登记本》《植入性医疗器械使用登记本》，定期上交耗材管理部门备案保存。仓库根据产品的使用情况，核对送货单据、发票、验货核对清单、使用患者信息、科室确认签名等，在HRP系统中核实对应的收费项目，确认各项无误后办理入库和出库手续。

3.记录和登记要求 为确保使用耗材的原始信息和具有可追溯性，要求将医疗器械的名称、关键性技术参数等信息以及与使用质量安全密切相关的必要信息记载到病历等相关记录中。使用后在病历中的高值耗材使用知情同意书上粘贴条形码，另填写高值耗材的使用明细清单。清单上须有耗材的名称、使用数量、规格及型号、手术日期、病人姓名、住院号、手术医生、巡回护士等，同时要求将条形码贴在明细清单上保存。耗材库管理人员必须凭耗材发票、临床请领记录和已用高值耗材明细清单，方可进行入库、出库，缺少一项或高值耗材明细清单上无签名、漏贴条形码的应及时采取补救措施纠正，否则不予结算，并追查当事人的责任。

所有高值耗材均采取严格的验收登记和使用登记，结合条码追踪和病历手术记录，形成闭环管理，对所有高值耗材开展从采购、验收、临床使用到术后跟踪的全过程可追溯化管理，有效降低了临床使用风险。

4.不良事件上报要求 使用过程中，如发现产品存在可疑或明显质量、设计不合理等相关问题，应停止使用，并及时上报医疗器械管理部门，保留样品封存，同时在OA系统中上传《可疑医用耗材不良事件报告表》。

五、医疗器械不良事件监测

（一）适用范围

1.不良事件 获准使用的质量合格的医疗器械在正常使用情况下发生的，导致或者可能导致人体伤害的各种有害事件。

2.安全事件 获准使用的质量合格的医疗器械在使用中，由于人为、医疗器械性能不达标或者设计不足等因素造成的可能导致人体伤害的各种有害事件。

（二）报告原则

1.可疑即报原则 事件可能与所使用的医疗器械有关，在不清楚是否属于医疗器械不良事件/安全事件时，按可疑事件报告。

2.濒临事件原则 有些事件当时并未造成人员伤害，但临床医务人员根据自己的临床经验认为，再次发生同类事件时会造成患者、使用者或其他人员死亡或严重伤害。

（三）医疗器械使用不良事件报告流程

临床使用科室发现医疗器械不良事件或出现医疗器械质量问题，立即填写《可疑医疗器械不良事件报告表》报医疗器械管理部门。若发生临床安全事件，同时报医务部、护

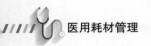

理部。

医疗器械管理部门对科室上报的医疗器械不良事件进行分析。对导致严重伤害、可能导致严重伤害或死亡的事件，于10个工作日内向地市级医疗器械不良事件监测技术机构报告。对导致死亡的事件或突发、群发的医疗器械不良事件，于发现或者知悉之日起即日内向地市级医疗器械不良事件监测技术机构上报，并在24小时内报送《可疑医疗器械不良事件报告表》。

医疗器械管理部门联系告知相关生产企业。

医疗器械管理部门保存医疗器械不良事件监测记录，对引起不良事件的医疗器械的监测记录保存至医疗器械上标明的使用期限后2年，并且记录保存期不少于5年。

（四）理论可疑医用耗材不良事件示例

1.血压计主要表现为测量结果不准确、间断性黑屏、不显示血压值等。

2.体温计主要表现为测量结果不准、水银柱不上升/下降、不能计数等。

3.一次性使用输液器主要表现为寒战、高热、恶心、呕吐、输液器漏液、有异物等。

4.宫内节育器主要表现为意外妊娠、异位妊娠、严重贫血、盆腔炎、节育器异位、子宫穿孔等。

5.静脉留置针主要表现为留置针漏液（接口处、针尾），套管脱落，套管堵塞，套管断裂，穿刺部位红肿、疼痛，静脉炎等。

6.导尿管主要表现为尿道红肿、疼痛、分泌物，血尿，腰痛，导尿管堵塞、脱落、气囊破裂等。

7.缝合线主要表现为伤口红肿、疼痛、化脓、不愈合/愈合延迟以及线断裂等。

8.胰岛素注射笔主要表现为注射部位疼痛、注射针头漏液、推动困难、笔芯密封不严、笔芯变色等。

9.隐形眼镜主要表现为眼睛干涩、红肿、疼痛、流泪、畏光、视物不清、充血、刺激感等。

10.血管内支架主要表现为支架脱载、无再流、支架内血栓形成、再狭窄等。

11.骨科植入物主要表现为植入物变形、折弯、断裂、松动、脱落、磨损等。

12.人工心脏瓣膜主要表现为开放性卡瓣、瓣叶脱落、碟片被卡、瓣膜狭窄、血栓栓塞等。

13.心脏起搏器主要表现为电极移位、心外肌肉收缩、静脉血栓/狭窄、电池提前耗竭、电极导线感染等。

14.助听器主要表现为噪音大，听不清，声音小、不能放大，声音过响，断音，耳鸣，耳道肿痛，头痛等。

15.温热治疗床主要表现为烫伤、红疹、瘙痒、水疱；头晕、头痛、恶心、呕吐；神经麻木；腰椎间盘突出；心慌、胸闷、心跳加速；肋骨受伤；脾、胆、肾脏增大；脑溢血；白细胞数量异常增高；死亡；胃痛；腹泻；血压升高等。

16.经外周插入的中心静脉导管主要表现为导管脱落、断裂滑入人体内，静脉炎，感染，导管破裂后漏液等。

17.人工晶体主要表现为角膜水肿、角膜损伤、前房出血、眼内炎、青光眼、瞳孔变形移位、人工晶体位置异常等。

18.颈椎牵引器主要表现为头晕、头痛，恶心，眼花，颈部皮肤红肿，瘙痒，颈部酸胀疼痛，气囊漏气、破裂等。

（五）国家医疗器械不良事件监测信息系统

《医疗器械不良事件监测和再评价管理办法》（国家市场监督管理总局令第1号，以下简称《办法》）于2019年1月1日起正式实施。为配套落实《办法》要求，国家药品不良反应监测中心开发建设了"国家医疗器械不良事件监测信息系统"并已同期上线正式运行。

1.医疗器械不良事件监测工作的目的

（1）通过及时、有效地发现不良事件，掌握、发现和评价医疗器械的风险，采取合理和必要的控制措施，防止或减少类似不良事件的重复发生，从而降低医疗器械的风险。

（2）分析原因，改进产品性能，提高医疗器械的安全性和有效性，保障公众用械安全。

（3）开展医疗器械不良事件监测工作不仅是法规的要求，是市场的要求，更是企业、产业自身持续健康发展的要求。

2.《办法》实施后不良事件监测工作的变化

（1）增加了持有人定义和主体责任，增加了监测信息网络建设内容，增加了持有人、经营企业、使用单位义务的规定，按照审批事权调整了监管部门职责。

（2）对法定报告范围进行明确，细化持有人各项报告的时间、流程、要求等。

（3）规定监管部门和监测机构的工作内容。

（4）强化群体不良事件的调查和风险控制。

（5）持有人定期风险评价报告取代了年度汇总报告。

（6）增加了重点监测章节，规定重点监测工作事权，规定重点监测工作内容和程序。增加了创新产品持有人开展主动监测的要求。

（7）完善了再评价工作制度。增加了监管部门责令再评价的规定，细化再评价工作流程和要求，明确工作主体，明确产品和品种退出渠道。

（8）强化监管职责，规定了对持有人相关工作进行监督检查的要求，丰富监管部门的监管手段。规定监测信息的发布程序。

（9）新增法律责任，落实持有人的主体责任。明确不依法报告不良事件的法律后果，强化惩处，提高法律震慑力。

3.需要登录新系统的单位

（1）持有人 即医疗器械上市许可持有人，是指医疗器械注册证书和医疗器械备案凭证的持有人，即医疗器械注册人和备案人。进口产品总代理（注册代理）视同持有人。

（2）经营企业 即医疗器械经销、零售企业等。

（3）医疗器械使用单位 即各级医疗机构、血站、科研单位以及疾控中心等。

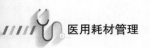

4.新系统如何实现不良事件日常监测工作

（1）使用单位（医疗机构）、经营企业在使用或经营过程中发现医疗器械不良事件，须在法定时限内上报，在新系统中录入产品注册证号、持有人名称及不良事件表现与发生经过等信息。不良事件报告经事发地市级监测机构审核通过后，将通过网络投递到持有人账户，持有人须在法定时限内完成调查、分析、评价或采取必要的控制措施。持有人须在新系统的账户中录入所有"在用"产品的注册证号等产品信息，否则全国范围内的不良事件报告将无法通过网络投送到持有人这个"娘家"的账户中。

（2）注册证号类似于产品的身份证，持有人须在监测平台的账号中录入正确的注册证号并及时维护新系统的信息，实现不良事件报告的无障碍投送。持有人未在监测平台及时录入注册证号，或注册证信息录入错误导致不良事件报告无法正常投送，导致重大风险事件未得到及时调查、评价和控制的，持有人将受到相应处罚。

第三节　消毒与再处理

医用耗材在市场流通环节中分为一次性使用耗材和可重复使用耗材。耗材根据包装形式，分为无菌外包装和清洁外包装。一次性使用耗材大部分为无菌外包装，无菌、无热原、经检验合格，在有效期内严格一次性使用。可重复使用耗材大部分为清洁外包装，经过再处理过程，如回收、分类、清洗、消毒、干燥、检查保养、包装、灭菌等处理后可再次使用。

一、相关法律法规

1.《一次性使用无菌医疗器械监督管理办法》（暂行）（国家药品监督管理局令第24号）

（1）医疗机构应建立无菌器械使用后销毁制度。使用过的无菌器械必须按规定销毁，使其零部件不再具有使用功能，经消毒无害化处理，并做好记录。

（2）医疗机构不得重复使用无菌器械。

（3）不合格的无菌器械及废弃、过期的无菌器械产品包装或零部件，医疗机构应建立销毁制度，按规定销毁，让有资质的企业进行消毒无害化处理并做好记录。发现不合格无菌医疗器械，应停止使用、封存，及时报告当地药品监督管理部门，不得擅自处理。

（4）医疗机构重复使用无菌器械的，或者对应当销毁未进行销毁的，按《医疗器械监督管理条例》第四十三条处罚。

2.《医疗器械使用质量监督管理办法》（国家食品药品监督管理总局令第18号）

（1）医疗器械使用单位应当按照产品说明书等要求使用医疗器械。

（2）一次性使用的医疗器械不得重复使用，对使用过的应当按照国家有关规定销毁并记录。

3.《医疗器械监督管理条例》（中华人民共和国国务院令第739号）

（1）医疗器械使用单位对重复使用的医疗器械，应当按照国务院卫生主管部门制定的消毒和管理的规定进行处理。

（2）一次性使用的医疗器械不得重复使用，对使用过的应当按照国家有关规定销毁并记录。

4.《医疗机构医用耗材管理办法（试行）》（国卫医发〔2019〕43号）

（1）医疗机构应当加强对使用后医用耗材的处置管理。医用耗材使用后属于医疗废物的，应当严格按照医疗废物管理有关规定处理。

（2）医疗机构应当在医用耗材临床使用过程中严格落实医院感染管理有关规定。一次性使用的医用耗材不得重复使用。重复使用的医用耗材，应当严格按照要求清洗、消毒或者灭菌，并进行效果监测。

5.《国家卫生健康委办公厅关于进一步加强医疗机构感染预防与控制工作的通知》（国卫办医函〔2019〕480号）——《医疗机构感染预防与控制基本制度（试行）》 医疗机构对临床使用的诊疗器械和物品正确地实施清洁消毒和/或灭菌处置的规范性要求如下。

（1）根据所使用可复用诊疗器械/物品的感染风险分级，选择适宜的消毒灭菌再处理方式，包括但不限于：各种形式的清洁、低水平消毒、中水平消毒、高水平消毒和/或灭菌等。相关操作人员应当做好职业防护。

（2）在实施消毒灭菌处置前应当对污染的器械/物品进行彻底清洗。但针对被朊病毒、气性坏疽及突发不明原因传染病病原体污染的诊疗器械、器具和物品，在灭菌处置前应当先消毒。

（3）建立针对内镜、外来器械、植入物等的清洗消毒灭菌管理规范和相应标准操作规程，做好清洗消毒灭菌质量监测和反馈。

（4）诊疗活动中使用的一次性使用诊疗器械/物品符合使用管理规定，在有效期内使用且不得重复使用。

（5）医疗机构使用的消毒灭菌产品应当符合相应生产与使用管理规定，按照批准使用的范围、方法和注意事项使用。

（6）器械/物品清洗、消毒、灭菌程序符合标准或技术规范的规定，做好过程和结果监测，建立并执行质量追溯机制和相应的应急预案。医疗机构对经清洗消毒灭菌的器械/物品应当采取集中供应的管理方式。

6.《医院感染管理办法》（卫生部令第48号）

（1）各种用于注射、穿刺、采血等有创操作的医疗器具必须一用一灭菌。

（2）医疗机构使用的消毒药械、一次性医疗器械和器具应当符合国家有关规定。一次性使用的医疗器械、器具不得重复使用。

二、现状分析

随着医药体制不断深化改革，要求控制耗材的收入和支出占比、运用医保支付制度控制费用、医院感染的控制要求等，致使医院主动选择可重复使用耗材或不得不将某耗材经过再处理后复用。因此，对耗材的消毒和处理等面临着较大的挑战。一次性医用耗材，尤其是一次性高值耗材复用，是争议多年的话题。近年来随着医改逐步深入和医疗器

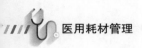

械临床使用监管逐步加强，一次性高值医用耗材的复用安全问题成为值得讨论和热议的重点。

目前，国内医院重复使用一次性医用耗材导致交叉感染、最终酿成医疗事故的案例仍然存在，与我国医院消毒与处理管理体系不完善有很大关系。这也是一次性非植入性高值医用耗材复用的重要限制原因。医用耗材是否可复用的决定权在生产厂家，由于一次性医用耗材与可复用耗材相比上市快、销售量大，收回成本也较快，故生产厂家更倾向于按"一次性使用"设计，导致医疗废物处理量增加。

三、一次性医用耗材使用后处理

随着全球经济的发展，一次性医用耗材发展迅猛，需求和使用量越来越大，临床使用量较大的如注射类耗材、血液净化耗材、麻醉耗材、介入耗材、护创类耗材等严禁重复使用。

一次性无菌耗材外包装有污迹、破损、漏气、潮湿、标识不清晰、超过有效期限或无菌包装被打开后未用等均不能使用，需和厂家沟通进行退换货处理或报废处理。

一次性耗材打开无菌包装后，外包装无被污染情况下可归作生活垃圾处理；锐器需置于锐器盒中存放、集中处置，其余需存放于黄色医疗废物袋中收集后，由医院指定的无公害化废物处理企业及时运输，按照《医疗废物管理条例》等有关规定处理。

骨科内固定植入物如钢板、螺钉等在体内使用后，取出后需进行毁形再集中处理，禁止退还患者或再流通市场。

四、可重复使用耗材再处理

（一）常见需再处理后使用的产品

1.进入人体无菌组织、器官、腔隙，或接触人体破损的皮肤和黏膜的诊疗器械，如外来手术器械、口腔科器械、手术室器械、硬式内镜器械等，使用后需由消毒供应中心集中回收、分类、清洗、消毒、干燥、检查保养、包装、灭菌后进入备用状态。

2.接触完整皮肤、黏膜的诊疗器械，如体温计（枪）、血压计、听诊器、仪器配件等，每次使用后采用含季铵盐的消毒湿巾或500mg/L含氯消毒抹布进行擦拭消毒后进入备用状态。

3.患者使用的吸氧装置、雾化吸入器、氧气湿化瓶、呼吸机螺纹管等应一人一用一消毒，用后送消毒供应中心进行清洗、消毒，并干燥洁净保存。

4.呼吸机的螺纹管、湿化器以及接头、活瓣通气阀等可拆卸部分，应按照医院规定送消毒供应中心进行清洗、消毒。

（二）再处理操作常规

1.外来手术器械

（1）要求医疗器械厂家提供再处理说明，注意器械说明书是否符合WS 310和YY/T 0802，以及说明书要求与医院消毒供应中心再处理条件的兼容性。

（2）咨询医疗器械制造商放行要求，医院予以接受再处理，消毒供应中心制定相应操作流程。如果没有或没有合适的再处理说明，医院应将其排除于再处理流程之外，不建议采购。

（3）检查和核对外来器械的清洁度、完整性、数量等，工具与内固定植入物需要分别用专用的器械篮筐进行装载、再处理。

（4）使用后的外来器械需进行清洗、消毒等再处理后归还厂家。

2. 手术室常规手术器械

（1）最常见的为各类血管钳、剪刀、拉钩、骨科手术工具等，此类器械一般为全金属，处理过程中关节部位打开，按常规再处理流程即可。

（2）精细或显微手术器械需要与一般的手术器械分开处置，建议使用超声清洗设备进行再处理。

（3）因使用一定的年限，器械达不到使用的要求或已经损坏，需进行报废处理。如属于固定资产，需按医院固定资产报废流程进行处置；非固定资产集中收集，由医院指定的无公害化废物处理企业按照《医疗废物管理条例》等有关规定处理。

（4）新购买的器械需经过消毒供应中心进行清洗后再处理，避免直接消毒或灭菌。

3. 硬式内镜器械　最常见的为腹腔镜手术器械。

（1）分类　耐热耐湿器械与不耐热耐湿器械分别装载。组合器械拆分后放置在同一清洗筐内，小物件应选择密纹清洗筐，并检查螺帽、垫圈、密封圈是否缺失或损坏。

（2）清洗消毒　不耐热耐湿器械手工擦拭，清洗后干燥，采用75%乙醇进行消毒；耐热不耐湿器械手工清洗，按需要超声清洗；耐热耐湿器械机械清洗、干燥和湿热消毒。依据说明书和规范要求，细化和执行操作规程。

（3）检查　外观、通电柱、锁扣、螺丝齐全；清洁度检查：无水迹、污迹；把手灵活度好，锁扣功能好；绝缘性能完好。

（4）包装　不同灭菌方式分开包装；包装材料及方法遵循WS 310.2；包装前根据器械明细单进行核对。

（5）灭菌　按照器械说明书，选择灭菌方式和灭菌参数；可耐压力蒸汽灭菌的，应首选压力蒸汽灭菌方式；使用低温灭菌方式，严格遵循设备及器械的使用说明书；灭菌效果监测结果符合WS 310.3的要求。

4. 软式内镜

（1）软式内镜是指疾病诊断、治疗中使用的可弯曲的内镜，常见的为支纤镜、消化内镜、软式输尿管镜等。

（2）所有软式内镜每次使用后，需进行彻底清洗和高水平消毒或灭菌。

（3）软式内镜的管腔需注入专用清洗液和专用内镜清洗设备进行再处理，清洗前常规进行测漏，采用纯化水或无菌水进行终末漂洗。

（4）处理流程：预处理—测漏—清洗—漂洗—消毒（灭菌）—终末漂洗—干燥—待用。

5. 口腔科器械

（1）用于预防、诊疗、治疗口腔疾患和口腔保健的可重复使用器械，常见的有牙科小

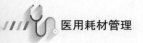

器械、牙科手机、牙洁治器、根管器具等。

（2）口腔器械依据危险程度的不同进行分类处置，具体见表6-2。

表6-2 口腔器械分类处置表

危险程度	概述	器械分类	再处理要求
高度危险	接触病人伤口、血液、破损黏膜或者用于侵入性治疗或介入无菌组织的各类口腔诊疗器械	拔牙器械、牙周器械、根管器械、种牙手术器械等	灭菌
中度危险	接触病人完整黏膜、皮肤的口腔器械	检查器械、正畸用器械、修复器械及各类填充器、开口器等	灭菌或高水平消毒
低度危险	辅助治疗，只接触干净、完整皮肤的器械	雕刀、模型雕刻刀、牙锤等	中、低水平消毒

低、中度危险口腔器械可不包装，消毒或灭菌处理后直接放入清洁容器保存，小器械需使用专用牙科器械盒。

（3）所有器械应进行椅旁预清洁，使用后选用专用保湿剂、酶类清洁剂或生活饮用水保湿暂存。

（4）应用目测或使用带光源的放大镜对干燥后的口腔器械进行检查。对清洗质量不合格的器械应重新处理，损坏或变形的器械报废或者送修，送修的器械应做好标识，灭菌后送修。

五、消毒与再处理常规流程

1.回收 是收集污染的可重复使用诊疗器械的工作过程，也是再处理流程的起始点。

（1）关键点：使用后回收及时和高效；精密器械做好保护措施；感染性器械做好感染性疾病的标识，单独处理。

（2）使用后的器械，建议在1~2小时内送达消毒供应中心，及时清洗，做好器械保湿。保湿方式为酶液浸泡、保湿剂、湿布包裹等，一般首选酶液浸泡。

（3）回收工具每次使用后清洗、消毒、干燥备用。

2.分类 是根据使用器械的材质、精密程度、感染风险、清洗方式、消毒灭菌方式等进行归类的工作过程。

（1）关键点：准确清点、核查、分类、拆卸和装载等，依照材质、复杂程度和污染情况进行。

（2）分类的基本原则：①材质较敏感或精细的手术器械，分开清洗；②简单器械和复杂器械分开清洗；③污染轻微/未使用的和污染严重的分开清洗；④需拆卸清洗再安装的器械分开清洗；⑤外来内固定植入物材料使用专用的器械盒分开清洗；⑥不同类别的器械采用对应的清洗流程。

3.清洗 是指去除诊疗器械上污物的全过程。

（1）清洗可分为冲洗、清洗、漂洗和终末漂洗；常见方式为手工清洗和机器清洗。

（2）手工清洗流程：预处理—浸泡—清洗—漂洗（配合手工刷洗）—必要时除锈—润滑—干燥。

（3）机器清洗过程：预洗—主洗—漂洗—热力消毒—器械润滑剂—干燥。

（4）清洗操作过程注意事项：①操作人员按要求穿戴防护用品，做好个人防护。②将待清洗的器械分类，可拆卸的器械（腹腔镜器械等）按厂家说明进行拆卸，有关节的器械（如各类止血钳等）需将轴节打开。③手工清洗与机器清洗的器械分开进行清洗。④冲洗去除大块污物，以减轻后续清洗负担。⑤手工清洗推荐水温不超过40℃，避免蛋白质变性而加大清洗难度。⑥手工清洗选用的多酶清洗剂应清洗力强、澄清性好、泡沫水平低、易于漂洗，多酶清洗液最适温度为40~60℃。⑦尽可能在液面以下进行清洗，以减少清洗过程中产生气溶胶而造成的二次污染。⑧充分漂洗：漂洗不充分可能导致清洗剂或蛋白质残留在器械表面，经后续灭菌高温处理后更难去除，污物残片进入人体会引起炎症反应。⑨机器清洗时，使用专用的篮筐进行装载，不同材质的器械建议分开清洗，避免电化学腐蚀。⑩将体积/重量大的器械置于精密器械下方清洗。

4. 消毒　是指使用物理或化学方法，杀灭或清除诊疗器械上病原微生物的工作过程。

（1）关键点：保障病人安全，保障消毒供应中心人员安全。

（2）清洗后的器具、器械等应进行消毒处理，消毒方法首选湿热消毒，其次选75%乙醇或酸性氧化电位水等其他消毒剂。

5. 干燥　是指去除诊疗器械上残留水分的工作过程。

（1）干燥的必要性：水是细菌滋生的基本条件，易引起器械锈蚀。器械上残留水分过多，灭菌后容易出现"湿包"。

（2）金属类器械或器具，干燥温度70~90℃，20分钟。

（3）塑料类耗材或消耗品，干燥温度65~75℃，40分钟。

6. 检查保养　是指器械清洗质量、器械功能完好性的检查工作。

（1）关键点：使用医用润滑剂，避免使用石蜡油等非溶性产品作为润滑剂。

（2）重点部位：器械关节处、咬合处及其他可活动的元件。

（3）应采用目测或光源放大镜对干燥后每件器具、器械或物品进行检查；器械表面及关节部位光洁，无污渍、血渍、污垢等残留物质和锈斑，功能完好，无损毁。

（4）清洗质量不合格的，应重新处理；有锈迹应除锈，器械功能有损毁或锈蚀的应及时维修或报废。

（5）对带电源器械，应进行绝缘性能等安全性检查。

7. 包装　是指建立无菌屏障系统，确保灭菌后直至使用前，器械均为无菌状态。

（1）关键点：需保持无菌屏障完好。

（2）包装材料的种类：棉布、无纺布、皱纹纸、纸塑袋、硬质容器等。

8. 灭菌　是指用物理或化学方法杀灭全部微生物，包括致病和非致病的微生物以及细菌芽孢的过程。灭菌常用方法包括如下。

（1）压力蒸汽灭菌：是目前医院使用的主要灭菌方式，由于预真空压力蒸汽灭菌过程中冷空气排出比较彻底，蒸汽穿透迅速，具有灭菌快速、彻底的优点。该法适用于耐湿、耐热的器械或器具，如手术器械等。

（2）干热灭菌：是通过高温氧化作用致微生物死亡，并能够灭活热原。干热灭菌的温

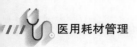

度和维持时间应根据灭菌的物品来确定；适用于耐热不耐湿，蒸汽或气体不能穿透的器械，如玻璃、油脂、粉剂等。

（3）低温灭菌：适用于不耐湿、不耐热的器械或器具。①环氧乙烷灭菌：环氧乙烷（EO）气体通过对微生物的蛋白质、DNA和RNA产生特异性的烷基化作用，使微生物（包括细菌芽孢）失去新陈代谢所需的基本反应基，而对微生物进行杀灭。②过氧化氢灭菌：过氧化氢等离子体灭菌属于低温灭菌技术，等离子体是某些气体在电磁场作用下形成气体放电而产生。该法目前在各医院广泛使用，在低温灭菌中具有时间短的优势。③甲醛蒸汽灭菌：作用原理是甲醛分子中的醛基可与微生物蛋白质和核酸分子中的氨基、羧基、羟基、巯基等发生反应，生成次甲基衍生物，从而破坏生物分子的活性，致微生物死亡。

9.储存　是指存放备用诊疗器械的工作过程。关键在于：①保持环境温湿度适宜，保障灭菌物品无菌质量，符合无菌物品存储有效期规定；②确认无菌物品灭菌质量检测合格。

10.发放　是指将存储的无菌物品发放到使用部分，进行的质量确认检查、装配、运送等的工作过程。关键在于：①需遵循先进先出原则；②保障各类物品发放记录可追溯。

第四节　评估与评价

一、临床使用评价的背景

随着我国社会主义市场经济建设的不断推进和发展，国家逐步加强和完善社会医疗保障体系，看病贵、看病难已经成为政府关注的一大民生问题。2015年5月，国务院颁布了一份名为《关于城市公立医院综合改革试点的指导意见》的文件，提出我国政府必须采取有效手段严格控制医药费用不合理增长，力争到2017年，试点城市公立医院百元医疗收入（不含药品收入）中消耗的卫生材料降到20元以下。国家发改委在2017年11月提出：取消医用耗材加成，彻底消除医疗卫生行业"以械补医"的做法。

价值较高的医用耗材都具有专业性强、需求时效要求高等特点，因而价格一直居高不下，也是医院成本投入的重要组成部分，其采购和使用对医院的医疗水平和经济效益甚至社会效益都有巨大影响。因此，医院高值耗材的管理对于医院来说是一件非常重要的工作，同时也是一项复杂的系统性工程。通过对高值耗材精细化管理模式优化的探讨，可使医院临床业务能力和医院管理水平不断提高，切实落实公立医院体制改革政策，有效控制医疗费用中不合理因素的增长趋势，为解决居民"看病难，看病贵"问题做出贡献。

不同临床学科对医用耗材的需求不同，尤其是临床科室的需求存在误导管理层决策的风险。医用耗材管理部门要全面管控耗材使用情况，通过收集相关产品简介、预期用途、处方点评、一致性评价、风险分析、经济学分析等方面的信息和数据并加以分析，对医用耗材进行评价并逐步形成一套标准化的体系，从而精准控制医用耗材的不合理使用和流失。

二、使用评价组织架构

各医疗机构可根据自身实际情况，由医疗技术管理相关委员会承担医用耗材使用评价工作。专家成员包括医学工程师，各临床专科主任、各科室护长、医院质控管理员、信息科工程师、财务人员、耗材采购员、物价管理员。涉及的委员会包括医院质量和安全管理委员会、医疗质量管理委员会、新技术新项目管理委员会、护理质量管理改进委员会、物价管理委员会、设备管理委员会、医用耗材管理委员会等。评价涉及的专业有临床、循证医学、卫生经济学、伦理学、公共卫生等相关领域专业。

负责部门：医务部、医疗器械管理部门、财务科、医保办公室、信息网络中心、纪检监察室，各部门相互配合和协调点评工作。

点评小组：工作办公室常设于医疗器械管理部门。

医疗器械管理部门：负责分析相关的耗材数据，将点评的材料填入《医用耗材使用监控及点评督查表》，分析科室耗材占比情况。

医务部：组织相关临床专家进行使用合理性点评，将耗材相关情况在院例会上通报；抽查病历中使用耗材的相关内容和知情同意书等。

财务科：负责相关收费项目的合理性点评，负责计算全院耗材占比情况。

医保办公室：负责医保招标项目相关耗材的点评。

信息网络中心：负责协助收集需分析的医用耗材HIS系统相关数据。

纪检监察室：对部分耗材使用量突出或明显异常的科室进行提醒谈话或廉政谈话等。

三、医用耗材合理使用评价内容

医用耗材合理使用评价包括准入、遴选、使用前评价、使用后评价、历史再评价。重点评估的技术项目主要包括：限制类技术、在本医疗机构内应用存在较大的质量、安全及伦理风险以及花费预算金额较大、超过一定额度的技术等。评估方法包括对标评估、迷你卫生技术评估（Mini-HTA）、需求评估等，必要时也可通过邀请第三方评估，出具评估报告。

评价对象：新引进材料、部分辅助类材料、不可收费材料、专机专用材料、使用量明显突出的材料、使用量突增的材料、临购次数相对较多的材料等。

评估内容：包括健康问题及技术特性、技术安全性、有效性、成本效果、预算影响、组织投入及变革等。

四、医用耗材合理使用评价标准

医务人员严格按照医用耗材与诊疗相关医疗技术的适应症、禁忌症使用，不得滥用。

使用前，执行诊疗操作的医务人员复核患者信息、医用耗材规格型号，仔细检查包装完好情况及灭菌标识。

使用高值耗材应当充分尊重患者知情权和选择权，做好相应的告知和病历记录，并签署《一次性耗材知情同意书》。对植入、介入类医用耗材的名称、关键性技术参数及唯一性

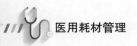

标识信息，应当记录和粘贴于病历保存。

使用医用耗材前应充分阅读产品的使用说明书和注意事项，严格依据产品的适用范围、患者的病情和实际需求选用合适的产品和数量。

使用的耗材必须按照对应的收费项目合理收费，避免多收、漏收、不按项目收费等。

五、医用耗材使用的点评角度

（一）经济性评价：效益分析

对医用耗材使用进行效益分析，比如百元医疗收入耗占比分析、高值耗材耗占比分析、科室医用耗材收益率、高值耗材成本效益分析、可收费材料收入比、按项目收费耗材成本效益分析等。密切关注耗材的使用数据，每月开展数据汇总统计，进行同比及环比分析，对使用量异常的高值耗材及时分析其具体消耗情况，并结合使用科室的手术量、出院病人情况以及三级、四级手术率和腔镜手术率等数据进行综合分析。

定期公示各类高值耗材成本效益数据，及时掌握各类医用耗材的使用情况，为指导临床合理使用医用耗材提供可靠证据，也为领导层提供科学管理医用耗材的决策数据，同时对使用量异常的耗材品种加强监管。通过一段时间的总结，管理人员可以得出合理的数值范围。

1.加强对相关人员的专业知识培训，对消毒液、药棉、纱布等不收费耗材加强管理，通过定期监督检查，对不收费耗材使用效益性进行评估，并制定奖惩措施。效益分析有利于进一步减少浪费，降低成本，丰富科室的绩效评估标准，提升医院管理的科学性。

2.对有利技术创新、有利患者康复的材料，建议推广使用；对临床帮助不大的材料，建议停止使用。

3.定期组织相关科室专业人员对重点科室，如手术室、换药室、内镜中心、介入室等科室使用的有效性进行科学评估。通过多种定量指标的分析，对医用耗材形成精细化监管，设置医技科室绩效考核目标值，形成奖惩机制，控制不必要的费用，探索临床合理使用耗材路径。

（二）有效性评价：使用效果分析

开展使用效果分析工作，每月邀请专家进行耗材临床使用分析，专家点评分析后确有问题的反馈给临床，临床方面需要提供证据、申诉理由，医用耗材管理部门使用系统综述法，收集大量临床反馈及临床研究文献，评估临床所用材料的性能、特点及适用范围。

以某医院开展的肺动脉导管（PAC）临床应用评价为例，通过数据库检索的方式获得PAC在国内外的相关资料，首先对适应症进行论证，依据医院目前PAC主要使用的病历以及申请科室提出的初步论证意见，选择"肺动脉高压诊断""心脏结构评估""心衰竭病因""肺水肿评估""休克鉴别诊断"5类诊断进行评估。以肺动脉高压诊断为例，中文检索词为"肺动脉高压，肺动脉导管"，英文检索词为"pulmonary hypertension, pulmonary artery catheter"，共检索文献627篇，按照相关程度排序，筛选出58篇文献进行重点研究，评价的结论是：PAC对于在微创测试进行之后的肺动脉高压确诊是必需的，PAC作为肺动脉高压诊断工具已经成为临床共识。

（三）安全性评价：使用安全性监控和分析

《医疗器械监督管理条例》中将医疗器械分为第一类、第二类、第三类，分类标准基于医疗器械的安全监管要求：第一类的风险系数较低，第二类的医疗器械只有中度风险，第三类为高风险。风险评估首要是确保医疗器械使用对象的安全，其次是要保证操作人员的生命安全，再次是确保应用环境的安全，最后是保证设备的全自身安全。

安全性评价分为可接受与不可接受的状态，风险评价可以按照风险的严重性和危害性进行等级划分，通常可分为一级（灾难的）、二级（严重的）、三级（轻度的）、四级（轻微的）。见表6-3。

表6-3　安全性评价风险等级划分

等级	等级名称	严重性
一级	灾难的	造成人员伤亡或设备报废
二级	严重的	人员严重受伤或设备严重损坏
三级	轻度的	人员轻度受伤或设备轻度损坏
四级	轻微的	人员轻微受伤或设备轻微损坏

根据医疗器械使用周期内不良事件的频率，危险可能性等级分为如下级别：频繁、有可能、有时、极少、不可能（表6-4）。

表6-4　安全性评价不良事件频率等级划分

等级	等级名称	频率（次/年）
一	频繁	8
二	有可能	3~8
三	有时	0.5~3
四	极少	0.1~0.5
五	不可能	<0.1

根据不良事件对某类设备的安全性进行分析，在医用耗材使用管理中以医疗器械不良事件监测和报告为着眼点，对医用耗材使用进行安全性评价，进一步完善耗材的全过程管理。

建立医用耗材安全性评价体制：临床科室建立医疗器械质量安全管理小组，重点负责本科室的医疗器械风险管理，从体系架构、人员分工和建立制度等多个方面开展质量安全监测。临床科室每季度开展医疗器械使用方面的讨论会，每季度开展医疗器械使用科室培训；对科室发生的医疗器械不良事件，除通过信息系统上报以外，同时进行科室登记，并且进行科室层面的讨论及整改，体现持续改进的效果。医用耗材管理部门对每例事件进行调查、分析、反馈，详细汇总材料，对上报资料进行查漏补缺并上报国家药监局，同时每季度按照医疗器械不良事件上报的情况形成分析材料，对全院上报情况、科室上报情况、有源无源医疗器械不良事件上报情况分别进行通报，对严重不良事件上报医院专家组进行讨论。医院专家组主要对有严重后果的不良事件进行分析、评估，形成详细的评估报告，

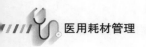

对集中产生的问题深究原因，从而降低耗材风险，保障医疗安全。

六、量化监管指标，探索临床合理使用路径

量化指标的建立要充分考虑医疗安全性、经济性和患者满意度之间的平衡。目前，医院针对医用耗材的考核指标主要是依据2015年国家五部委联合出台的《关于控制公立医院医疗费用不合理增长的若干意见》中"主要监测指标"的第18项"百元医疗收入消耗的卫生材料费用=（卫生材料支出/医疗收入）×100"，该指标用于反映医院卫生材料消耗程度和管理水平。将百元耗材占比作为绩效考核指标，对临床医技科室分系统设置专科考核目标值，并形成奖惩机制，积极引导医护人员尽可能使用成本-效益比高的耗材。除考虑经济性以外，更理想的是将患者满意度纳入其中。面对疾病，医患博弈的制衡体现在：医生的追求是"治好病、被尊重、获得与自身价值相匹配的更多的收入"；患者的目标是"治好病、被尊重、付出能够治好疾病的最少费用"。因此，探索合理的耗材临床使用路径有利于避免信息不对称所导致的医生诱导需求，减少患者非理性就医行为，从而使医生和患者双方的目标趋于一致。

七、医用耗材使用的点评结果

医用耗材使用的点评结果分为合理和不合理。有下列情况之一者，为不合理使用：①超适用范围使用医用耗材；②无正当理由使用高价耗材；③无正当理由为同一患者同时使用两种以上作用相同的耗材；④其他使用医用耗材不合理的情况（包括未签署知情同意、乱收费、未进行使用登记，与临购使用要求不符等）。

八、医用耗材使用评价的处理

发现存在不合理使用医用耗材的现象，及时警示责任科室和当事人；情节严重的，按医疗器械质量管理有关处罚规定处理。

因不合理使用医用耗材导致医保费用扣减的，经核实后，由当事科室及个人承担相关责任。

对存在不合理使用医用耗材情况的科室及个人，视情节的严重程度限制其后续使用数量或使用权限，并将处理结果在院内公示。

医院及相关职能部门针对性约谈不合理使用医用耗材的科室或个人。

点评结果为不合理使用医用耗材的，当事人该年度考评不得评优评先。

对不合理使用的医用耗材，如不合理使用行为经评价认为可能与其生产（经营）企业有关的，对相关企业进行诫勉谈话。

对医用耗材生产（经营）企业存在不良销售行为的，发现一个品种涉及不良销售行为，暂停该产品的使用，发现两个或以上品种涉及不良销售行为的，暂停该企业所有品种医用耗材的使用，并列入黑名单，由企业承担由此产生的一切不良后果。

第五节　使用管控

党的十九大报告中提出：要实施健康中国战略，要完善国民健康政策，为人民群众提供全方位全周期健康服务。但随着中国"二孩""三孩"政策的实施、人口老龄化的加速、疾病谱的变化和医学技术的迅猛发展，人民对医疗健康的需求日益增加，进而造成医疗费用支出迅速增加，而目前医保资金有限，医保控费成为当前医疗行业的重要任务之一。

医用耗材费用作为医疗成本的重要组成部分，对其管控是当下医保部门和医疗机构的工作重点之一。国家发改委《关于全面深化价格机制改革的意见》（发改价格〔2017〕1941号）中指出：要深化公用事业和公共服务价格改革，巩固取消药品加成成果，进一步取消医用耗材加成；扩大按病种、按服务单元收费范围和数量。《国务院办公厅关于印发深化医药卫生体制改革2017年重点工作任务的通知》（国办发〔2017〕37号）中指出：2017年前四批200个试点城市公立医院百元医疗收入（不含药品收入）中消耗的卫生材料降到20元以下；全面推进建立以按病种付费为主的多元复合型医保支付方式；国家选择部分地区开展按疾病诊断相关分组（DRGs）付费试点，鼓励其他地方积极探索；指导各地完善按病种、按人头、按床日等多种付费方式；综合医改试点省份要选择1~2个地市全面实施医保支付方式改革，覆盖区域内所有医疗机构和所有医疗服务，大幅减少按项目付费的比例（图6-4）。

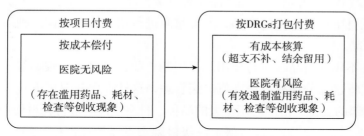

图6-4　按项目付费与按DRGs打包收费

一、医院医用耗材管控

耗材收费零加成、医保控费、降低耗占比和单病种收费对于医用耗材使用将产生深远影响。首先，这些促使医疗机构对医用耗材开展精细化成本管控，如耗材采购成本和耗材使用成本。其次，这些促使医院对在用医用耗材进行消耗分析、成本分析，为医院采取改进方案提供依据。如某医院通过统计分析得出：在百元卫生材料占比中，1000元及以上高值耗材占二分之一；在高值耗材中，骨科、心血管内科、心脏外科、神经介入、外周介入、胃肠外科是贡献最大的科室，占80%以上。医院可根据分析结果，设定耗材管控工作方案。

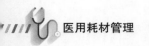

（一）因医用耗材与诊疗行为、医疗质量息息相关，由医务部总体负责，联合护理部、质控办、医保办、设备科、信息科、财务科等对全院医用耗材进行管控

1. 由医务部联合质控办：参考规模接近的其他三甲医院的科室耗占比数据，同本院科室数据进行横向对比，确认合理的耗占比数据。参照药占比控制方法，将各科耗占比的参考数据下发各科室，按5%~10%的目标确定各科指标，争取逐步下降。

2. 由医务部联合护理部、医保办：加强对耗材合理使用的管控，参照用药（处方）点评，建立耗材使用点评制度，对不合理的耗材使用应在周会通报，应有处罚，应记录在档。

3. 由医务部联合财务科及经管科：通过绩效改革小组，在绩效方案中制订有效方案，促使临床科室调整医疗收入结构。同时，对耗占比控制不好的科室，根据绩效制订处罚措施，扣罚的钱可用于奖励做得好的科室。

（二）由设备科在采购源头进行管控，应加强议价、严控准入、调控品规

在现有目录中通过耗材委员会做减法，耗材委员会的任务主要是减少在用品种、适当引进新产品，尤其是适当增加国产品规。

1. 对耗占比重影响较大的因素，如检验材料、骨科及心血管等的高值耗材等，首先考虑耗材直接降价。操作方案是分期约谈企业，要求至少下降5%~10%，同时了解同行医院采取的降价措施，争取更大幅度的优惠。对降价幅度大的，在后期遴选中可优先考虑。如此议价能够在不影响用量的情况下直接达到降耗比的效果。

2. 同步对几个影响较大的科室的耗材分期进行耗材遴选。尽量在同类产品中优先考虑使用价格较低的产品。价格降不了的产品品牌可考虑停用，采购考虑国产同类产品替代。

3. 对低值耗材中用量较大的产品，考虑重新进行招标。在保证品种质量的情况下，选用价格更低的产品。

4. 对可用可不用耗材品项进行使用总量控制。如止血材料和敷贴等，要考虑部分直接停用，或先尝试将这部分耗材改作高值追溯管理，这样方便获取病人及医生信息，同时需要医务部和护理部的支持，协助对用量大的品种、科室或医生进行耗材使用点评。

5. 细化医院"耗占比"：全国二级、三级医院重点监控耗占比。2020年6月9日，国家卫健委医政医管局发布《国家卫生健康委办公厅关于采集二级和三级公立医院2019年度绩效考核数据有关工作的通知》（以下简称《通知》），开始采集全国二级和三级公立医院（不含中医医院）2019年度绩效考核数据。同时，国家卫健委还发布了《国家三级公立医院绩效考核操作手册（2020版）》（以下简称《三级公立医院手册》）以及《国家二级公立医院绩效考核操作手册（2020年版）》（以下简称《二级公立医院手册》）。

上述两个手册显示，全国二级、三级医院重点监控高值医用耗材收入占比。如《三级公立医院手册》要求，考核年度医院重点监控高值医用耗材收入占同期耗材总收入比例，计算方法如下：

$$重点监控高值医用耗材收入占比 = \frac{重点监控高值医用耗材收入}{同期耗材总收入} \times 100\%$$

上式中，分子是在本考核年度，重点监控高值医用耗材收入指第一批国家高值医用耗材重点治理清单公布的18种医用耗材的收入；分母是同期耗材总收入，指同期卫生材料收入，包括门急诊、住院卫生材料收入。

6. 对18类高值耗材进行重点监控：2020年1月14日，国家卫健委发布《国家卫生健康委办公厅关于印发第一批国家高值医用耗材重点治理清单的通知》（以下简称《通知》），公布重点治理的18种高值耗材（表6-5）。

表6-5 第一批国家高值医用耗材重点治理清单

序号	耗材名称	描述	品名举例
1	单/多部件金属骨固定器械及附件	由一个或多个金属部件及金属紧固装置组成。一般采用纯钛及钛合金、不锈钢、钴铬钼等材料制成	金属锁定接骨板、金属非锁定接骨板、金属锁定接骨螺钉等
2	导丝	引导导管或扩张器插入血管并定位的柔性器械	硬导丝、软头导丝、肾动脉导丝等
3	耳内假体	采用不锈钢、钛合金等金属材料和/或聚四氟乙烯等高分子材料制成	鼓室成形术假体、镫骨成形术假体、通风管
4	颌面部赝复及修复重建材料及制品	由硅橡胶或聚甲基丙烯酸甲酯等组成	硅橡胶颌面赝复材料、树脂颌面赝复材料
5	脊柱椎体间固定/置换系统	由多种骨板和连接螺钉等组成。一般采用纯钛、钛合金等材料制成	颈椎前路固定系统、胸腰椎前路固定系统、可吸收颈椎前路钉板系统
6	可吸收外科止血材料	由有止血功能的可降解吸收材料制成。无菌提供，一次性使用	胶原蛋白海绵、胶原海绵、可吸收止血明胶海绵
7	髋关节假体	由髋臼部件和股骨部件组成	髋关节假体系统、髋臼假体
8	颅骨矫形器械	由外壳、填充材料/垫和固定装置组成。一般采用高分子材料制成	婴儿颅骨矫形固定器、颅骨成形术材料形成模具
9	刨骨器	骨科手术配套工具。一般采用不锈钢材料制成。非无菌提供	刨骨器
10	球囊扩张导管	由导管管体、球囊、不透射线标记、接头等结构组成	冠状动脉球囊扩张导管、PTCA导管、PTA导管
11	托槽	采用金属、陶瓷或高分子材料制成。通常带有槽沟、结扎翼，部分带有牵引钩	正畸金属托槽、正畸树脂托槽、正畸陶瓷托槽
12	吻合器（带钉）	由吻合器或缝合器和钉仓（带钉）组成	吻合器、切割吻合器、内窥镜吻合器
13	血管支架	由支架和/或输送系统组成。支架一般采用金属或高分子材料制成，维持或恢复血管管腔的完整性，保持血管管腔通畅	冠状动脉支架、外周动脉支架、肝内门体静脉支架
14	阴茎假体	由液囊、液泵阀与圆柱体组成	阴茎支撑体
15	植入式神经刺激器	由植入式脉冲发生器和附件组成	植入式脑深部神经刺激器、植入式脊髓神经刺激器、植入式骶神经刺激器
16	植入式心律转复除颤器	由植入式脉冲发生器和扭矩扳手组成。通过检测室性心动过速和颤动，并经由电极向心脏施加心律转复/除颤脉冲对其进行纠正	植入式心律转复除颤器、植入式再同步治疗心律转复除颤器、植入式皮下心律转复除颤器
17	植入式药物输注设备	由输注泵植入体、鞘内导管、附件组成	植入式药物泵
18	椎体成形导引系统	由引导丝定位、扩张套管、高精度钻、工作套管等组成	椎体成形导向系统、椎体成形导引系统、椎体成形术器械

数据来源：国家卫生健康委医政医管局。

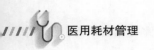

同时,《通知》要求各省级卫生健康行政部门在此清单的基础上,根据各地实际,适当增加品种,形成省级清单,并指导辖区内医疗机构制定医疗机构清单。

2019年6月20日,国务院公布《医疗机构医用耗材管理办法(试行)》,要求加强高值医用耗材规范化管理,明确治理范围,将单价和资源消耗占比相对较高的高值医用耗材作为重点治理对象。

2019年7月31日,国务院发布《治理高值医用耗材改革方案》(以下简称《方案》),再次强调将单价和资源消耗占比相对较高的高值医用耗材作为重点治理对象,并要求完成第一批重点治理清单。同时,《方案》要求完善高值医用耗材临床应用管理,并将其纳入公立医疗机构绩效考核评价体系,以全面深入治理高值医用耗材,规范医疗服务行为,控制医疗费用不合理增长。

二、使用管控方式

实行高值耗材精细化管理对于医院来说意义深远,可以使成本得到有效的管控,医院在管理方面也不需要太多的支出;对居民而言,医疗费用能够进一步减少,从而提升公立医院的公共服务质量和社会效益。高值耗材的质量和使用应该得到医院的重视,需要规范各科室的业务流程。关注耗材动态监测和效益成本分析是新医改对医院提出的要求,信息化是高值耗材实现精细化管理的重要支撑,是获取使用数据的有效工具。高值耗材精细化管理不仅要关注高值耗材采购过程,对高值耗材的使用情况要持续关注,更要重视预算管理体系的建立,将高值耗材管理和医院的绩效考核目标挂钩,促进公立医院改革。

(一)开展基本诊疗路径管理,建立使用规范

对医用耗材,尤其是植入性材料的合理性评估是为了规范医用耗材的使用,使得其使用符合技术性规范要求,并且能更为安全、准确和有效地满足临床工作的需求。可将工作的重点放在以下两个方面。

1.依据使用说明书、国家法律法规、行业内部标准以及临床要求,根据各部门使用耗材情况,定期召开专业培训会,必要时邀请耗材商、供应商参与,制订详细的操作规程,包括基本操作程序和正确使用方法,同时定期开展使用人员的培训和考核,提高使用者的操作技术和应急处置能力,考核不合格则不得使用。

2.基于临床路径管理,采用卫生技术评估方法,收集大量的临床反馈及临床研究文献,基于对介入器械与材料的性能、特点及适用范围的了解以及评估,同时结合临床路径管理,根据临床专业特点建立严格的使用路径和高值医用耗材应用适应症范围,建立各类植入性材料的临床使用规范和使用目录。根据手术切口大小、疾病类别的不同,制定消毒液、棉球、纱布、缝线等的大约所需量,特别对可收费的皮肤吻合器、生物蛋白线,根据患者的具体要求选择使用。以全腹腔镜胃癌根治术为例,建立的耗材使用目录可包括:吻合器1把,腔镜下切割闭合器2把,普通闭合器1把,一次性曲卡2个,超声刀或者能量平台相关耗材。又比如针对病态窦房结综合征,依据临床路径建立各品种心脏起搏器的使用目录。

医院对部分使用量较大的科室要限量供应,同时必须加强医护的专业知识培训,更好

地加强监管，避免过度使用及不合理使用，杜绝浪费。医院通过培训，一方面增加对新产品的专业知识了解，另一方面可以找出问题，反馈给供应商，不断改正产品规格，使其更加贴近临床。

（二）建立动态监测及超常预警机制

耗材管理部门要加强对高值耗材在使用阶段的监测，动态监测需要持续有效、有着重地进行。动态监测的重点在于监控的长期性和重点性。通过掌握高值耗材的流转情况，分析使用过程中的不合理性，对于用量过大和收费异常的产品及时进行干预和预警管理；利用医院信息化系统的智能化，对医用耗材采用动态监测及超常预警管理。具体示例如下。

1.统计非计费的一次性耗材（绷带、纱布、无菌导尿管、一次性无菌手套等），系统调取总支出排名前10位和使用支出波动超过30%的耗材，作为试点监测对象。

2.对于监测对象进行病例追溯，监测数据的合理性。一旦发现科室在使用高值耗材的过程中出现极度不合理的情况，对实际情况进行评估分析，同时采用院周会的方式对结果进行通报。提醒和监督相关科室进行整改，并不定期进行复查。

3.将不合理的评价结果计入临床科室的绩效考评。若该耗材连续三个月超常增长，对于异常科室的季度奖和年终绩效进行一定程度的削减，对于成本控制较好的科室给予一定的奖励，实现成本管控与收入直接挂钩。

（三）针对监管材料进行定额管理，明确总量控制指标

对于耗材的使用分析，仅依靠耗占比过于片面，管理的重点不应该仅为简单的物资管理，应更多地把重点放在剖析绩效上。在耗材信息统计上，不仅要体现出库存、出入库存使用的量数据，同时还应该拟定相应指标进行核算。例如：对于收费材料收入比、科室医用损耗收费成本、百元收入消耗比等，利用HRP系统获得相应的数据，找到目标核算项目后把数据自动带入，从而获得对应的结果。

遵循物资管理应急性、分类管理、为病人减轻医疗负担的原则，对一些特殊材料如具有独特功能的留置针、防粘连膜、止血纱布等进行定额管理，控制总量。医院物资定额管理包括物资消耗定额管理、物资储备定额管理和物资节约定额管理。通过对一般进口材料进行消耗定额、储备定额及节约定额的制订与控制，并将节约指标完成情况作为衡量科室管理绩效、制订奖惩措施的依据，达到控制一般进口材料占医疗费用比例、降低人均医疗费用的目的。

（四）强化绩效考核，明确绩效考核控制指标

公立医院的经济运行机制决定了医院的正常发展离不开正确的绩效导向。对耗材的使用情况，医院可以采用绩效考核的方式，评估其在科室中的使用情况，也可以拟定多种指标进行考核，判断医用耗材的实际使用状况，如高值耗材成本、收益率等。在对高值耗材的精细化管控过程中，拟定定量指标，深入分析，对各个科室进行绩效考核，拟定目标值，从而促使耗材的使用更为科学合理，即采用奖惩制度这一全新途径，从本质上管控耗材成本。

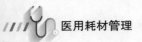

　　医院在进行绩效管理时，必须同时注重医院的经济利益与社会效益，不能为追求短期的经济利益而采取仅用经济收入衡量科室和个人绩效的方式。只有在保证公立医院社会效益的前提下，将医院经济利益与社会效益结合，才能保证公立医院运行机制长期有效发展。在医用耗材管理中强化绩效考核，将百元医疗收入消耗的卫生材料或其他监控指标作为考核控制指标，最大限度地发挥绩效导向作用，合理控制医用耗材过度使用情况，实现医院的经济效益和社会效益双赢。

第七章 医用耗材信息化

随着医疗技术的不断发展、进步，医用耗材品种日益增多。由于用途不同，医用耗材品种繁杂、规格尺寸无法完全统一，加上目前医用耗材生产也不能形成统一的用料和尺寸规范，无法形成标准统一的生产规范，在很大程度上增加了医用耗材的生产、采购、使用管理和废弃管理的工作难度。

基于医用耗材临床使用安全管理要求，需要对高值医用耗材进行全流程跟踪与使用监管，以确保来源、去向可追溯。以往的手工登记往往不利于查询与追溯，因此，一套能全面记录医用耗材来源信息和去向使用的完善的信息化系统已成为各医疗机构的迫切所需。

第一节 医用耗材编码方案

医疗器械分类编码管理是国际通行的管理模式，科学合理的医疗器械分类是医疗器械注册、生产、经营、使用全过程监管的重要基础。医用耗材编码相当于医用耗材的"身份证"，是耗材管理和信息交流的识别码。进行科学的分类编码可以规范医用耗材的使用，有效促进构建统一高效的医用耗材监管体系，实现医用耗材整个供应链体系的统一监管，跟踪追溯，大幅度提升医用耗材供应链管理的效率，最终实现医用耗材临床应用安全和经济效益提升。我国目前存在着多套医疗器械编码体系，各管理机构分别对审批注册、定价、采购、报销等各个环节，从不同角度出发，制定了对应的编码体系。本节将分别介绍各分类编码方法。

一、医疗器械分类目录

原国家食品药品监督管理总局根据医疗器械分类管理改革工作部署，于2017年8月31日发布《医疗器械分类目录》，自2018年8月1日起施行。以下2017版均称为"新《分类目录》"。该目录按照医疗器械技术专业和临床使用特点分为22个子目录，子目录由序号、一级产品类别、二级产品类别、产品描述、预期用途、品名举例和管理类别组成。判定产品类别时，应当根据产品的实际情况，结合新《分类目录》中的产品描述、预期用途和品名举例进行综合判定。

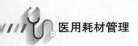

（一）分类目录的作用

1.分类指导

（1）生产企业　新研发产品可根据产品本身用途、功能，通过目录定位产品管理类别及产品类别，以便于企业快速明确申报产品。

（2）受理部门　依据分类目录，评估上报注册产品类别是否正确，以便于后续注册。

2.监督管理
监管部门根据分类目录可以方便快捷地识别高风险产品类别，并将其作为重点监督检查对象。

3.经营管理
经营者在上级行政主管部门规定许可的范围内进行经营，明确分类，方便相关单位按类、按风险等级进行管理。

（二）新旧分类目录区别

1.结构框架

（1）2002版本　见表7-1。

表7-1　2002年版《医疗器械分类目录》

子目录	序号	名称	品名举例	管理类别
6803神经外科手术器械	-1	神经外科脑内用刀	脑神经刀…	Ⅱ
…	…	…	…	…

（2）2017版本　表7-2。

表7-2　2017年版《医疗器械分类目录》

子目录	序号	一级产品类别	二级产品类别	产品描述	预期用途	品名举例	管理类别
02无源手术器械	01	手术器械-刀	01手术刀	通常由刀和刀柄组成…	用于切割组织或在手术中切割器械	一次性使用无菌塑料手术刀…	Ⅱ
…	…	…	…	…	…	…	…

相较于2002年版，2017年版将名称细分为"一级产品类别"和"二级产品类别"，并新增了"产品描述""预期用途"两个项目。

（3）内容结构　将2002年版《分类目录》的43个子目录整合精简为22个子目录；将260个产品类别细化调整为206个一级产品类别和1157个二级产品类别，形成三级目录层级结构；将2002年版《分类目录》的1008个产品名称举例扩充到6609个；对上市时间长、产品成熟度高及风险可控的40种医疗器械产品降低管理类别。

（4）新《分类目录》的影响　新《分类目录》的框架和内容均有较大调整，对医疗器械注册、生产、经营、使用等各环节都将产生影响。为确保各方统一认识、平稳过渡、有序实施，原国家食品药品监督管理总局同步发布《关于实施〈医疗器械分类目录〉有关事项的通告》，给予了近一年的实施过渡时间，以指导监管部门及相关企业贯彻执行。针对注册管理，充分考虑医疗器械产业现状，采用自然过渡的方式实施新《分类目录》；针对上市后监管，生产、经营监管均可采用新、旧两套分类编码体系。

（三）新版目录结构介绍

新《分类目录》由"22个分类目录"与"编制说明"共同组成，每一个分类目录包含四大部分。

1.范围 主要讲述本目录主要包含产品的类别，并罗列类别名称。

2.框架结构 一级、二级目录产品类别数量及品名案例数。新目录与2002/2012版的对应关系。

3.其他说明 针对产品管理类别升降情况进行补充说明。

4.目录内容 序号、一级产品类别、二级产品类别、产品描述、预期用途、品名举例、管理类别。

（四）新版实施过渡政策

《总局关于实施〈医疗器械分类目录〉有关事项的通告》（2017年第143号）涵盖三部分内容：第一，新《分类目录》的总体说明；第二，医疗器械注册和备案管理有关政策；第三，医疗器械生产经营许可有关政策。总计十二条。

1.产品管理类别判定根据产品实际情况，结合新《分类目录》中的产品描述、预期用途和品名举例进行综合判定，产品描述和预期用途主要用于判定产品的管理类别，不代表相关产品注册内容的完整表述。

2.新《分类目录》不包括体外诊断试剂。体外诊断试剂产品类别应当按照《体外诊断试剂注册管理办法》（国家食品药品监督管理总局令第5号）、《体外诊断试剂注册管理办法修正案》（国家食品药品监督管理总局令第30号）、《6840体外诊断试剂分类子目录（2013版）》及后续发布的分类界定文件中有关体外诊断试剂的分类界定意见进行判定，分类编码继续沿用。

3.新《分类目录》不包括组合包类产品。组合包类产品的类别应当依据《医疗器械分类规则》（国家食品药品监督管理总局令第15号）、《体外诊断试剂注册管理办法》《体外诊断试剂注册管理办法修正案》等相关规定进行判定。

4.根据《国家药监局关于实施〈第一类医疗器械产品目录〉有关事项的通告》（2021年第107号通告），《第一类医疗器械产品目录》（以下简称新《一类目录》）自2022年1月1日起施行。新《一类目录》实施后，《国家食品药品监督管理总局关于发布第一类医疗器械产品目录的通告》（国家食品药品监督管理总局2014年第8号通告）、《食品药品监管总局办公厅关于实施第一类医疗器械备案有关事项的通知》（食药监办械管〔2014〕174号）以及2016年以前发布的医疗器械分类界定文件全部废止。2017年版《医疗器械分类目录》及既往分类界定结果与新《一类目录》不一致的，均以新《一类目录》为准。

5.自2018年8月1日起，除第（二）项和第（四）项以及既往发布的分类界定文件中不作为医疗器械管理的产品分类界定意见外，原《医疗器械分类目录》（国药监械〔2002〕302号）及既往发布的医疗器械分类界定文件内容及目录废止。

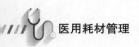

（五）医疗器械产品归类的优先原则

鉴于医疗器械产品的复杂性，对技术交叉或学科交叉的产品，按以下优先顺序确定归属：第一，按照临床专科优先顺序；第二，多功能产品依次按照主要功能、高风险功能、新功能优先顺序；第三，按照医疗器械管理的附件类产品，优先归属整机所在子目录或者产品类别。《医疗器械分类目录》助力对医疗器械的监管、审评审批工作，国家对医疗器械按照风险程度实行分类管理，风险程度是最为基础的因素，匹配这一监管条件，将其纳入目录的分类原则。

二、医疗器械注册证编号和备案凭证编号

根据《医疗器械监督管理条例》，国家对医疗器械按照风险程度实行分类管理，按风险程度由低到高分为三类：第一类医疗器械实行产品备案管理，第二类、第三类医疗器械实行产品注册管理。《医疗器械注册与备案管理办法》对编号的编排方式进行了重新制定。

注册证编号的编排方式为：×1械注×2××××3×4××5××××6。"×1"为注册审批部门所在地的简称：境内第三类医疗器械，进口第二类、第三类医疗器械为"国"字；境内第二类医疗器械为注册审批部门所在地省、自治区、直辖市简称。"×2"为注册形式："准"字适用于境内医疗器械；"进"字适用于进口医疗器械；"许"字适用于香港、澳门、台湾地区的医疗器械。"×××3"为首次注册年份。"×4"为产品管理类别。"××5"为产品分类编码。"××××6"为首次注册流水号。

第一类医疗器械备案编号的编排方式为：×1械备××××2××××3。"×1"为备案部门所在地的简称：进口第一类医疗器械为"国"字；境内第一类医疗器械为备案部门所在地省、自治区、直辖市简称加所在地设区的市级行政区域的简称（无相应设区的市级行政区域时，仅为省、自治区、直辖市的简称）。"××××2"为备案年份。"××××3"为备案流水号。

医疗器械注册证编号、备案编号与新《分类目录》是医疗器械监管的重要技术支撑。

三、全国卫生行业医疗器械、仪器设备（商品、物资）分类与代码

1999年，卫生部发布中华人民共和国行业标准《全国卫生行业医疗器械、仪器设备（商品、物资）分类与代码》WS/T 118-1999，该标准从医院角度出发，基本涵盖了医院在用医疗器械，其中第68类为医疗器械，分为三类。2008年卫生部委托中国医学装备协会对此标准进行修订，形成了《医用耗材集中采购分类编码》，包括西部联盟在内的全国近20个省市利用此编码开展招标采购工作。《医用耗材集中采购分类编码》分6层12位，全部采用数字，每层2位。第一层是大类（68分类的医疗器械类），第二层是中类（按照学科、用途），第三层是小类（按照部位），第四层是品目（商品名称），第五层是品名（规格、型号），第六层为材质。

四、全国一次性医用耗材分类编码

2012年5月，国家发展和改革委员会、原国家卫生部、国家中医药管理局制定的《全国医疗服务价格项目规范（2012年版）工作手册》中发布了"一次性医用耗材分类与编码"，这是医疗机构耗材收费时使用的唯一编码。2012版工作手册中出现的一次性医用耗材，按使用用途分为医用工具类、置入类材料、植入材料类、口腔材料、缝合止血材料、管套容器过滤材料、敷料/护创材料、中医及民族医类材料、其他9大类；每个大类中又依据适用范围、用途、功能、通用名称、材质、规格及厂商7个要素，采用字母和数字组成的11位混合码进行编码，中央规范前4级分类，4级以后由地方根据本地实际情况自行管理。该目录只包括部分和医疗服务价格项目有关的一次性医用耗材，共计354个耗材名称。耗材编码根据每类耗材的特点，按照其适用范围、用途、功能、材质、规格和厂家举例进行说明。例如，冠状动脉支架耗材编码为ABAA02（表7-3）。

表7-3　冠状动脉支架编码

内容	类别	第一级分类	第二级分类	第三级分类	第四级分类
码位	第1位	第2位	第3位	第4位	第5~6位
赋值形式	英文	英文	英文	英文	数字
赋值范围	A	A~Z	A~Z	A~Z	01~99
举例	一次性医用耗材	植入类材料	介入类	支架	冠状动脉支架
赋值	A	B	A	A	02

五、医保医用耗材编码规则和方法

2019年6月20日，国家医疗保障局发布《关于印发医疗保障标准化工作指导意见的通知》（医保发〔2019〕39号），要求建立全国统一的医疗保障基础共性标准，形成全国医疗保障系统共建共享、相关部门单位衔接交换的"通用语言"，促进标准化与信息化融合。

"医保医用耗材编码规则和办法"按照国家医保局职能，遵循"系统性""实用性""稳定性""唯一性"原则，借鉴相关单位现行耗材编码方法，根据专家共识，对医疗服务项目中可单独收费的一次性医用耗材形成统一分类与代码，包括以下17大类（表7-4）。

表7-4　医保医用耗材分类

◆神经外科材料	◆心脏外科类材料	◆骨科材料
◆口腔材料	◆眼科材料	◆功能性敷料
◆血液净化材料	◆吻合器及附件	◆体外循环材料
◆中医类材料	◆基础卫生材料	◆修补材料
◆注射穿刺类材料	◆血管介入治疗类材料	◆止血防粘连材料
◆非血管介入治疗类材料	◆人工器官、组织及配套材料	

医保医用耗材编码分5个部分，共20位，通过大写英文字母和阿拉伯数字按特定顺序排列表示（图7-1）。

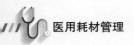
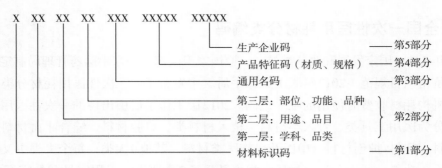

图7-1 医保医用耗材编码结构

第1部分：耗材标识码，用1位大写英文字母"C"表示。

第2部分：分类码，根据医用耗材学科、用途、部位、功能划分，用6位阿拉伯数字表示。

第3部分：通用名码，创建全国统一的医保医用耗材通用名码，用3位阿拉伯数字表示。

第4部分：产品特征码，根据耗材材质、规格等特征赋予的代码，用5位阿拉伯数字表示。

第5部分：生产企业码，依据医疗器械注册证或备案凭证为耗材生产企业赋予的唯一代码，用5位阿拉伯数字表示。

示例见图7-2。

示例

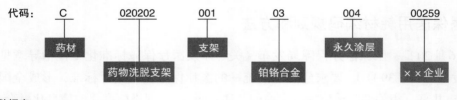

数据库：

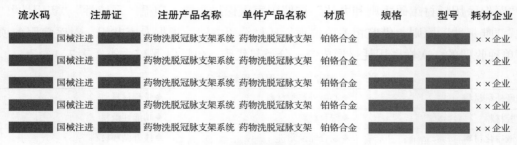

图7-2 医保医用耗材编码示例

实施医保系统一码通的意义在于：①可满足异地就医结算服务的需求；②支撑招采、支付；③利于准入、监管；④支持数据分析；⑤满足信息共享需求；⑥兼顾临床应用。

同时，医保系统一码通可按照目录化、规范化、电子化要求，实现网上申报、网上反馈、网上公示和网上查询。2019年6月27日，国家医保局官网开通了"医保业务编码标准动态维护"窗口，开放数据信息采集渠道，以实现信息业务编码标准的动态维护，推动形成全国统一的医保信息数据"通用语言"，提升医疗保障精细化管理水平。

六、全球医疗器械术语系统

全球医疗器械术语系统（GMDN）是欧洲标准委员会根据国际结构标准ISO 15225编制的国际上认可数量最多的医疗器械命名及分类系统，是用于识别所有医疗器械产品的通用名称的目录，包括在人体疾病或损伤的诊断、预防、监测、治疗或缓解过程中使用的产品。GMDN受国际医疗器械监管者论坛（IMDRF）推荐，目前被70多个国家的医疗器械监管机构用作支持其活动的术语系统。

GMDN的官方分类基于三个动态层次结构，每个层次内所定义的术语所表示的器械组的广度不同，并按顺序形成一个相互关联的结构。ISO 15225指导GMDN以优选术语（PT）为基本构成要素，集合术语（CT）等作为检索关键词，建立了功能强大的互动式数据系统。GMDN中的所有术语都被分配一个唯一的5位数字代码，每个单独上市的产品或作为一个系统整体上市的组装产品都必须有1个GMDN代码（图7-3）。

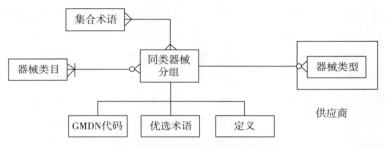

图7-3　GMDN数据结构图

①器械类目：基于ISO 15225，是对产品最为概括的分类，包括20个分类。②同类器械分组：包括GMDN术语、代码和定义。PT是对具有相同或相似预期用途或技术共性的产品的描述，由代码、名称和定义三部分组成。名称包括基本概念和随附其后的一个或多个限定词，并用逗号隔开，表示材质、部位、通用称谓等；定义包括预期用途、使用部位、技术特性及其他强制性特性。CT是用于描述很多共同特性或特征的术语，如预期用途、技术、特定有害材料或复杂材料等，或作为某一大类器械共同的基本概念，将具有共同属性的优选术语进行关联，或为认证机构、监管机构提供对某类产品进行识别、管理、监控的关键词。③器械类型：为查询产品分类注册和产品跟踪提供唯一性的信息，指向不同制造商生产的不同规格型号的具体产品。

举例：GMDN代码：13215；优选术语：输液泵；器械类型：2，4，11。

GMDN为监管部门、医疗服务机构、医疗器械制造商和经销商及其他有关团体提供了一种识别医疗器械的共同语言，是全球医疗器械识别的"大字典"。但GMDN类目的领域划分依据不一致，术语分布不均衡；医疗器械的法定名称中不应包含疾病名称等内容（IVD除外），但有部分GMDN含"电学癌症治疗系统"这类术语，故直接转化应用GMDN不能完全解决监管对于风险控制和规范命名的需求；根据GMDN在我国的使用现状，GMDN对于医疗器械的界定与我国不一致，对于管理目标的定位有差距，在技术层面上GMDN术语的覆盖面和代表性与我国产品还有较大差距。

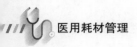

七、医疗器械唯一编码标识系统

随着国家对医用耗材在生产、流通、使用环节全流程管理的进一步加强，对医用耗材标准化工作的要求也逐步提高，建立全国化、区域化的医用耗材基础共同标准，对于医用耗材相关业务管理在信息高速公路上实现"纵向全贯通、横向全覆盖"尤其必要。

医疗器械唯一标识（UDI）是根据国际或等同转换的国家物品编码标准系统，采用数字或文字数字表示的代码，是医疗器械贴标商（如制造商）分配给医疗器械的唯一标识代码。医疗器械唯一标识是国际医疗器械监管领域关注的焦点和热点，2013年，国际医疗器械监管机构论坛（IMDRF）发布《医疗器械唯一标识系统指南》。同年，美国发布医疗器械唯一标识系统法规，要求利用7年时间全面实施医疗器械唯一标识。2017年，欧盟立法要求实施医疗器械唯一标识。日本、澳大利亚、阿根廷等国家也相继开展相关工作，全球医疗器械唯一标识工作不断推进。

2012年，国务院印发《国家药品安全"十二五"规划》，要求"启动高风险医疗器械国家统一编码工作"。2016年，国务院印发《"十三五"国家药品安全规划》，要求"制定医疗器械编码规则，构建医疗器械编码体系"。2019年，国务院办公厅印发《深化医药卫生体制改革2019年重点工作任务》，要求"制定医疗器械唯一标识系统规则"。经中央全面深化改革委员会第八次会议审议通过，由国务院办公厅印发的《治理高值医用耗材改革方案》中，明确提出"制定医疗器械唯一标识系统规则"。2019年7月，国家药监局会同国家卫健委联合印发《医疗器械唯一标识系统试点工作方案》（药监综械注〔2019〕56号），拉开了我国医疗器械唯一标识系统建设的序幕。

2019年8月23日，国家药监局发布《医疗器械唯一标识系统规则》（2019年第66号），旨在贯彻落实《国务院办公厅关于印发治理高值医用耗材改革方案的通知》（国办发〔2019〕37号）和《医疗器械监督管理条例》，进一步加强医疗器械全生命周期的监督管理，创新监管模式。《医疗器械唯一标识系统规则》共18条，明确了医疗器械唯一标识系统建设的目的、适用对象、建设原则、各方职责和有关要求，自2019年10月1日起正式施行。

（一）医疗器械唯一标识的组成

医疗器械唯一标识（unique device identification，UDI）是医疗器械产品的电子身份证，由产品标识和生产标识组成。

1.产品标识　是识别注册人/备案人、医疗器械型号规格和包装的唯一代码，是从数据库中获取医疗器械相关信息的"关键字"，是唯一标识的必需部分。

2.生产标识　包括与生产过程相关的信息，即产品批号、序列号、生产日期和失效日期等，可与产品标识联合使用，满足医疗器械流通和使用环节精细化识别和记录的需求（图7-4）。

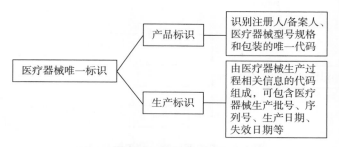

图7-4 医疗器械唯一标识的结构组成

（二）医疗器械唯一标识应当符合的要求

1.唯一性 为首要原则，是确保产品精确识别的基础，是唯一标识发挥功能的核心原则。由于医疗器械产品的复杂性，唯一性应当与产品识别要求相一致。对于相同特征的医疗器械，唯一性应当指向单个规格型号产品；对于按照批次生产控制的产品，唯一性指向同批次产品；而对于采用序列号生产控制的医疗器械，唯一性应当指向单个产品。

2.稳定性 是指唯一标识一旦分配给医疗器械产品，只要其基本特征没有发生变化，产品标识就应该保持不变。当医疗器械停止销售、使用时，其产品标识不得用于其他医疗器械；重新销售、使用时，可使用原产品标识。

3.可扩展性 是指唯一标识应当与监管要求和实际应用的不断发展相适应。"唯一"一词并不意味着对单个产品进行序列号化管理，在唯一标识中，生产标识可以和产品标识联合使用，实现规格型号、批次和单个产品三个层次的唯一性，从而满足当前和未来对医疗器械的识别需求。

（三）医疗器械唯一标识的数据载体

当前市面上常用的数据载体包括一维码、二维码和射频标签（RFID）。

1.一维码 是只在一维方向上表示信息的条码符号。其应用多年，已经很成熟，成本低，能很好地兼容市面上现有的扫码设备；但所占空间大，破损纠错能力差。

2.二维码 是在二维方向上都表示信息的条码符号。相比于一维码，其占据相同空间时能够容纳更多的数据，在器械包装尺寸受限时能发挥很好的作用，具备一定的纠错能力；但对识读设备的要求相较于一维码要高。

3.射频标签 是指具有信息存储功能，能接收读写器的电磁调制信号，并返回相应信号的数据载体。射频标签的载体成本和识读设备成本相较于一维码和二维码都要高；但其读取速度快，可以实现批量读取，在某些环节和领域能够发挥作用。

注册人/备案人可根据产品的特征、价值、主要应用场景等因素，选择适当的医疗器械唯一标识数据载体（图7-5）。

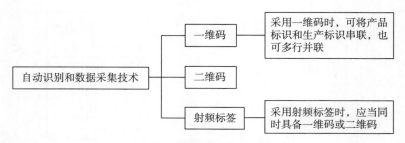

图7-5 医疗器械唯一标识数据载体

（四）医疗器械唯一标识的数据汇聚和共享

医疗器械唯一标识的数据汇聚和共享可通过医疗器械唯一标识数据库实现。该数据库由国家药品监督管理局组织建设，由注册人/备案人将唯一标识的产品标识及关联信息按照相关标准和规范上传至数据库，并对数据的准确性、唯一性负责。医疗器械经营企业、医疗机构、政府相关部门及公众可通过数据查询、下载、数据对接等方式共享唯一标识数据。

（五）建设医疗器械唯一标识系统的意义

建立医疗器械唯一标识系统，有利于实现监管数据的整合和共享，创新监管模式，提升监管效能，加强医疗器械全生命周期管理，净化市场、优化营商环境，实现政府监管与社会治理相结合，形成社会共治的局面，助力产业转型升级和健康发展，为公众提供更加安全、高效的医疗服务，增强人民群众的获得感。

1. 从产业角度看

（1）对于医疗器械生产企业　有助于提升企业信息化管理水平，建立产品追溯体系，加强行业自律，提升企业管理效能，助推医疗器械产业高质量发展。

（2）对于医疗器械经营企业　可建立符合现代化要求的物流体系，实现医疗器械供应链的透明化、可视化、智能化。

（3）对于医疗机构　有利于减少用械差错，提升院内耗材管理水平，维护患者安全。

2. 从政府管理角度看

（1）对于医疗器械监管　可构建医疗器械监管大数据，实现对医疗器械来源可查、去向可追、责任可究，实现智慧监管。

（2）对于卫生行政管理部门　可强化对医疗用械行为的规范化管理，推动建立健康医疗大数据，提高卫生管理效率，助力健康中国战略。

（3）对于医保部门　有助于在采购招标中精准识别医疗器械，推动实现结算透明化，打击欺诈和滥用行为。

3. 从公众角度看　通过信息公开和数据共享，让消费者放心使用、明白消费，有效维护消费者合法权益。

《医疗器械唯一标识系统规则》的发布实施，将进一步规范医疗器械唯一标识系统建设，加强医疗器械全生命周期管理，提高医疗器械识别的准确性和一致性，提升医疗器械管理水平和效能，有力保障公众用械安全有效。

（六）医疗器械唯一标识系统试点工作方案

1.建立医疗器械唯一标识系统框架。实现医疗器械唯一标识的创建、赋予以及数据上传、下载和共享功能，形成试点品种的医疗器械唯一标识数据库，建立唯一标识数据平台。

2.开展唯一标识在医疗器械生产、经营、流通和使用等各环节的试点应用，形成示范应用标准和规范。

3.探索利用唯一标识实现医疗器械不良事件报告、产品召回及追踪追溯等的实施应用。

4.探索医疗器械唯一标识在卫生、医保等领域的衔接应用，实现注册审批、临床应用、医保结算等信息平台的数据共享。

（七）医疗器械唯一标识系统试点范围与品种

1.**参与单位**　国家药品监督管理局、国家卫生健康委员会，部分省级药品监督管理部门、省级卫生健康管理部门，遴选的境内外医疗器械注册人、经营企业、流通企业、使用单位、学会协会以及发码机构等。

2.**试点品种**　以心脏、颅脑植入物和假体类等高风险植（介）入类医疗器械为重点品种，同时覆盖不同种类的典型产品。

（八）医疗器械唯一标识系统试点各方主体职责

1.**医疗器械注册人**　按照唯一标识系统规则和标准，对其产品创建和赋予唯一标识，完成唯一标识数据库数据上传工作，向下游企业或者使用单位提供唯一标识信息，探索建立唯一标识在产品追溯中的应用模式，形成相应的操作规范。

2.**经营流通企业**　形成医疗器械经营流通业务中应用唯一标识的工作流程，验证多码并行的操作性，制定唯一标识数据库数据与业务系统的对接操作流程，探索与医疗器械注册人、使用单位、监管部门的协同机制。

3.**使用单位**　做好唯一标识与医疗业务系统的对接工作，探索唯一标识与医疗器械管理、临床应用等系统的衔接。

4.**发码机构**　制定针对本机构的唯一标识编制标准及指南，指导医疗器械注册人开展唯一标识创建、赋码工作，验证本机构唯一标识编制标准是否符合国家药品监督管理局制定的相关标准，并确保唯一标识的唯一性，验证按其标准编制的唯一标识在流通、使用等环节的可识读性。

5.**行业协会**　组织相关企业积极参与医疗器械唯一标识试点工作，定期收集和汇总试点企业的反馈意见，提出完善建议。

6.**国家卫生健康委员会相关单位**　组织研究卫生健康管理中对唯一标识系统建设的需求，提出数据共享的要求，组织部分使用单位开展唯一标识试点应用，进一步规范医疗器械临床应用管理。

7.**省级卫生健康管理部门**　会同省级药品监督管理部门组织本行政区域内使用单位参

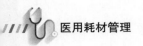

与唯一标识试点，探索唯一标识在日常卫生健康管理中的应用模式和方法，形成可推广的经验。

8.国家药品监督管理局相关单位 负责统筹推进试点工作，开展试点培训，验证医疗器械唯一标识系统规则、标准、数据库平台的整体功能，在不良事件报告、产品召回等监管工作中尝试应用唯一标识，推进唯一标识在医药、医疗、医保领域的衔接应用。

（九）医疗器械唯一标识系统试点时间

1.2019年7月，确定试点品种、参与单位。成立唯一标识系统试点工作部门协作工作小组，印发试点工作方案。组织开展试点培训，启动试点工作。试点单位制定实施方案，细化任务措施，明确验收指标。

2.2019年8月至2019年11月，组织验证医疗器械唯一标识的创建和赋予。

3.2019年12月至2020年2月，组织验证医疗器械唯一标识数据库的上传、下载和接口标准。

4.2020年3月至2020年6月，组织验证唯一标识数据的部门间衔接和扩展应用。

5.2020年7月，组织召开试点总结会，形成试点报告，完善首批产品唯一标识实施方案。

6.2021年1月1日起，第一批实施唯一标识的医疗器械注册人陆续完成产品赋码、数据上传和维护等工作，并对数据真实性、准确性、完整性负责。

此次编码是为了实现唯一标识在生产、经营、流通和使用中的示范应用，形成从源头生产到最终临床使用的全链条联动，不断累积经验，为后期全面推行医疗器械唯一标识制度，提升医疗器械监管效能和卫生健康管理效率，切实保障公众用械安全打下坚实的基础。

（十）国际通用的UDI

作为一种产品标识符号，UDI在医疗器械产品上市后监管过程中起重要作用，受到各国政府监管部门的重视。2013年9月24日，美国率先在全球范围内颁布实施UDI规则，所有在美国销售的医疗器械均需满足该规则，产品的每层包装都要求有UDI代码。

UDI包括了两个部分：器械标识（DI主条码）及生产标识（PI次条码）。其中，DI主条码作为UDI中的固定部分，标识了生产厂商及特定规格型号的医疗器械，为全球贸易项目代码（GTIN）；PI次条码作为UDI中的可变部分，标识了该医疗器械的生产批号、序列号、生产日期及失效日期等信息。DI和PI联合使用，能够指向特定的医疗器械产品。根据UDI的组成及要实现的不同程度的追溯功能，既可以只使用DI实现医疗器械追溯，也可以联合使用DI和PI实现医疗器械追溯。实施UDI能够区别不同国家厂商生产的不同型号规格的产品，获取医疗器械注册相关的部分信息，在产品上进行标记等。UDI包括2种常用国际通用系统：GS1系统和HIBC系统。

1.**GS1系统** 当UDI采用GS1标准进行编制时，DI采用全球贸易项目代码（GTIN）进行编制，PI采用应用标识符（AI）进行标识。厂商识别代码由7~10位数字组成，中国物品编码中心负责分配和管理；商品项目代码由5~2位数字组成，一般由厂商编制；校验码为1位数字，用于校验整个编码的正误（表7-5）。

表7-5　UDI与GS1编码关系对照表

UDI	GS1标准
DI	GTIN（全球贸易项目代码）
PI	AI（应用标识符） 生产日期AI（11） 有效期AI（17） 批号AI（10） 序列号AI（21）
DI+PI=UDI	GTIN+AI（s）=UDI

GS1系统构成见图7-6。

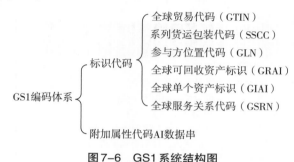

图7-6　GS1系统结构图

编码举例说明：雅培冠脉支架（图7-7）。

DI主条码为(01)08717648123634（包含静态信息。国别：美国；厂家：雅培；型号规格：XIENCEPRIME，3.0mm×23mm；产品名称：REF号为1011709-23的冠状动脉支架）。PI副条码为(17)180112(10)5010741 (91)5287（包含动态信息。失效日期：2018年1月12日；批号：5010741；流水号：5287）。

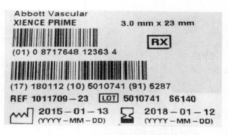

图7-7　雅培冠脉支架编码

2.HIBC（HealthCare Industry Bar Code）系统　是美国在医疗领域应用的一个编码标准，也称医疗行业条码，可实现对医疗产品的全程监管，被ISO 22742推荐。HIBC有两种结构形式：主要结构和次要结构，二者有各自的条形码数据格式。其中，主数据用于描述产品商标、编码、包装级别、计量单位和链接字符等内容；次数据信息用于描述批号、序列号、有效期、数量等。HIBC可以编码为Code128、Code39或UCC128等符号体系。

HIBC系统构成见图7-8。

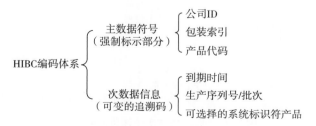

图7-8　HIBC系统结构图

示例见图7-9。

图7-9 HIBC编码示例

八、医用耗材分类编码电子字典

医用耗材分类编码电子字典以《全国医疗服务价格项目规范（2012年版）》中的一次性医用耗材分类与编码目录内容为依据，对新编重复使用耗材目录、医用试剂目录等内容进行修订，实现一物一码、多码统一的分类编码系统。医用耗材分类编码电子字典系统构成见图7-10。

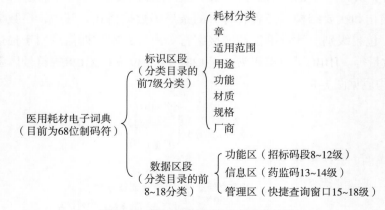

图7-10 医用耗材电子词典编码结构

该编码方案对广东省医院管理、临床规范、招标采购、医保支付和物价收费等领域起指导作用。但编码更新速度慢、周期较长，使用此类编码方式的客户群体少。

九、亟需建立统一分类编码体系

目前的几套医疗器械编码体系分别应用于不同的场景，缺乏专门机构的统一管理。未来有望由国家层面统筹规划，建立一套适用于医用耗材管理全流程的统一的分类编码体系，适用于耗材准入、采购、存储、使用、收费及报销等各个流程环节，尽可能涵盖我国医疗市场当前使用的所有医用耗材，实现一物一码；同时建立全国统一的医用耗材通用名清单，对医用耗材名称进行规范，使不同地区、不同部门的数据能够有效联通。

从主管单位来看，制定医疗器械唯一标识系统规则由国家药监局牵头，国家卫健委、国家医保局参与制定；医保医用耗材分类与编码由国家医保局牵头，国家药监局、国家卫健委参与推进。医保医用耗材分类与编码是建立在医疗器械唯一标识系统编码的基础上，两套编码体系均已在2020年完成。医保医用耗材编码可能是未来适用于医用耗材管理全流程的统一的分类编码体系的基础，将来可能作为基础数据库，在此基础上进行扩容和进一步精细化，使其适用于耗材准入、采购、存储、使用、收费及报销等各个流程环节。

第二节 医院医用耗材信息化管理目标及意义

一、传统医院医用耗材信息化特点

1. 无信息管理系统或使用系统功能简单的信息化管理系统 大多数医院的医用耗材管理系统为只能满足基本的信息维护、入出库处理和记账、简单统计等极少功能的低信息化集成的系统。资质管理未实现电子化，大部分数据由人工审核管理，不仅工作量大、难度高，准确率也低，而且无法实现有效的动态化管理，更无法实现全面追溯和闭环管理。

2. 缺乏统一的医用耗材分类编码体系 以往缺乏全国统一的医用耗材分类编码体系，给医用耗材精细化管理带来困难。同用途医用耗材但为不同规格，或型号甚至名称有所差异，或企业更替产生的重复数据无法被识别，都会使医用耗材信息无法整合，导致医院部门之间无法进行信息共享，难以实现医用耗材集中采购和阳光采购。

3. 高值耗材管理不规范 高值耗材品种繁多、材质多样、规格型号复杂、临床应用风险大且价格高，大部分医院为节约成本、避免浪费，一般采用临床科室先使用、后补充完善采买及支付手续的方式。由于存在手术室代管代存、手术室直接和供应商联系补货等情况，准入与验收环节缺少设备科监管，可能导致耗材丢失或货不对版的情况出现。此外，临床使用未能及时录入或上报也会导致库存情况不能及时准确地反馈到设备仓库及时销存。耗材主管部门无法监控高值医用耗材的使用去向及收费情况，无法从源头监控高值耗材进院及使用

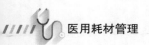

流转去向，无法做到高值医用耗材流转全程，即"申领—采购—仓储—配送—使用—支付"的可追溯。

4.信息管理系统为信息孤岛　部分医院有耗材管理信息系统，但大部分无法与医院的HIS、LIS及PACS等系统互联互通，技术更替慢或缺乏整体意识使得耗材信息管理系统成为信息孤岛，划地而治导致可用信息不能全院实时分享，或数据导出口径不一导致不同部门之间数据冲突。

二、信息化管理目标及意义

目前，国家医改的重点任务之一是推动医院卫生信息化建设，国家卫健委已着手推进制定国家医用耗材分类编码的工作，建设国家医用耗材基本数据库，并在全国医用耗材集中采购工作中使用，实现医用耗材分类编码的全国统一，为信息的联通和精细化管理提供基础。

根据国务院印发的《"十三五"深化医药卫生体制改革规划》（以下简称《规划》），卫生健康管理等有关部门对公立医院高值医用耗材使用情况实施跟踪监测。《规划》规定，公立医院需要控制单独收费耗材的品种和数量，严格控制耗材费用，控制全国公立医院医疗费用不合理增长。

自2016年2月起施行的《医疗器械使用质量监督管理办法》（国家食品药品监督管理总局令第18号）提出，药品监督管理部门按照风险管理原则，对使用环节的医疗器械质量实施监督管理；《医疗器械临床试验质量管理规范》要求对医疗器械临床试验全过程进行检查、记录和分析总结等；广东省卫生与健康大会也提出，必须加快建立现代医院管理制度，对医疗器械进行综合监管；《医疗机构医用耗材管理办法（试行）》及医用耗材分类编码试点实施项目工作也已启动。以上规定都对医院的医用耗材精细化、信息化管理提出了新要求。

因此，无论是来自国家相关政策法规的外部压力，还是来自医院自身发展的内部需求，都对医院医用耗材信息化管理提出了更高的要求和标准，建立合理、高效、准确的医用耗材智能化管理系统是未来趋势。医院应切实加快医用器械耗材管理信息化的进程，医用器械耗材管理信息化建设水平将成为医院的重要考核标准。医用耗材信息建设目标就是采用全新的架构，使设计更合理、功能扩展更容易、校验更严谨、数据更精准，实现可追溯和完善的痕迹记录，基于授权管理的各角色之间的业务流程更清晰的智能化信息化平台，提高工作人员工作效率。

三、信息化建设内容

医院耗材管理系统在建立统一的医用耗材分类编码的基础上，实现医用耗材"申领—采购—仓储—配送—使用—支付—追溯"的全生命周期闭环管理。通过医用耗材基础数据完善、二级库精准管理、全生命周期闭环管理、全流程条码技术的管理和追踪，达到提高效率、降低成本和安全使用的目的。

1.**基础数据完善**　统一分类编码，与医用耗材分类编码电子字典无缝集成，可直接实时获取医用耗材产品名称、规格/型号、批次号及厂家资料等全面信息。

2.**精准二级库管理**　实时反映二级库医用耗材库存和使用情况，为成本核算提供数据支持。精确的二级库管理，可杜绝医用耗材的跑冒滴漏；合理的库存计划，可减少库存积压；方便快捷的操作配合条码管理，可提高管理效率；实时的采购交互，可实现快速响应临床需求。

3.**全方位的智能化管理**　信息化的建设应该定位于全面的智能化，数据共享互联互通，主要包括医用耗材采购、订单自动生成与发送、供应商送货、入库、出库、退库、调换或调配以及物流配送与使用流向等。

4.**全流程追溯管理**　推进信息化进程的目的是节省人力物力，实现高效运作，因此要考虑院内配送环节全部采用扫码操作，结合移动智能设备（如PDA），利用网络直接下载并接收数据，减少手工录入，最大限度地提高效率、减少人工差错。

5.**系统的兼容性**　无缝对接院内其他相关管理系统，与院内其他管理系统如财务系统、HIS、LIS及PACS等相关系统通过数据接口，共享字典数据与医用耗材使用数据，避免成为信息孤岛。

6.**闭环管理**　医用耗材设计时，要全面考虑"申领—采购—仓储—配送—使用—支付—追溯"的全生命周期闭环管理，实现医用耗材来源去向使用追溯。

7.**丰富的统计报表**　数据字典的完整性为多维度数据报表奠定了基础，系统在提供通用标准报表的同时，还可以根据医院不同的管理需要，进行定制报表。报表至少包含：出入库流水账、出入库统计、出入库汇总、科室申领报表、采购报表、盘盈盘亏表、高值耗材出入库明细表、高值耗材申购未入库明细表和物品数量金额台账等。

第三节　医用耗材信息化管理系统

本节主要介绍为了实现医用耗材在医院内的全流程透明化，监控每一个医用耗材的流转去向，做到流转全程信息化、智能化，而设计开发的医用耗材信息化管理系统。通过该套管理系统的使用，实现监控医用耗材的流转去向及科室使用情况和备货库存余量的目的。

该系统主要包括采供管理模块、仓库管理模块、终端使用管理模块及二级库管理模块等。该系统主要用于医院卫生材料、各种敷料、灭菌器材、消毒耗材等库存及领用消耗环节的管理，也具有为医院进行科室成本核算和管理决策提供基础数据的功能。该系统能实时联网，实现数据资源共享，可供医院各级领导随时访问、查询。该系统给医院的物资管理工作提供了方便，具体功能主要包括科室计划、采购汇总、采购订单发送及供应商送货、出入库管理、库存管理、科室使用管理、查询统计、报表打印、系统维护等内容。医用耗材信息化管理系统的主要设计流程和网络构架见图7-11。

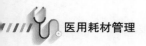

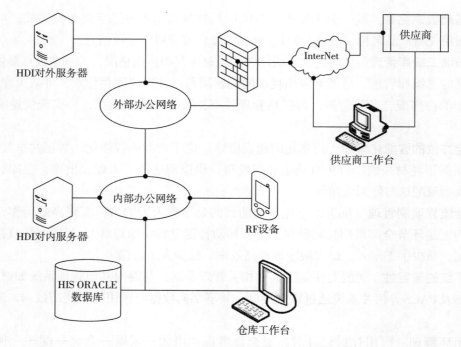

图7-11　医用耗材信息化管理系统网络构架图

一、申购功能

　　医用耗材信息化管理系统实行各用户端账户密码登录，系统界面可以显示科室库存余量，并可按上一个月的消耗量自动生成本月的采购计划单初稿，经由护长审核修改确认后可以生成科室本月申购单，再汇总至中央服务器进行数据融合，生成新的电子采购计划总单，按类、按品目细分汇总用量（图7-12）。

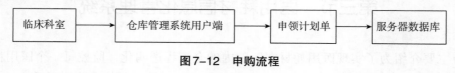

图7-12　申购流程

二、采购功能

　　采购员登录系统，进入采购模块，利用编码对应自动汇总功能，生成编码下的全院采购总量采购单，确认后由系统自动发送至上一级领导审批，审批通过后返回，采购员执行采购订单对外发送，向供应商订货。

三、供应链管理模块

　　医院在前期准备工作中统一分配好医用耗材各规格尺寸或型号的编码，并分配给对应供应商，以规范统一利用编码执行采购和支付的工作。供应商与设备仓库之间通过供应链管理系统，实现医用耗材数据信息从供应商到医院的源头信息化管理，利用条形码扫描技术减少各环节人工录入差错的发生并节省时间。

该模块主要包括以下功能。①计划订单：采购计划的匹配性发送，即自动利用唯一性编码寻找匹配的供应商，并发送计划。②智能收货：获取耗材收货信息，生成库存和进货记录，节省手工录入的成本和时间。③退货发布：提供一个共享的平台，使医院和配送商双方能及时获取退货的信息。④决策分析：分析配送商和商品的供货率。

具体流程如下。

医院自行购置网络云库或构设FTP，设备科对按正规途径进院的医用耗材供应商进行系统用户名和密码设置分发。

获得医疗机构准入资格的供应商登录医院提供的网络云或FTP地址，通过医疗机构分发的账号、密码登录供应链客户端，获取采购计划。

送货前按具体要求录入或导入医用耗材相关信息，主要包括产品名称、规格/型号、单价以及产品批次号、生产日期、出厂日期、出厂编号（唯一性条码）和数量等要素，审核确认后发送，系统将自动生成电子送货单条码号，供应商打印送货单条形码，供应商送货时，货码同行。

医院设备仓库管理人员在接收货物时，通过手持扫描设备对送货单条形码进行扫描、接收数据，设备仓库也可以通过网络云或FTP地址直接下载暂存的数据，接收备货送货单相关信息，并执行移动点验逐条核对，确认收货，然后完成入库。

四、仓库管理模块

具体功能包括出入库管理、库存管理、报表打印等。

1.出入库管理　院外入库登记、院内入库登记、物品出库登记。

2.退库管理　对于过期或失效或有产品质量问题的医用耗材进行退库处理、库存减销等。

3.库存管理　盘存汇总、盘存报增报损、库存调价、批次管理、系统维护。

4.科室使用管理　调拨、消耗、报废。

5.查询统计　物品入库查询统计、物品出库查询统计、盘存汇总查询、物品库存汇总、物品库存查询、报增报损查询、物品调价查询。

6.打印功能　打印入库单、出库单、增损单、报废单、转账通知单、盘存报表、库存报表、物品在位情况报表及物资管理月报、年报报表。可按类别、部门、产品及供应商等条件进行综合查询和统计。

7.物资申领　提供临床科室网上物资申领功能，可按科目、栏目需要实现自由组合。

8.预警功能　库存不足预警（图7-13）。

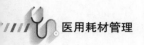

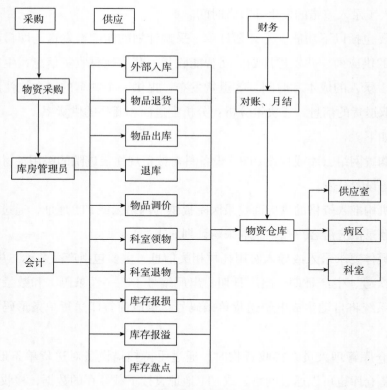

图7-13 仓库功能流程图

仓库管理系统网络架构：在医院内网安全的前提下开发设计，通过医院的服务器或FTP存储相关数据，再通过移动扫描设备（PDA）移动接收完成点验和入库操作。网络铺设与构架见图7-14。

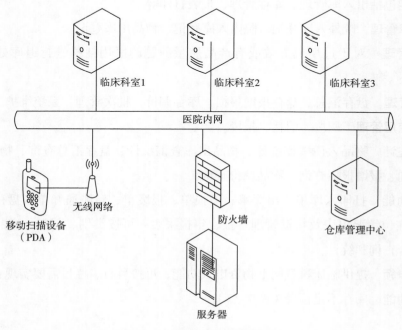

图7-14 仓库管理系统网络架构

五、系统维护模块

系统维护包括：编码维护、系统设置、操作员管理、操作员工作情况查询、流转查询、库存查询、消耗记录查询等。

六、医用耗材管理系统

医用耗材按其使用性质及属性，又可以分为低值医用耗材和高值医用耗材。两者由于使用程序的不同，在功能流程上也有所差别。低值医用耗材主要是指价值较低、使用较普遍、对安全性没有严格要求的一次性卫生材料，包括无菌、无热原、经检验合格的在有效期内一次性直接使用的医疗器械等。

低值医用耗材管理系统主要包括采购、入库、出库及退货模块。

1.采购　临床科室每月初根据上月的使用情况做出备货计划，在系统中下订单，由仓库管理人员审核后汇总到采购部门，采购部门根据科室的计划备货，通过系统通知对应供应商备货到设备仓库，并完成供应链系统的对应备货送货单各要素填录，如批次号、生产日期、有效日期及国际条形码或产品编号等要素，并生成备货送货单对应的条形码，随货一起送往设备仓库。

2.入库　耗材仓库采用条码扫描技术，实现与供应商的端口对接。货物到达设备仓库以后，通过手持移动式扫描仪扫描备货送货单条码，可以自动在设备仓库入库系统中接收条形码的相关信息，确认收货。通过移动点验核对无误后完成备货入库，入库系统在入库确认收货后，能自动对同一物资代码的品规数量进行加数更新，完成入库。

3.出库　耗材仓库在发放低值医用耗材时执行系统出库分发，依据各科室的申请采购计划分发货物，系统在分发时会自动匹配送货单唯一码，能自动对仓库批量货物进行减数更新，根据送货单唯一码与供应链的对应批次号、产品编号等完全匹配，实现批量货物全流程的去向跟踪和追溯。

4.退库　退货库功能分为两部分：一部分是从临床科室退货回耗材仓库，另一部分是耗材仓库取消条码后退货到供应商。临床科室对有质量问题或临过期或不适用的货物进行统计清点后，在系统中发起退货功能，在各科室系统库存名单中选择后确认，实物送到耗材仓库进行退货或者换货处理。耗材仓库管理员清点无误后，给予办理退货或换货工作。系统取消科室对应的库存，然后退货给供应商。

第四节　高值医用耗材信息化管理系统

高值医用耗材是指直接作用于人体、对安全性有严格要求、生产使用必须严格控制、价格相对较高的消耗性医疗器械，主要包括血管介入类、非血管介入类、骨科植入类、神经外科、电生理类、起搏器类、体外循环及血液净化、眼科材料、口腔科等类别，以下简称高值耗材。但实际执行过程中，不同医院对于高值耗材的定义略有差异。通过搭建高值

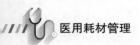

耗材管理信息系统，利用高值耗材的条码管理，实现医用高值耗材信息的可追溯，可使医院高值耗材流程形成闭环管理，每一个高值耗材都有自己的追溯条码，每一个步骤均可通过扫码完成。高值医用耗材信息、操作者信息、使用时间、使用地点、患者信息等在扫码过程中会连续记录，形成闭环，确保高值耗材使用的安全。同时，通过高值耗材的闭环管理，可以有效地杜绝高值耗材的流失，实现高值耗材的动态管理与实时监控。

一、高值耗材管理要求

《医疗器械使用质量监督管理办法》第八条指出：医疗器械使用单位应当从具有资质的医疗器械生产经营企业购进医疗器械，索取、查验供货者资质、医疗器械注册证或者备案凭证等文件。第九条指出：医疗器械使用单位应当妥善保存购入第三类医疗器械的原始资料，确保信息具有可追溯性。

二、信息溯源管理内容

1.**物资资质证书** 医疗器械生产/经营许可证；医疗器械产品注册证/登记表；产品说明书。
2.**企业资质证书** 医疗器械生产/经营许可证；营业执照；业务员授权书。
3.**采购管理** 科室领用申请；采购订单制作；物资权限分配。
4.**到货管理** 发货单审批；科室到货明细；发货单明细。
5.**收费管理** 收费登记列表；收费登记明细；文书查询。
6.**决策分析** 采购订单执行统计；科室现存量预警与查询；收发存汇总表。

三、与其他信息系统的数据交换

高值耗材系统利用电子病历系统互联互通的功能，实现并联匹配，对应收费系统中的患者信息进行收费。同时，该系统还可以实现为消毒供应系统提供外来器械信息登记功能。

四、流程设计

基于信息化的高值耗材管理系统，通过扫描高值耗材的条形码完成高值耗材流转的全过程记录。通过医院的信息集成和物联网应用技术，实现高值耗材信息化管理（图7-15）。

五、系统模块设计

1.**证书管理模块** 包括企业资质管理、物资资质管理、资质证书预警和资质证书审查四大部分。①企业资质管理：主要用于高值耗材供应商的资质保证，供应商需要提供营业执照、医疗器械经营企业许可证等证件。②物资资质管理：主要用于高值耗材从生产到配送整个供应渠道的资质保证。③资质证书预警：对所有上传证书进行时间效期管理。④资质证书审查：将供应商资质与高值耗材进行一一匹配，便于医院进行资质证书审查。

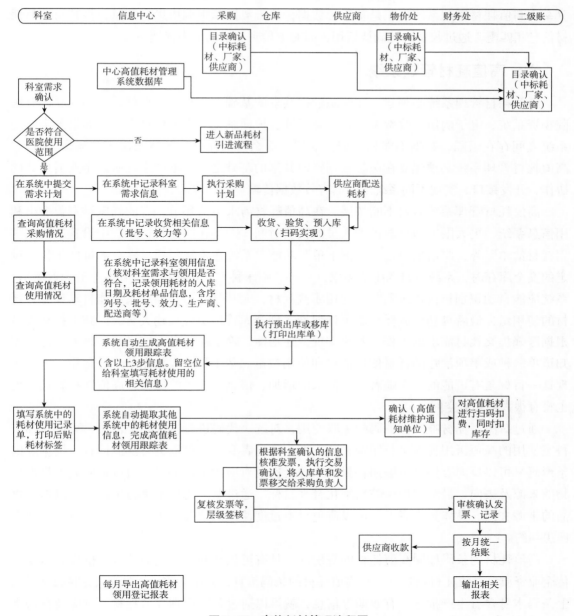

图7-15 高值耗材管理流程图

2.采购管理模块 功能包括采购订单的制作和查询。需要支持医院内外网联通,并根据科室需求制定采购订单,定向发送给相应的供应商。

3.到货管理模块 包括高值耗材发货单审批列表、科室到货单列表等功能,主要用于一级仓库、二级仓库的到货入库管理。在此模块中,可随时对某一高值耗材进行资质审查,也可查询供应商制作发货单、一级仓库入库状态等高值耗材到货情况。

4.收费管理模块 当科室需要使用某一高值耗材时,可通过此模块的收费登记功能,匹配患者信息与高值耗材信息。实现电子病历系统、数据集成平台、移动护理系统同步运行。所有数据都上传到云数据库中,所有数据都取自云数据库,打通了各应用之间的信息

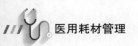

壁垒，高值耗材管理系统也正是基于云数据，从云数据库中调用患者信息，将其与高值耗材信息相匹配，通过收费系统确认费用，同时上传到电子病历中存档备查。

六、高值耗材管理系统

高值耗材管理系统必须建立在医院数据共享的基础上。与高值耗材系统相关联的有医院物资系统、电子病历、收费系统、手麻系统、护理系统等多个信息系统，如果各个应用系统之间存在阻隔，数据不能相互交换使用，那么高值耗材系统将无法正常运作。所以，高值耗材管理系统必须建立在医院数据资源共享的基础之上，不同系统研发企业需要共同协作，开发接口，实现不同系统之间的有效数据传输。

高值耗材管理系统需要不断拓展。在高值耗材需求申请环节，有的临床科室曾提出利用信息系统，更大限度地释放护理人员的耗费时间。除了在高值耗材系统中设置"科室常用耗材清单"外，应增加科室"一键下单"功能，系统在检测到耗材库存数量低于科室设定的安全库存时，系统应自动生成需求订单等。临床科室人员也提出，在医生开出医嘱后，系统应能自动识别执行该医嘱需要使用哪些耗材，尤其是高值耗材，系统能自动计算各耗材的使用量，最后自动生成耗材需求计划推送到仓库管理员或采购人员，以减少护理人员根据医嘱提交耗材需求的工作。若想实现上述功能，除了对信息系统进行升级外，还必须知道单病种或单项治疗的耗材使用清单和使用数量。基于目前大数据的广泛运用，未来实现这一目标是有可能的，而随着科室需求的增加、信息化技术的发展，高值耗材管理系统也将有很大的拓展空间。

通过对医用耗材唯一性编码的关联使用，对统一代码进行自动归类汇总，可以对临床科室使用的高值医用耗材进行跟踪去向，细化到患者身上，可以进行溯源回查，根据院内条形码号可以反向查询高值医用耗材的来源批次及对应的出厂编号，可以追溯同一批次货物的来源及去向，最终实现医院精细化管理目标。通过条形码技术进行追踪，可以追溯物品的来源去向，具体到患者上，可以避免科室过度使用的情况发生，规范诊疗行为，减少医患纠纷。

高值耗材的条码如同高值耗材的身份证，具有可识别和可追溯的特点，供应商需要上传企业资质、高值耗材物资资质和高值耗材的条码信息，系统会将这3类信息关联起来，加上条码本身含有生产批号、有效期等信息，就可以通过条码识别高值耗材。供应商在送货前制作发货单，发货单上必须记录高值耗材的条码；仓库在检验和收货时，通过扫码识别，系统记录并与数据库进行匹配耗材，使用科室同样通过扫码识别高值耗材。使用科室在系统中申领高值耗材，采购部门根据科室需求制作订单，供应商收到订单后制作发货单并送货，高值耗材经仓库验收后分发到需求科室，科室使用高值耗材时通过收费登记系统进行计费，全过程都在系统中，有记录可查询。当医生在治疗过程中使用高值耗材时，由护士对高值耗材进行扫码登记，如手术室可通过手麻系统中的一键跳转功能直接进入高值耗材管理系统，这时高值耗材系统中的收费登记表已自动带出耗材使用患者的姓名、年龄、号码、所在病区等基本信息，护士通过扫描高值耗材的条码，识别并记录所使用的高值耗材，并生成电子文书上传到电子病历中，这样患者的电子病历就会保存一份带有高值耗材条码、名称、规格等内容的信息，并且有执行医生和执行护士的电子签名存档，从而形成一套完整的数据链条。当患者在使用高值耗材后出现不良反应或纠纷时，可实时追溯，实现了溯源闭环管理。通过对高值耗材进行统一管控，对高值耗材生产商、配送商信息进行核准，对高值耗材资质进行审核备案，同步记录高值耗材的购进、流转、保管和使用情况，并与科室使用人员、患者信息相关联，实现对医用高值耗材全过程专业化、信息化的闭环管理（图7-16）。

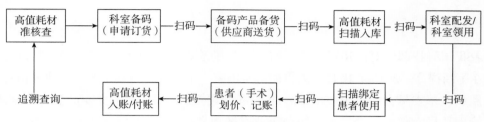

图7-16　高值耗材管理闭环流程图

通过高值医用耗材的信息化管理，可以避免临床科室直接接触供应商，降低了临床科室的潜在风险。通过核查整理高值医用耗材库存，核对剩余库存去向，可以直接掌握临床科室的高值医用耗材使用及库存情况，避免了大量堆压及超期使用的问题，同时也杜绝了串货、错用和假冒伪劣产品流入医院。通过全流程的公开化、透明化及条形码的有效跟踪，实现阳光物流，大大地提高了廉洁工作的透明度。

第八章 医用耗材发展趋势

随着我国科技部门对医用耗材产品研发的鼓励政策不断增加，医疗器械领域科技创新能力也在不断提高。2016年10月，为贯彻落实国家"十三五"规划纲要，工业和信息化部、国家发展和改革委员会、科学技术部、商务部、国家卫生和计划生育委员会、国家食品药品监督管理总局六部委联合发布《医药工业发展规划指南》（工信部联规〔2016〕350号），总体目标为：到2020年，规模效益稳定增长，创新能力显著增强，产品质量全面提高，供应保障体系更加完善，国际化步伐明显加快，医药工业整体素质大幅提升。该指南提出八个目标、八个主要任务，推动六个重点领域发展，医疗器械是六个重点发展领域之一，重点发展医学影像设备、体外诊断产品、治疗设备、植入介入产品和医用材料、移动医疗产品；指出研发和生产企业需要增强企业创新能力建设，完善协同创新体系，推动创新升级。加快推进医药工业与新一代信息技术深度融合，引导和支持企业拓展新领域，发展新业态。

《中国制造2025》（国发〔2015〕28号）中指出，要提高医疗器械的创新能力和产业化水平，重点发展影像设备、医用机器人等高性能诊疗设备，全降解血管支架等高值医用耗材，可穿戴、远程诊疗等移动医疗产品。在医用耗材流通领域，随着医疗改革控费的需要不断提升，多级代理模式将会受到挑战，从生产厂家到医疗机构的消费环节将逐渐缩短为两级，小规模代理商将被兼并，医用耗材物流配送企业将日益集中，也会出现大型集团化采购组织。在使用环节，随着医改的深入，医保对耗材控费的要求不断提升，耗材零加成政策的密集出台，医院采购医用耗材时将会面临价格、质量和先进性选择困难，从而采用更科学的方法对耗材进行准入和使用评估。医用耗材从研发、生产到销毁的整个产业链将会出现多样化、革新性变化。

第一节 医疗器械市场

一、医疗器械市场持续增长

在创新发展战略的驱动和法规制度的激励下，医疗器械市场是我国增长最快的市场领域之一，十多年来一直保持两位数的增长速率。2018年，我国医疗器械市场规模达到788.1亿美元，比2017年增长22%。根据2018年毕马威会计师事务所（KPMG）的一份报告，到2030年，我国预计在全球医疗器械行业中占有超过25%的份额，总收入将超过2000亿美元，仅次于美国（图8-1）。当前，我国医疗器械市场涵盖IVD、影像诊断、心血管、肾脏病、骨科、助听器甚至可穿戴设备等所有领域，许多大企业也把更多的注意力转向世界舞台。在深化医疗改革、法规制度激励措施以及医疗保健总体需求不断增长的推动下，我国医疗器械市场的增长速度已经是世界总体增速的两倍。

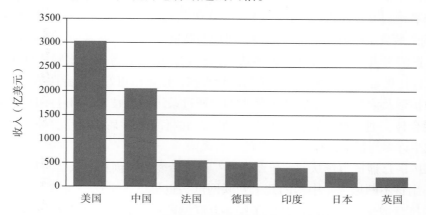

图8-1　预测2030年全球医疗器械市场收入前7位

国家已经制定了多项举措，以支持医疗保健行业的长期增长和创新，"十四五"规划、《"健康中国2030"规则纲要》《中国制造2025》等将继续有利于本土创新，从而将从根本上改变竞争格局。另外，如"两票制"等其他一些市场调控措施也将对国内医疗器械市场有相当大的影响。

二、新技术创新

技术创新正以前所未有的速度进行着，而新技术有潜力推动和颠覆医疗器械行业。以下五项技术将有助于将智能融入医疗器械产品，包括：可穿戴设备、智能设备应用程序、物联网、基于云的数据和分析以及区块链。总体来说，我们称之为"患者和消费者数据共享技术"。举例如下。

1.创新的外科干预措施　手术机器人是未来精准医疗的产品之一，代表着外科发展的方向，具有十分广阔的前景。例如达芬奇手术机器人，又称"内窥镜手术控制系统"，由总部位于美国加利福尼亚州的直觉外科公司（Intuitive Surgical）设计、研发和生产。达芬奇手术机器人是当今外科领域先进的高科技产品，它不仅具备传统微创外科手术的所有优点，同时还拥有更多、更突出的优势。因此，达芬奇手术已经成为某些单病种手术的金标准。

2.智能成像诊断　将纳米机器人、人工智能（AI）等技术引入医疗保健行业，可加速诊断和医学成像的发展，更重要的是创新后续护理模式。例如谷歌公司正在研究如何让深度学习在数字病理学领域发挥作用，通过创建一个自动检测算法，在病理学家的工作流中提供辅助工具。深度学习是人工智能的一个分支（其他两个分支是认知和机器学习）。

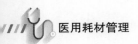

3.治疗药物监测以及给药方案　一些制药和科技公司目前正在开发先进的吸入器。这些智能设备不仅会向患者发送用药提醒（提高依从性），还会向他们的医生提供一些重要的数据，甚至是先发制人的、可能挽救生命的信息，识别患者发生重大临床事件的可能性，使得医护人员能够进行早期干预，并有可能显著改善临床结果。例如诺华（Novartis）与高通生命（Qualcomm Life）合作开发的一款药物吸入装置（Breezhaler），该创新数字化疗法在应用时，患者通过Breezhaler装置实现每日1次吸入药物，并能够观察到胶囊内药物减少。Breezhaler吸入装置上配有定制的传感器，可以与智能手机上一款名为"Propeller Health"的APP连接，提醒患者用药，帮助患者确认吸入药物，记录患者每一次吸入使用的个体化数据，同时可以让患者和临床医生共享用药治疗数据，以做出更好的治疗决策。

4.辅助护理及治疗　以生物人工肾为例，通过采用纳米技术、3D打印技术及活体细胞组成一个混合体，通过类似肾移植的方式植入，它将减少对某些医疗服务（如透析）的需求，也将减少许多与目前诊疗方案相关的患者风险。

随着国内医疗器械市场从"廉价制造商"迅速转变为"创新温床"，科技在医疗保健领域发挥的作用将不断增大。中国的几家互联网巨头也早已进军这一领域。例如，随着在线医疗销售的持续增长，阿里巴巴开设了很多互联网药店，通过其平台提供医疗器械；他们还试图推动人工智能在诊断和医疗保健领域的应用，使医疗更容易获得、及时和负担得起。百度推出"在线问医生"程序，患者可以在线咨询并与医生合作。大连万达集团已开拓医院业务，以响应大众对优质医疗服务日益增长的殷切需求。

在未来，科技将以更多令人兴奋的发展影响医疗器械行业，以上这些只是冰山一角。新技术不仅为提供者和患者带来效率、成本和更好的疗效，它们还通过改善预防、诊断、治疗和护理，帮助医疗器械在诊疗过程中发挥更广泛的作用。

第二节　医用耗材政策发展

一、医用耗材"两票制"

（一）概述

医用耗材"两票制"是指由医疗器械生产企业到经营企业开具一次发票，由经营企业到医疗机构开具一次发票。随着临床需求的不断增加和科技的快速发展，纳入医疗器械管理的医用耗材品种日新月异、使用量急剧攀升，特别是高值医用耗材的采购渠道和价格引起了公众的高度关注和强烈反响。目前，医用耗材从生产厂家到医疗机构需要经过三票、四票甚至更多票，过长的医用耗材流通链条导致产品价格虚高、质量追溯难等一系列问题的出现。在医用耗材流通领域实施"两票制"，其目标是减少流通环节、使中间加价环节透明化、进一步降低医用耗材价格，最终减轻患者负担（图8-2）。

传统模式

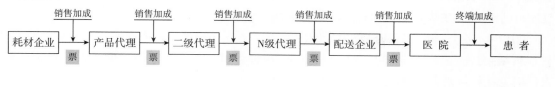

两票制

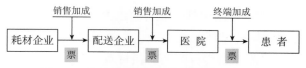

图8-2　传统模式与两票制的流通环节对比

随着医药卫生体制改革的深入，药品领域"从生产到流通"和"从流通到医疗机构"各开一次发票的"两票制"政策在全国逐渐推行并取得良好效果。鉴于医用耗材和药品在供应链条上的相似性，医用耗材领域亦逐渐实行"两票制"政策。

实行"两票制"是市场经济发展的必然结果。据统计，我国整体医疗器械市场销售份额中，医疗设备占47%，IVD（体外诊断试剂）位居第二，占21%，高值耗材占17%，低值耗材占15%。从各地政策实施情况分析，第一波耗材"两票制"主要针对除大型医疗设备以外的门类，占据总销售份额的半壁江山；从全球来看，世界TOP10器械巨头占总体市场份额逾60%，而国内排名前十位企业在总体市场份额中仅占2.45%。我国医疗器械流通企业数量多、规模小，这种分散型格局正是"两票制"改革的重点之一。

（二）"两票制"在医用耗材流通中的作用

医用耗材利润空间大、信息不对称程度高，少数医疗机构过度使用医用耗材特别是高值耗材，已成为社会各界广泛关注的问题。实施医用耗材"两票制"，一是有利于减少医用耗材流通环节，规范流通秩序，提高流通效率，降低医用耗材虚高价格；二是有利于加强医用耗材监管，实现质量、价格可追溯，保障群众用械安全；三是有利于净化流通环境，治理医用耗材流通领域乱象，依法打击非法挂靠、商业贿赂、偷逃税款等违法行为；四是有利于深化医用耗材流通领域改革，推动医用耗材企业转型升级、做大做强，提高行业集中度，促进产业健康发展。

（三）医用耗材"两票制"政策及市场现状

国家鼓励"一票制"，支持医疗器械生产企业与公立医疗机构之间直接结算医用耗材货款，医疗器械生产企业与医疗器械经营企业之间只结算配送费用，并按规定开具发票。生产企业到流通企业开一次发票、流通企业到医疗机构开一次发票时，全国总代及进口商算一票，托管商业进货不算一票，母公司给子公司不算一票。

全国31个省区实行医用耗材"两票制"，其中有13个省区制定了医用耗材"两票制"文件。陕西省是全国最先实行医用耗材"两票制"的省份，具体涉及血管介入、骨科植入、神经外科、结构心脏病、非血管介入、起搏器、电生理、吻合器、体外循环及血液净化、人工器官组织、疝修补、口腔和眼科13大类医用耗材。2017年6月，陕西还组织了耗材跨

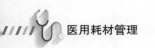

省集中采购联盟，覆盖陕西、四川、内蒙古、宁夏、甘肃、青海、新疆、湖南、黑龙江、辽宁10个省区，主要针对高值耗材的集中采购。

2017年11月，陕西省药械集中采购网发布了《关于对骨科植入类医用耗材价格动态调整审核结果进行公示的通知》，对42家企业479种骨科耗材产品进行挂网采购最低价调整，直接引发耗材价格大幅跳水，最高降幅达近80%。

安徽省于2016年11月先行药品"两票制"，随后于2017年12月正式实施耗材尤其是高值医用耗材的"两票制"。类别范围包括：血管介入类、非血管介入类、骨科植入、神经外科、电生理类、起搏器类、体外循环及血液净化、眼科材料、口腔科、其他10大类高值医用耗材。安徽省也是在全省范围内实行医药、耗材双"两票制"的省份之一，其实行"两票制"的目录范围逐渐扩大。

根据2017年出台的《安徽省公立医疗机构医用耗材采购"两票制"实施意见（试行）》，政府鼓励实施"一票制"，支持"医疗器械生产企业与公立医疗机构之间直接结算医用耗材货款，医疗器械生产企业与医疗器械经营企业之间只结算配送费用，并按规定开具发票"。

（四）实施要求

一是医疗器械经营企业销售医用耗材时，应当按照发票管理有关规定开具增值税专用发票或者增值税普通发票（以下统称"发票"），项目要填写齐全；所销售医用耗材还应当按照医疗器械经营质量管理规范的要求，附符合规定的随货同行单；发票（以及清单，下同）的购、销方名称应当与随货同行单、付款流向一致，金额一致。二是医疗器械经营企业应当建立并执行医用耗材进货查验记录制度。到货验收时，应验明发票、供货方随货同行单与实际购进医用耗材的品种、规格型号、生产批号、数量等，核对一致并建立购进验收记录。三是医用耗材购销发票及相关票据应当按照有关规定保存。四是医疗器械经营企业配送医用耗材到医疗机构，必须具备与所配送医用耗材相适应的专业指导、技术培训和售后服务的能力，或者约定由相关机构提供技术支持。上述发票作为公立医疗机构支付医用耗材货款的凭证，纳入财务档案管理。鼓励有条件的地区使用电子发票，通过信息化手段验证"两票制"，实现票据全程可追溯，确保发票的真实性。医疗机构直接从生产企业购进医用耗材，应按照规定索取该企业销售发票与随货同行单。

二级以上公立医疗机构采购医用耗材时，必须在采购合同中明确"两票制"的有关要求，入库验收时应对采购医用耗材的票据进行审核，并向经营企业索取生产企业销售发票（含清单）复印件（加盖经营企业公章原印章，每个医用耗材品种的进货发票复印件至少提供一次），两张发票的经营企业名称、产品名称、规格型号、生产批号等相关内容互相印证，做到票、货、账三者相符方可入库、使用。

由于经营企业销售医用耗材品规多、发票量大，每笔销售均需复印易造成纸张浪费，增加成本，同时也不便于医疗机构存放、查找与保管。允许通过电子邮件形式向医疗机构提供医疗器械生产企业销售发票（含清单）的电子文档，但必须与医疗机构签订承诺书，以对提供电子票据的真实性负责，并对电子票据采取安全备份。

（五）两票制对行业产生的影响

目前，中国高值耗材招标都以省标为单位，在"两票制"市场环境中，只有省内一级代理商才能生存下去。高值耗材市场面临洗牌，中小型代理商出局已成现实。作为高值耗材生产厂家，要对市场布局和价格体系等因素进行重新调整。普通耗材和检验试剂的招标以市标为主，这就要求采取省代模式的医疗器械生产厂家必须渠道下沉，形成以地级市代理商为核心的市场格局。众多中小型代理商的出局也会导致中小型普通耗材和检验试剂厂家的淘汰出局。相比之下，随着中小型医用耗材生产企业的出局，大型商业公司的业绩将获得爆发式的增长，包括行业影响力、网络建设、资金和实力都会达到新的高度。比如，广东省珠海市普通耗材和检验试剂的招标只认3家公司有配送资格，其他68家淘汰出局，这对配送企业也是不小的打击。从黑龙江省"两票制"及三明联盟来看，普通耗材和检验试剂、IVD试剂作为规范对象，其小规模代理商同样会被迫出局。与中小型代理商失利出局相比，大型商业公司如国药等将迎来爆发式增长机会，格局越做越大，行业影响力会明显提升，成为"两票制"的最大赢家，整个药械流通企业的行业集中度会进一步显现；逐渐建立自有销售网络及平台，从单纯生产向产销一体化角色过渡。

一旦医用耗材市场"两票制"顺利落地并执行，针对医疗设备市场，国家未来有望实行"一票制"政策，尤其是大型医疗设备的"一票制"可能终将登场，即从生产厂家到医院直接买卖成交到一次性配货，完全剔除中间冗余环节。目前来看，大型医疗设备还有赖进口，不可能完全一次性交割。但随着国产产品逐渐占据市场领导地位，如心脏支架、监护仪等，具有明显竞争优势的国产品牌将率先登顶，完成"一票制"愿景，医疗设备代理公司则会顺势消失。

从全国医药"两票制"先行到耗材"两票制"实行，能看到"中国医药的今天就是中国医用耗材的明天"，耗材规范将参照医药行业加快落实完善。不仅"两票制"，之前政策还一直强调去除以药养医、医药分家、降低医疗机构的药占比，这些将在器械领域继续呈现。接下来，国家将进一步深化器械改革，细化医院"耗占比"法规，不搞一刀切，而是按地区实际情况执行耗占比，这对器械企业的未来而言又将是一个未知数。

二、医用耗材物价与医保

2018年3月，国家医疗保障局成立。医保局拥有医保目录制定并动态调整权利，拥有医保支付价格制定并动态调整权利，负责指导药品集采规则制定和集采平台建立。这一职能配置为统筹推进"三医联动"（医疗、医保、医药）改革提供了组织保障，并确立了医保在"三医联动"改革中的引领作用。

（一）政策环境

近年来，我国不断针对医疗器械出台相关政策，政府对于医疗器械行业的管控和关注不断深化。

新医改启动后，我国医疗器械行业迎来了新发展时期，现已成为一个产品门类比较齐全、创新能力不断增强、市场需求十分旺盛的朝阳产业。继大刀阔斧改革药品行业后，为改变、调控国内医疗器械市场，国家连续出台政策措施，目标为不断深化医改、扩大医改

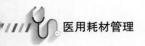

范围（图8-3）。

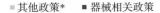

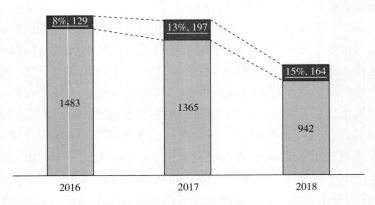

图8-3　国家医疗器械相关政策发布数量变化（2016—2018）

其他政策：除器械以外，药品、医院管理等方面的相关政策

基于目前政策环境的特点，国家不断针对重点管理区域出台政策进行调控。调控手段贯穿整个医疗准入价值链各个环节（图8-4）。

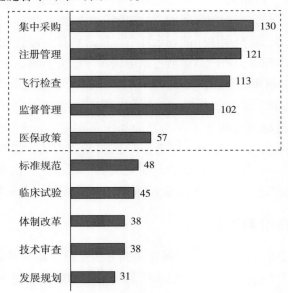

图8-4　2016—2018年医疗器械相关政策中TOP10关键词

1.招标采购　以阳光挂网为主，集中招标、国家省市联合采购、区域联盟层面、医疗机构自发组织、交易所等多种集采方式并存，通过量变影响价格来实现"降价"的目的。

（1）集中带量采购　在国家层面，医疗器械行业集中带量采购工作在加速。国家主导的大型"团购"，以公立医院为集中采购主体，采取带量采购、量价挂钩、以量换价的方式，探索集中采购机制和以市场为主导的价格形成机制，降低群众负担。例如冠脉支架、人工膝/髋关节。

（2）区域联盟层面　规模较小，主要为特定区域内或不同区域间组成采购联盟，以联盟名义进行采购，比如广东省和深圳市医疗保障部门指导下的16个省市联盟集团带量采购——超声刀头等。

（3）医疗机构自发组织　各相关医疗机构从自身实际出发，联合其他医疗机构组成采购联盟，以联盟的名义进行采购。这一形式可有效减少政府的行政干预，但规模和影响力较小，议价能力低，降价效果不明显。

2. 医疗服务价格（物价收费）　国家卫健委发布《关于印发医疗机构内部价格行为管理规定的通知》（国卫财务发〔2019〕64号，以下简称《新规》），要求专职价格管理人员需要具备更加广泛的业务知识；对专职价格管理人员有着更高标准的工作要求；参与医保基金支付项目和病种的价格谈判工作；对医疗机构新增医疗服务价格项目、新增病种（含疾病诊断相关分组，即DRG）等进行成本测算和价格审核，提出价格建议，赋予了医疗机构价格管理部门更多职能。

《新规》要求医疗机构建立医疗服务成本测算和成本控制管理制度，建立健全医疗服务项目的成本测算制度；医疗机构要密切监测医疗服务成本和收入结构变化，主动向相关部门提出调整医疗服务价格的意见建议。按照医疗服务项目、药品、医用耗材价格管理的有关规定，在确保医疗质量的前提下，构建成本控制的科学管理机制，通过事前控制、现场控制及反馈控制等环节，科学规范收费行为。

《新规》要求以技术准入（许可）为先的原则优化新增医疗服务价格审核流程。

《新规》要求医疗机构向患者提供更加详细的费用清单，可避免一次性耗材复用等行为的发生，保障医疗安全。

《国家医疗保障局办公室关于进一步做好医疗服务价格管理工作的通知》（医保办发〔2022〕16号）结合深化医疗服务价格改革试点精神，就稳妥有序做好现阶段医疗服务价格工作，强化基本医疗服务公益属性，促进医疗服务创新发展，提出了七点要求：第一，强化医疗服务价格宏观管理和动态调整；第二，扎实做好医疗服务价格日常管理工作；第三，突出体现对技术劳务价值的支持力度；第四，新增价格项目着力支持基于临床价值的医疗技术创新；第五，提升现有价格项目对医疗技术的兼容性；第六，正确处理医疗服务价格和医药集中采购的关系；第七，提高医疗服务价格工作的主动性、科学性、规范性。

3. 医保报销　新医保支付方式全面普及。国家医保局在2019年和2020年分别确定了30个DRG付费试点城市和71个DIP付费试点城市。2021年，首个国家医疗保障"十四五"规划提出"按DRG和DIP付费的住院费用占全部住院费用的比例达到70%"。2021年11月，国家医保局印发《DRG/DIP支付方式改革三年行动计划》（医保发〔2021〕48号），提出"DRG/DIP支付方式覆盖所有统筹地区、所有符合条件的开展住院服务的医疗机构，基本实现病种、医保基金全覆盖"的"四个全覆盖"目标。

《国务院办公厅关于印发"十四五"全民医疗保障规划的通知》（国办发〔2021〕36号）要求建立以医保支付为基础，招标、采购、交易、结算、监督一体化的省级集中采购平台；推进并规范医保基金与医药企业直接结算，完善医保支付标准与集中采购价格协同机制。

4. 医院准入　协助解决医院端的费用控制、医用耗材"两票制"试点、针对进口产品的行政性垄断等。从出台相关政策涉及关键词可以看出，集中采购、注册管理、飞行检查、监督管

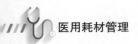

理、医保政策等频频出现，足见国家对医疗器械领域这些方面的关注。

总体来看，医疗器械政策环境从2019年开始变化剧烈，覆盖耗材及设备准入价值链的所有环节（图8-5）。

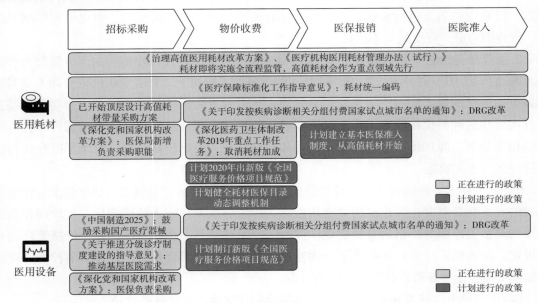

图8-5　医疗器械政策变化

5.政策重点分析：医用耗材及高值耗材改革方案　作为中央深化医改的重点领域之一，高值耗材面临首要且全方位覆盖、全链条式的改革。

2019年9月1日起正式施行的《医疗机构医用耗材管理办法》包括以下几个方面：明确医用耗材的定义和分类，明确对医用耗材的遴选、采购、验收、存储、发放、临床使用、监测、评价等工作进行全流程管理；设定医疗机构医用耗材供应目录；规定医用耗材采购要求；建立医用耗材临床使用分级管理制度；明确监管措施。

2019年7月31日国务院发布《治理高值医用耗材改革方案》，拉开了高值耗材全面管理控费工作的序幕，其重点任务见表8-1。

表8-1　治理高值医用耗材改革方案重点任务

重点任务	完成时限
制定医疗器械唯一标识系统规则，探索实施高值医用耗材注册、采购、使用等环节规范编码衔接应用	2020年底前
建立高值医用耗材价格监测和集中采购管理平台，建立部门间高值医用耗材价格信息共享和联动机制	2020年底前启动
建立高值医用耗材基本医保准入制度，实行高值医用耗材目录管理，健全目录动态调整机制	2020年6月底前出台准入管理办法
完善分类集中采购办法：按类别探索集中采购，鼓励医疗机构联合开展带量谈判采购，积极探索跨省联盟采购	2019年下半年启动，持续完善
取消医用耗材加成	2019年底前
制定医保支付政策	持续推进
强化流通管理，鼓励各地结合实际通过"两票制"等方式减少高值医用耗材流通环节，推动购销行为公开透明	2020年底前

（二）卫健委开启医疗服务价格政策研究

国家卫健委财务司发布《关于"医疗服务价格政策研究"征询意向公告》，明确要求交付《全国医疗服务价格项目技术规范》《医疗服务价格和成本检测报告》《医疗服务项目成本测算办法》以及《医疗服务成本、价格、费用指数体系》一系列研究成果。

主要工作内容包括但不限于以下方面。

1.以《全国医疗服务价格项目规范（2012版）》为基础，制订《全国医疗服务价格项目技术规范》，涵盖医疗机构开展的所有医疗服务项目，服务于"改革医疗服务价格项目管理"任务的落实。

2.以覆盖全国31个省（区、市）1400余家医疗机构的全国医疗服务价格和成本监测与研究网络的数据为基础，开展医疗服务价格和成本监测，掌握全国各地价格改革工作情况，形成《医疗服务价格和成本监测报告》，服务于"加强医疗服务价格监管"任务的落实。

3.在《全国医疗服务价格项目规范（2012版）》中"技术难度"和"风险程度"指标的基础上，开展全部医疗服务价格项目成本测算和比价关系研究，研究提出《医疗服务项目成本测算办法》，服务于"逐步理顺医疗服务比价关系"任务的落实。

4.研究建立《医疗服务成本、价格、费用指数体系》，为推进医疗服务价格改革提供政策工具。

（三）医疗器械物价收费

1.2019年前医用耗材物价收费

（1）医疗服务价格管理形式：非营利性医疗机构医疗服务的定价形式由政府主导定价改为政府指导价；营利性医疗机构医疗服务价格实行市场调节价，由医疗机构自主确定医疗服务价格，报同级价格、卫生主管部门备案。

（2）统一医疗服务价格项目：医疗机构医疗服务价格所列医疗服务价格项目根据《全国医疗服务价格项目规范（2012年版）》制定，各省、市各级各类医疗机构都必须统一执行。未经批准，医疗机构不得擅自设立医疗服务价格项目。

（3）医疗机构医疗服务价格是非营利性医疗机构政府指导价：各级非营利性医疗机构应根据自身的医疗服务技术水平，在不超过医疗机构医疗服务价格规定的价格范围内，自主确定具体的医疗服务价格，医疗服务价格项目可以下调，下调幅度不限，并报当地市物价局、卫生局备案。

（4）医疗机构医疗服务价格中分为可收费项目和不可收费项目：在医疗机构医疗服务价格"除外内容"和"说明"中未明确规定可另外计费的医疗器械、一次性医用消耗材料等，一律不得收费；已明确规定可另外收费的一次性医用消耗材料，按医疗机构实际购进价格加规定差率计收。购进价1000元（含1000元）以内的加收10%；购进价1000元以上的，实行累进差率，1000元（含1000元）部分加收10%；1000元以上部分加收8%，单价一次性医用消耗材料加收部分最高不得超过800元。

（5）在医疗机构医疗服务价格的项目以外，确需新增基本医疗服务价格项目的，必须

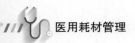

严格按照省物价局、省卫生厅的相关文件执行。

（6）辅助医用耗材：2008年，广东省物价局为解决部分常用、对疾病恢复起到较好辅助作用的医用耗材没有对应的医疗服务项目且收费政策未明确的问题，在全省非营利性医疗机构推行患者自主选择医用耗材收费备案制度，要求各医疗机构使用符合规定的6类耗材须按程序分别报同级价格及卫生部门备案，备案后的耗材只能在本医疗机构使用。

2. 2019年后医用耗材收费取消加成　2019年5月发布的《国务院办公厅关于印发深化医药卫生体制改革2019年重点工作任务的通知》（国办发〔2019〕28号）提出"取消公立医疗机构医用耗材加成，完善对公立医疗机构的补偿政策，妥善解决公立医疗机构取消医用耗材加成减少的合理收入的补偿问题"。

公立医疗机构全面启动取消医用耗材加成调整医疗服务价格改革的总体目标将紧紧围绕深化医药卫生体制改革目标，通过取消医用耗材加成，调整医疗服务价格，建立公立医疗机构科学合理的补偿机制，优化公立医疗机构收入结构，着力解决医用耗材价格虚高、过度使用问题，促进医疗卫生事业健康发展，进一步减轻人民群众医疗费用负担。

价格调整的原则是"按照结构调整、有升有降、提升优势、补强短板、逐步到位"，严格控制医用耗材费用增长，确保医保基金可承受、公立医疗机构良性平稳运行、群众负担总体不增加。

调整部分医疗服务项目价格，优化医疗服务价格结构。此次调整主要提高取消耗材加成影响大的和价格明显不能体现劳务价值的医疗服务项目价格，降低CT、核磁检查和检验类项目价格，并同步理顺基层医疗卫生机构医疗服务价格；提高诊察、护理、临床诊疗、手术、中医、康复等项目价格，降低大生化等检验类项目价格；同时针对大型医疗设备检查收入占比较高且年增幅较大的现状，再次降低大型设备核磁共振、CT检查项目价格。

（四）基本医保医用耗材目录

2020年6月8日，国家医保局发布《基本医疗保险医用耗材管理暂行办法（征求意见稿）》（以下简称《征求意见稿》）。

1. 制定国家《基本医疗保险医用耗材目录》，各地必须执行　《征求意见稿》所指医用耗材，是指经药品监督管理部门批准，可以单独收费，并且具有医疗保障医用耗材统一编码的医用耗材。医用耗材的医保准入、支付以及相应的管理监督等工作，适用本办法。

《征求意见稿》明确指出，国务院医疗保障行政部门综合考虑医用耗材的功能作用、临床价值、费用水平、医保基金承受能力等因素，采用准入法制定《基本医疗保险医用耗材目录》（以下简称《基本医保医用耗材目录》）并定期更新，动态调整。《基本医保医用耗材目录》内医用耗材按规定纳入医保基金支付范围。

《基本医保医用耗材目录》结构主要包括凡例和目录两部分。凡例是对《基本医保医用耗材目录》的编排格式、名称和编码规范、支付范围等的解释和说明。目录包括编号、功能分类、医保编码、支付范围、计价单位、支付标准、支付标准的确定方法、备注等。

对于独家产品等的医保支付标准，将通过谈判确定。

《征求意见稿》强调，除特别规定外，地方医保部门一律执行国家《基本医保医用耗材目录》，不得擅自调整。

2.这些耗材，直接调出目录　根据《征求意见稿》，符合以下条件之一的医用耗材，不纳入目录：①无法单独收费的；②义齿、义眼、义肢、助听器等非治疗性的康复性器具；③计划生育、公共卫生等方面专用的（国家另有规定的除外）；④临床价值不高，可被完全替代的；⑤国家规定的其他不符合基本医疗保险保障范围的。

符合以下情形之一的医用耗材，经专家评审后，原则上直接调出基本医保支付范围：①被药品监督管理部门取消注册或备案资格的；②综合考虑安全性、临床价值、经济性等因素，经评估风险大于收益的；③被有关部门列入负面清单的；④通过弄虚作假等违规手段进入医保目录的；⑤符合国家规定的其他可以直接调出情况的。

《征求意见稿》显示，根据临床需求、基本医疗保险保障能力、医用耗材产业的发展情况，国务院医疗保障行政部门牵头，定期对《基本医保医用耗材目录》进行评估和调整。对于符合直接调出条件的医用耗材，原则上直接调出《基本医保医用耗材目录》。

3.这些耗材，医保基金不予支付　根据《征求意见稿》，目录内医用耗材，具备以下情形之一的，医保基金不予支付：①非疾病诊疗项目使用的；②各种科研性、临床验证性的诊疗项目使用的；③超出合理使用范围的；④其他不符合基本医疗保险支付范围规定的。

目录内医用耗材，具备以下情形之一的，医保基金和患者均不予支付：①由于耗材自身原因导致使用不成功的；②超出实际植入数量的植入性耗材费用。

《基本医保医用耗材目录》内医用耗材，须同时符合以下条件，医保基金才予以支付：①以疾病诊断、治疗为目的；②符合在药品监督管理部门注册或备案的适用范围；③符合《基本医保医用耗材目录》限定的支付范围；④由定点医疗机构具有相应资质的医务人员开具（急救、抢救可以适当放宽至非定点医疗机构）；⑤国家规定的其他条件。

4.医保谈判失败的耗材，将调出目录　《征求意见稿》显示，医用耗材的支付标准是医保基金支付的基准。

对于独家产品，原则上通过谈判确定首次医保支付标准。谈判成功的，医保部门按照谈判协议确定的支付标准支付。谈判不成功的，不纳入医保支付范围，已被纳入目录的要予以调出。医用耗材的谈判规则另行制定。

对于非独家产品，原则上通过集中采购确定和调整支付标准。各省级医疗保障行政部门根据国家、联盟和本省（自治区、直辖市）带量采购结果，以类别相同、功能相近医用耗材的最低中选价确定本省（自治区、直辖市）的医保支付标准。对于未纳入带量采购范围的医用耗材，由各省（自治区、直辖市）根据目录中支付标准的计算方法确定支付标准。医用耗材医保支付标准的确定规则另行制定。

医用耗材的具体支付方式、支付比例等原则上由省级医疗保障行政部门或统筹地区确定。支持各地将目录内医用耗材纳入按病种、按疾病诊断相关分组付费等打包支付范围。

《征求意见稿》要求，公立医疗机构采购的医用耗材都须经过集中采购相应程序在省级集中采购平台挂网后采购。谈判准入的医用耗材在谈判协议期内直接挂网采购。

另外，对于新上市医用耗材的准入，首先按医保医用耗材编码规则对新上市的医用耗材进行编码。如该医用耗材编码与目录内医用耗材编码一致，自动属于医保基金支付范围，

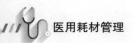

支付政策和规则与目录内相同编码的医用耗材一致。如该医用耗材编码与目录内医用耗材编码不一致，由国务院医疗保障行政部门适时组织专家评审后，确定是否纳入《基本医保医用耗材目录》。

5.医用耗材分类与编码 《征求意见稿》要求，基本医疗保险医用耗材原则上按照国务院医疗保障行政部门确定的原则和标准进行分类和编码，并根据医保准入管理的需要进行适当调整。列入"医疗保障医用耗材分类与代码"范围的医用耗材，在三级分类的基础上，视情况区分材质、规格。

编码更新及使用：国家医疗保障行政部门按照统一的编码规则，为医用耗材编码。加强医用耗材医保编码与医疗器械唯一标识的衔接应用。建立医保目录内医用耗材编码定期维护、审核、公示、发布机制。医保目录内医用耗材编码数据库按季度更新。各级医保部门要按规定使用统一的医用耗材编码。

三、医疗器械注册人制度试点

（一）总体目标

为深入贯彻落实中共中央办公厅、国务院办公厅印发的《关于深化审评审批制度改革鼓励药品医疗器械创新的意见》（厅字〔2017〕42号），按照《国家药监局关于扩大医疗器械注册人制度试点工作的通知》（国药监械注〔2019〕33号）的要求，加快推进医疗器械产业高质量一体化发展，为全国全面实施医疗器械注册人制度进一步积累经验。在上海、广东、天津自贸区开展医疗器械注册人制度试点工作的基础上，国家药品监督管理局（以下简称国家局）决定进一步扩大医疗器械注册人制度试点工作。

《通知》明确，北京、天津、河北、辽宁、黑龙江、上海、江苏、浙江、安徽、福建、山东、河南、湖北、湖南、广东、广西、海南、重庆、四川、云南、陕西21个省（自治区、直辖市）参加本次医疗器械注册人制度试点。

随着"放管服"不断深化改革，需要加快推进医疗器械产业结构调整，激发产业创新发展活力，促进高精尖医疗器械成果快速转化，盘活现有产能，推动医疗器械产业高质量发展。支持国家自主创新企业建设，助推"注册+生产"跨区域产业链发展，探索建立医疗器械监管协同发展机制，构建跨区域协同合作的医疗器械上市后监管格局，落实注册人全生命周期相应法律责任，完善事中事后监管体系，积累注册人制度试点工作经验，为全面推进实施注册人管理制度提供重要支撑，为新《医疗器械监督管理条例》实施提供可复制经验。

（二）基本原则

1.依法依规推进 贯彻落实《关于扩大医疗器械注册人制度试点工作的通知》要求，根据《医疗器械监督管理条例》《医疗器械注册与备案管理办法》《体外诊断试剂注册与备案管理办法》《医疗器械生产监督管理办法》，依法依规开展注册人制度试点工作。

2.对接国际规则 主动适应医疗器械产业特点和全球化发展趋势，积极借鉴国际委托生产和上市许可通行规则，制定相应配套制度。

3.全程风险可控 在从配套制度设计到实施的全过程中，开展相应风险评估，加强上市许可和事中事后监管衔接，强化区域联动，厘清跨区域监管责任，明确责任分工，落实风险防控措施。

（三）试点目标

通过试点，探索建立医疗器械委托生产管理制度，优化资源配置，落实主体责任；探索建立完善的注册人医疗器械质量管理体系，明确医疗器械注册人、受托人等主体之间的法律关系；探索创新医疗器械监管方式，厘清跨区域监管责任，形成完善的跨区域协同监管机制；探索释放医疗器械注册人制度红利，鼓励医疗器械创新，推动医疗器械产业高质量一体化发展，更好满足公众日益增长的高品质健康服务需求。

（四）试点内容

医疗器械注册申请人（以下简称"申请人"）申请并取得医疗器械注册证的，成为医疗器械注册人（以下简称"注册人"）。申请人可以委托具备相应生产能力的企业生产样品，注册人可以委托一家或多家符合条件的医疗器械生产企业生产已获证产品。受托生产企业可提交注册人的医疗器械注册证申请生产许可。

（五）注册人条件和义务责任

1.注册人条件

（1）住所或者生产地址位于参与试点的省、自治区和直辖市内的企业、科研机构。

（2）具备专职的法规事务、质量管理、上市后事务等工作相关的技术与管理人员，其具有医疗器械监管法规和标准相关知识和经验。

（3）建立与产品相适应的质量管理体系并保持有效运行，有对质量管理体系独立进行评估、审核和监督的人员。

（4）具备承担医疗器械质量安全责任的能力，确保研究过程严谨规范，提交的研究资料和临床试验数据真实、完整、可追溯。

（5）具有良好信誉，未被纳入严重失信名单或被相关部门实施信用联合惩戒。

2.注册人的义务责任 依法承担医疗器械设计开发、临床试验、生产制造、销售配送、售后服务、产品召回、不良事件报告等环节中的相应法律责任；应当对受托生产企业的质量管理、生产能力进行综合评估，并形成评估报告。符合要求的，与受托生产企业签订委托合同和质量协议，明确双方委托生产中技术要求、质量保证、责任划分、放行要求等，明确生产放行要求和产品上市放行方式；应当将设计开发的技术要求、生产工艺、原材料要求及说明书和标签等技术文件有效转移给受托生产企业，确保委托生产活动符合医疗器械生产质量管理规范要求；加强对受托生产企业的监督管理，对受托生产企业的质量管理能力进行评估，定期对受托生产企业开展质量管理体系评估和审核，形成年度质量管理自查报告；委托生产产品的医疗器械说明书、标签除符合有关规定外，还应当标明受托生产企业的企业名称、住所、生产地址、生产许可证编号。

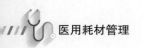

委托生产变更或终止时，应当对注册证所载明的相关信息进行变更；发现受托生产企业的生产条件发生变化，不再符合医疗器械质量管理体系要求的，应当立即要求受托生产企业采取整改措施；可能影响医疗器械安全、有效的，应当立即要求受托生产企业停止生产活动，并向注册人所在地省级药品监督管理部门报告。

可以自行销售其取得注册证的医疗器械，也可以委托具有相关资质的医疗器械经营企业销售。自行销售的注册人应当具备规定的医疗器械经营能力和条件；委托销售的，应当签订委托合同，并严格履行协议约定的义务；委托储存、运输医疗器械的，应当对受托方的质量保证能力和风险管理能力进行评估，与其签订委托协议，约定质量责任、操作规程等内容，并对受托方进行监督。加强不良事件监测，根据风险等级建立医疗器械相应的追溯管理制度，确保医疗器械产品可满足全程追溯的要求；通过信息化手段，对研发、生产、流通和不良事件监测情况进行全流程追溯、监控；应与受托方签订知识产权保护协议，明确双方的责任和义务。

应当建立年度报告制度，每年将医疗器械生产销售、上市后监测、风险管理等情况按照规定向所在区域的省级药品监督管理部门报告。

（六）受托生产企业条件和义务责任

1.**受托生产企业条件**　住所或者生产地址位于参与试点的省、自治区和直辖市内的企业；具备与受托生产医疗器械相适应的质量管理体系和生产能力，能定期开展内部审核和完成年度质量管理自查报告；具备配合注册人做好设计开发的技术要求、生产工艺、原材料要求及说明书和标签等技术文件的有效转移的条件和能力；具有良好信誉，未被纳入严重失信名单或被相关部门实施信用联合惩戒。

2.**受托生产企业义务责任**　承担《医疗器械监督管理条例》等相关法律法规以及委托合同、质量协议规定的义务，并承担相应的法律责任；按照医疗器械相关法规规定以及委托合同、质量协议约定的要求组织生产，对注册人负相应质量责任；应当与注册人签订知识产权保护协议，明确双方的责任和义务；受托生产企业应当符合《医疗器械生产质量管理规范》及相关附录的要求，鼓励企业通过 YY/T 0287 ISO 13485《医疗器械 质量管理体系用于法规的要求》认证；当不再生产医疗器械或不具备受托医疗器械生产条件时，应当主动申请注销所持有的医疗器械生产许可证或核减生产范围；生产条件发生变化的，不再符合医疗器械质量管理体系要求的，应当立即采取整改措施。可能影响医疗器械安全、有效的，应当立即停止生产活动，向注册人报告的同时，报告受托生产企业所在地省级药品监督管理部门；发现上市后医疗器械发生重大质量事故的，向注册人报告的同时，应当及时报告本企业所在地省级药品监督管理部门；受托生产企业不得再次转托。

（七）其他主体的义务与责任

受申请人/注册人委托进行研发、临床试验、销售配送的主体，须承担法律法规规定的责任和协议约定的责任。申请人/注册人应当通过全程的管理、维护和控制活动履行主体责任。对为医疗器械研制、生产、经营、使用等活动提供产品或者服务的其他相关单位，应当接受药品监督管理部门的延伸检查。

（八）委托生产产品范围

委托生产的医疗器械，是指按照医疗器械分类规则被划分为第二类或第三类的医疗器械（含创新医疗器械和样品），不包含第一类医疗器械。属于原国家食品药品监督管理总局发布的禁止委托生产医疗器械目录的产品，原则上不列入试点范围。

注册人可以同时委托多家医疗器械生产企业生产产品。委托生产医疗器械的产品技术要求、生产工艺、质量管理体系，必须与委托方的要求保持一致并符合相关法规要求。注册人多点委托生产的，对其核发的医疗器械注册证应当载明所有委托生产的生产地址。

鼓励集团公司通过注册人制度试点进一步整合、优化资源配置，落实医疗器械注册人主体责任。注册人因收购、重组、分立、股份转让等原因改变企业名称，但产品生产地址、标准、生产工艺、工序等没有发生改变的，参照注册人名称发生变化的情形申请登记事项变更。

（九）办理程序

1.注册申请 符合要求的第二类医疗器械注册申请人向所在地省级药品监督管理部门提交注册申请资料；第三类医疗器械注册申请人向国家药品监督管理局提交注册申请资料。注册人所在地省级药品监督管理部门组织注册体系核查。经审查符合要求的，核发医疗器械注册证，医疗器械注册证中登载的生产地址如为受托生产的，备注栏标注受托生产企业名称。

2.生产许可 注册人委托生产的，受注册人委托的具备相应生产资质的受托生产企业可提交注册人的医疗器械注册证，向其所在地的省级药品监督管理部门申请受托生产许可。受托生产企业所在地省级药品监督管理部门会同注册人所在地省级药品监督管理部门开展现场核查。经双方审查一致认为符合要求的，核发生产许可证或在医疗器械生产产品登记表中登载受托生产产品信息。

3.生产地址变更 注册人拟通过委托生产方式变更注册证生产地址的，或者受托生产企业生产地址发生变更的，受托生产企业应当向其所在地省级药品监督管理部门申请生产许可变更。注册人提交受托生产企业变更后《医疗器械生产许可证》和委托协议，向其所在地省级药品监督管理部门办理注册证的生产地址登记事项变更。

当注册人变更受托生产企业时，原受托生产企业应当在受托生产终止时向其所在地省级药品监督管理部门申请核减医疗器械生产许可所附生产产品登记表中登载的受托产品信息，新受托生产企业申请受托生产许可。

4.受托备案 受托生产企业应当向所在地省级药品监管部门备案，备案时应当提交委托合同、质量协议等资料。

（十）监督管理

按照"问题导向，防范风险，分级监管，责任明晰"的原则，各级药品监督管理部门应当加强注册人履行医疗器械质量管理、上市销售与服务、医疗器械不良事件监测与评价、医疗器械召回等情形的监督管理，强化注册人医疗器械全生命周期管理责任和全链条的管

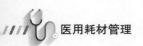

理能力，督促受托生产企业严格管理、规范生产。引入行业协会、第三方机构协同管理，积极推进监管方式的转变和完善。着力构建权责清晰、依法公正、透明高效、规范有序的事中事后监管体系。

1.监管职责分工　在国家药品监督管理局和试点的省级人民政府领导下，试点省级药品监督管理部门负责医疗器械注册人制度试点工作以及跨区域监管的协调工作，研究并构建医疗器械事中事后监管新模式。

注册人所在地药品监督管理部门负责辖区内注册人的监督管理工作，受托生产企业所在地药品监督管理部门负责辖区内受托生产企业的监督管理工作。

申请第三类医疗器械注册，由国家药品监督管理局按照相关规定进行审评审批，试点的省级药品监督管理部门积极做好相应配合和支持工作。

2.加强区域监管衔接　一是建立信息共享机制，通过网上监管信息平台实时共享和推送信息，切实加强对注册人、受托生产企业等主体的监督管理。二是建立会商机制，互通监管信息，及时移送问题线索，确保监管责任落到实处。三是建立协同监管机制。对于跨区域委托生产的注册人，注册人所在地药品监督管理部门可会同受托生产企业所在地药品监督管理部门开展协同监管。对于发生重大安全事件、严重不良事件、重大质量事故等质量安全信息及时进行通报，各地监管机构应当协调一致，合力处置。四是建立检查结果互认机制，试点开展检查员统一集中培训实训，提高检查员专业素养，统一检查标准，明确检查要求，按照分类分级要求实行综合监管。探索跨区域抽调检查员开展跨区域检查，突破跨区域检查障碍，建立由注册人保证医疗器械质量体系为核心的企业责任体系。建立和完善跨区域联动监管机制，确保监督检查顺利进行，落实监管主体责任。

3.加强事中事后监管　药品监督管理部门应当重点关注和核查委托双方责任义务的履行情况；药品监督管理部门应当对注册人及受托生产关联方的质量管理体系运行的合规性、真实性、系统性和有效性开展重点检查和评估；药品监督管理部门应当对注册人的内部审核、管理评审、变更控制、年度自查报告、不良事件监测情况以及管理者代表履职能力等情况进行重点核查；药品监督管理部门应当对注册人在开展不良事件监测、顾客反馈、产品安全风险信息收集与评估以及企业内外部审核时所发现问题的预防纠正措施落实情况进行重点检查；药品监督管理部门应当按规定主动公开申请人/注册人医疗器械审批结果等相关信息，接受社会监督，加强行业自律。通过完善年度质量管理体系运行自查要求，引导注册人和受托生产企业基于诚信自律如实开展自查自纠，并提交年度质量管理体系自查报告。按照医疗器械注册人质量管理体系实施指南、医疗器械注册申请人委托生产质量协议撰写指南等相关质量管理要求，鼓励行业协会等机构发布自查自律信息，充分发挥行业质量信用自律和基础管理作用；引入第三方机构、行业协会参与评估和协同管理，实现社会共治。药品监督管理部门应当可委托第三方机构、行业协会对注册人和受托生产企业的质量管理体系有效运行情况进行评估。

（十一）工作要求

1.加强组织协调　国家局负责组织全国医疗器械注册人制度试点工作。各试点省级药品监管部门要成立由分管局领导担任组长的试点工作组，研究拟定试点工作实施方案和相关管理制度，完善工作机制，加强力量投入，加强职业化、专业化检查员队伍建设，扎实推进试点工作开展。各试点省级药品监管部门结合本地医疗器械产业和监管情况，在充分调研论证的基础上尽快制定试点工作方案，及时上报国家局。

2.强化监督管理　各级药品监管部门应当加强对注册人履行保证医疗器械质量、上市销售与服务、医疗器械不良事件监测与评价、医疗器械召回等义务情况的监督管理。涉及跨区域试点的，各省级药品监管部门要在协调一致的基础上，确定跨区域监管各方职责划分，落实日常监管责任主体，确保对医疗器械全生命周期全链条监管无缝隙、无死角。要建立协同管理、信息共享与结果互认机制。对为医疗器械研制、生产、经营、使用等活动提供产品或者服务的其他相关单位，药品监管部门可以进行延伸检查。

3.鼓励社会参与　各试点省级药品监管部门要充分发挥行业协会的作用，通过行业协会充分听取企业意见和建议；组织法律专家研究起草委托协议范本；鼓励社会力量以适当形式积极参与企业质量责任保证能力建设。

4.推动信息共享　各试点省级药品监管部门应当按规定主动公开并及时向国家局报送试点工作进展和最新情况。

5.及时总结经验　各试点省级药品监管部门要全程关注跟踪试点情况，及时总结，对取得的成效和面临的问题进行分析，并形成解决建议，及时上报国家局。

四、医疗器械质量标准全面与国际接轨

（一）国家政策大力扶持，助推行业快速发展

医用耗材行业关系到国民的生命健康安全，是国家中长期重点发展的产业，近年来，国家发布了一系列产业政策鼓励和支持行业发展。2016年3月，我国出台的"十三五"规划纲要提出，完善基本药物制度，深化药品、耗材流通体制改革，健全药品供应保障机制；深化药品医疗器械审评审批制度改革，探索按照独立法人治理模式改革审评机构。2016年10月，中共中央国务院发布《"健康中国2030"规划纲要》，明确大力发展高性能医疗器械、新型辅料包材和制药设备，推动重大药物产业化，加快医疗器械转型升级，提高具有自主知识产权的医学诊疗设备、医用材料的国际竞争力。健全质量标准体系，提升质量控制技术，实施绿色和智能改造升级，到2030年，药品、医疗器械质量标准全面与国际接轨。相关产业政策的颁布实施为医用耗材行业提供了优良的发展环境，助推行业快速发展。

"十四五"规划指明行业发展方向。《中华人民共和国国民经济和社会发展第十四个五年规划和2035年远景目标纲要》指出：从国家急迫需要和长远需求出发，集中优势资源攻关医药和医疗设备等领域关键核心技术；培育先进制造业集群，推动医药及医疗设备等产业创新发展；推进国家组织药品和耗材集中带量采购使用改革，发展高端医疗设备。

2020年9月29日，市场监管总局等八部门印发《粤港澳大湾区药品医疗器械监管创新发展工作方案》（国市监药〔2020〕159号），实施《粤港澳大湾区发展规划纲要》，推进粤港澳大湾区药品医疗器械监管创新发展，探索建立互动互利的药品医疗器械合作新模式，提升监管体系和能力现代化水平。总体目标为：到2022年，基本建立粤港澳大湾区内地医

疗机构使用港澳上市药品医疗器械的体制机制，粤港澳大湾区内地指定医疗机构基本具备为港澳提供高水平的医疗用药用械条件；建设粤港澳大湾区内地与港澳地区药品医疗器械研发、生产、流通和使用的"软联通"机制，推动粤港澳大湾区医药产业融合发展，积极稳妥开展港澳外用中成药审评审批、港澳药品医疗器械在大湾区内地生产等试点工作；建立国家药品医疗器械技术支撑机构，促进粤港澳大湾区医药产业快速健康发展；凭借粤港澳大湾区的国际化区位优势，推进中医药标准化、现代化、国际化。到2035年，建立完善粤港澳大湾区药品医疗器械监管协调机制，为港澳和大湾区内地居民提供便利的药品医疗器械产品及服务；打造粤港澳大湾区医药产业高水平科技创新平台，实现粤港澳大湾区医药产业深度融合和药品医疗器械生产制造产业升级，建成全国医药产业创新发展示范区和宜居宜业宜游的国际一流湾区。

（二）医疗器械标准加快与国际接轨

随着我国医疗器械监管能力持续提升，尤其是国家推行药品医疗器械审评审批制度改革以来，在标准提升、技术指导原则规范、临床试验机构管理等各方面取得长足进步，全面提升了我国医疗器械质量。

为健全医疗器械标准制度建设，2017年4月，国家食药监督管理总局印发修订的《医疗器械标准管理办法》（以下简称《办法》）。《办法》的出台对指导我国医疗器械标准管理、规范标准制修订、促进标准实施、提升医疗器械质量起到了积极作用。

2021年3月，国家药品监督管理局联合国家标准化管理委员会发布《关于进一步促进医疗器械标准化工作高质量发展的意见》（国药监械注〔2021〕21号，以下简称《意见》）。《意见》明确，到2025年，基本建成适应我国医疗器械研制、生产、经营、使用、监督管理等全生命周期管理需要，符合严守安全底线和助推质量发展高线新要求，与国际接轨、有中国特色、科学先进的医疗器械标准体系，实现标准质量全面提升，标准供给更加优质、及时、多元，标准管理更加健全、高效、协调，标准国际交流合作更加深入、更富成效；提出了推进医疗器械标准化工作高质量发展的六大重点任务和三大保障措施；擘画了"十四五"期间医疗器械标准体系建设的顶层设计和标准化工作高质量发展的蓝图。

1.优化标准体系 研究制定标准体系建设的通用原则和基本要求；对有源医疗器械（医用机器人、人工智能、有源植入物、医用软件、诊疗设备等）、无源医疗器械（生物医用材料、药械组合产品等）进行标准化；修订体外诊断试剂领域标准。

2.强化标准精细化管理 对重大突发应急事件制定监管急需标准，对国内首创、国际领先的新技术、新产业，经论证认为条件成熟的，进入制修订快速通道。优化标准制修订工作机制，强调标准验证；探索设立医疗器械标准验证点。加快标准更新速度，并与国际快速联动，确保标准的科学性、适用性、先进性。

3.加强标准监督实施 落实企业在标准实施中的主体责任，探索建立产品执行标准自我公开和监督制度，形成企业承诺和社会监督并行的标准实施监督机制。健全反馈协调机制，加强跨产业、跨领域标准合作，促进标准的统一执行，实现标准闭环管理。

4.完善医疗器械标准组织体系 加强组织体系建设，优化医疗器械领域全国专业标准化技术委员会、分技术委员会和医疗器械标准化技术归口单位（以下简称"医疗器械标委会和归口单位"）体系结构，合理布局标准化组织。加快推进医用防护产品标准化技术委员会等监管急需和战略性新兴产业医疗器械标准化组织筹建。建立跨领域、综合性医疗器械标准联合工作机制，做到优势互补、整体提升。

5.深化国际交流与合作 积极参与国际标准化活动，积极参与国际标准制修订工作，提出更多医疗器械领域国际标准项目提案，为医疗器械监管国际合作与交流提供"中国智慧"。深化区域交流与合作，积极发挥医疗器械标准对"一带一路"的服务和支撑作用。引导和鼓励国内医疗器械企业、科研单位、检测机构、审评核查机构积极参与"一带一路"建设，鼓励制定国家标准、行业标准外文版，促进沿线国家医疗器械标准工作对话交流。

6.提升标准技术支撑能力 加强人才队伍建设，提升标准信息化管理水平。推动标准化工作与科技创新体系深度融合，注重科研与标准的有效衔接，加强标准科研支撑能力，促进医疗器械标准化与科技创新、产业发展紧密结合，将医疗器械标准纳入药品监管科学行动计划，持续稳定支持基础性、战略性、前沿性关键技术标准和共性标准研究。

7.明确推进步骤 逐步将适用范围广、影响面大的强制性行业标准转化为强制性国家标准；优化推荐性标准，重点支持基础通用、与强制性国家标准配套、对产业有引领作用的推荐性国家标准制修订；鼓励新兴技术领域、监管急需的推荐性行业标准制修订。

8. 重点推进领域

（1）加强基础通用标准研制 完善医疗器械术语定义、标记标识、风险管理、质量管理、临床评价管理、可用性工程、统计技术、数字安全等覆盖医疗器械全生命周期的基础标准。加快制修订医用电气设备基本安全和基本性能、生物学评价等通用标准。

（2）加强有源医疗器械标准研制 加快推进医用机器人、人工智能、有源植入物、医用软件、5G+工业互联网、多技术融合等医疗器械新兴领域共性技术研究和标准制定工作。探索推动医疗器械关键核心零部件标准制定。完善医用呼吸及麻醉设备、消毒灭菌设备、口腔数字化设备、医用体循设备、放射治疗及核医学设备、医用超声设备、物理治疗设备、医用实验室设备、医用X射线诊断设备、医用激光设备、医用射频设备等领域高端医疗器械相关标准。

（3）加强无源医疗器械标准研制 加强新型生物医用材料标准研究，推动药械组合产品、增材制造、可降解类、组织工程类、重组胶原蛋白类、纳米类等新技术、新工艺、新材料标准的制修订工作。开展有害物质表征及毒理学评价方法研究及标准制定。建立临床前动物试验标准体系。深入开展无源植入物、医用敷料、生物防护器械、口腔器械、光学等新产品的标准化工作。

（4）加强体外诊断试剂标准研制 加快高风险传染性疾病诊断试剂及相关方法标准制定，开展新冠肺炎疫情防控相关体外诊断试剂标准研究。推进高通量测序等新型分子诊断技术、临床质谱技术、伴随诊断试剂、即时检验、溯源和参考测量系统等领域标准制修订工作。

9.加快与国际接轨 建立与国际标准快速联动的标准更新机制，探索国内标准与国际标准同步立项，缩短国际标准转化周期，加强国际标准的跟踪、比对和评估，在符合有关

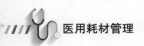

国际组织版权政策前提下，及时转化符合我国国情的国际标准，提升国内外标准一致性程度。推进医疗器械标准化工作高质量发展，基本建成适应医疗器械全生命周期管理需要，符合严守安全底线和助推质量高线新要求，与国际接轨、有中国特色、科学先进的医疗器械标准体系。

10. 输出中国标准　鼓励积极参与国际标准制修订工作，提出更多医疗器械领域国际标准项目提案，为医疗器械监管国际合作与交流提供"中国智慧"。鼓励制定国家标准、行业标准外文版，促进"一带一路"沿线国家医疗器械标准工作对话交流。

目前，国家药品监督管理局认可医疗器械唯一标识（UDI）领域发码机构有三家，分别是中关村工信二维码技术研究院（MA码）、GS1、阿里健康科技（中国）有限公司。

以中关村MA码为例，中关村工信二维码技术研究院（ZIIOT）是中国二维码领域的全国性第三方公共服务组织，是中国二维码注册认证中心（CNRT）的核心支撑单位，是专注于编码技术研究和标准制订的科研服务机构，主要开展编码关键技术研发、标准制订、科技成果转化，承担政府重大科研课题，组织国际交流与合作等工作。

2018年8月，中国二维码注册认证中心技术支撑机构——中关村工信二维码技术研究院（ZIIOT）通过了国际标准ISO/IEC 15459注册机构审核，正式成为国际代码发行机构，发行代码（IAC）为"MA"，ZIIOT & CNRT将首先用以向全球用户发放二维码标识。该代码为ISO（国际标准化组织）、CEN（欧洲标准委员会）、AIM（国际自动识别与移动技术协会）三大国际组织所授权认可，成为全球二维码统一标识的专属代码，这标志着ZIIOT & CNRT成为与国际物品编码协会、美国电气和电子工程师协会、万国邮政联盟等大型国际组织并列的国际代码发行机构，这是首家设立在中国的全球代码发行机构。

ISO/IEC 15459系列标准是国际通用且应用最广泛的编码和标识标准，被广泛使用的商品条码（一维条码）也是该标准系列之一。根据ISO/IEC 15459标准的相关规定，注册机构进行代码发行，必须确保全球唯一性和可追溯性，因而在审核分配代码发行机构时有着严格的规范要求。

ZIIOT & CNRT正是凭借其所研发和运营的IDcode体系编码的科学性、应用的广泛性和国际通用性获得三大国际组织——ISO、CEN、AIMGlobal的一致认可，顺利获得代码发行机构代码"MA"，成为全球代码发行机构，同时，IDcode编码体系也成为ISO/IEC 15459系列国际标准的组成部分。这标志着中国在对象编码标识体系，尤其是二维码编码体系的规划制定、标准研制、技术研发、应用推广能力已经得到国际认可，并具有了面向全球服务的能力。国家政策总体思路是："国际标准走进来，中国标准走出去"。国家一方面大力建立国际国内联动机制，引入优秀的国际标准；另一方面也积极鼓励企业参与国际标准制定，可以看到的是，未来以中关村MA码为代表的中国标准将扩大对外影响力，输出"中国智慧"。UDI公共平台以中关村MA码为核心，为医疗器械企业提供一站式全流程服务，也是让"中国标准"走出去的重要代表。

（三）国家药监局发布医疗器械行业标准制修订计划项目

2021年7月，国家药品监督管理局综合司发布《关于印发2021年医疗器械行业标准制修订计划项目的通知》（药监综械注〔2021〕69号）：为贯彻落实中共中央办公厅、国务院办公厅《关于深化审评审批制度改革鼓励药品医疗器械创新的意见》和国务院办公厅《关于全面加强药品监管能力建设的实施意见》，按照国家药监局医疗器械行业标准制修订工作部署，对2021年医疗器械行业标准制修订计划项目进行修订，要求各相关省（市）局认真组织本行政区域标准承担单位开展标准制修订工作。国家药监局医疗器械标准管理中心要组织协调各医疗器械标准化技术委员会及技术归口单位，严格按照《医疗器械标准制修订工作管理规范》开展标准制修订工作。承担标准制修订任务的医疗器械标准化技术委员会及技术归口单位要做好标准的组织起草、验证、征求意见和技术审查等工作，加强业务管理和检查指导，广泛调研、深入研究，积极借鉴国际标准，确保标准技术内容的科学性、合理性、适用性以及与相关政策要求的符合性，保证标准质量和水平。

附1：2021年医疗器械行业标准制修订计划项目

序号	项目名称	制修订	标准性质建议	归口单位
1	医疗器械唯一标识与载体表示	制定	YY/T	国家药品监督管理局医疗器械标准管理中心
2	组织工程医疗产品 动物源性生物材料 DNA残留量测定法：荧光染色法	修订	YY/T	全国外科植入物和矫形器械标准化技术委员会组织工程医疗器械产品分技术委员会
3	组织工程医疗产品 评价基质及支架免疫反应的试验方法：淋巴细胞增殖试验	修订	YY/T	全国外科植入物和矫形器械标准化技术委员会组织工程医疗器械产品分技术委员会
4	纳米医疗器械生物学评价 含纳米银敷料中纳米银颗粒和银离子的释放与表征方法	制定	YY/T	全国医疗器械生物学评价标准化技术委员会纳米医疗器械生物学评价分技术委员会
5	人类辅助生殖技术用医疗器械 培养用液中铵离子的测定	制定	YY/T	辅助生殖医疗器械产品标准化技术归口单位
6	用于增材制造的医用纯钽粉末	制定	YY/T	医用增材制造技术医疗器械标准化技术归口单位
7	人工智能医疗器械 肺部影像辅助分析软件 算法性能测试方法	制定	YY/T	人工智能医疗器械标准化技术归口单位
8	人工智能医疗器械质量要求和评价 第3部分：数据标注通用要求	制定	YY/T	人工智能医疗器械标准化技术归口单位
9	BRAC基因突变检测试剂盒及数据库通用技术要求（高通量测序法）	制定	YY/T	全国医用临床检验实验室和体外诊断系统标准化技术委员会
10	乙型肝炎病毒核心抗体检测试剂盒（发光免疫分析法）	制定	YY/T	全国医用临床检验实验室和体外诊断系统标准化技术委员会
11	梅毒螺旋体抗体检测试剂盒（发光免疫分析法）	制定	YY/T	全国医用临床检验实验室和体外诊断系统标准化技术委员会

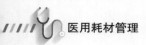

序号	项目名称	制修订	标准性质建议	归口单位
12	Rh血型抗原检测卡（柱凝集法）	制定	YY/T	全国医用临床检验实验室和体外诊断系统标准化技术委员会
13	甘油三酯测定试剂盒（酶法）	修订	YY/T	全国医用临床检验实验室和体外诊断系统标准化技术委员会
14	体外诊断检验系统 性能评价方法 第5部分：分析特异性	制定	YY/T	全国医用临床检验实验室和体外诊断系统标准化技术委员会
15	体外诊断检验系统 性能评价方法 第6部分：定性试剂的精密度、诊断灵敏度和特异性	制定	YY/T	全国医用临床检验实验室和体外诊断系统标准化技术委员会
16	液相色谱-质谱法测定试剂盒通用要求	制定	YY/T	全国医用临床检验实验室和体外诊断系统标准化技术委员会
17	感染病原体敏感性试验与抗菌剂敏感性试验设备的性能评价 第1部分：抗菌剂对感染性疾病相关的快速生长需氧菌的体外活性检测的肉汤微量稀释参考方法	修订	YY/T	全国医用临床检验实验室和体外诊断系统标准化技术委员会
18	D-二聚体测定试剂盒	修订	YY/T	全国医用临床检验实验室和体外诊断系统标准化技术委员会
19	血清淀粉样蛋白A测定试剂盒	制定	YY/T	全国医用临床检验实验室和体外诊断系统标准化技术委员会
20	正电子发射断层成像装置数字化技术要求	制定	YY/T	全国医用电器标准化技术委员会放射治疗核医学和放射剂量学设备分技术委员会
21	探测器阵列剂量测量系统性能和试验方法	制定	YY/T	全国医用电器标准化技术委员会放射治疗核医学和放射剂量学设备分技术委员会
22	医用正压送风式呼吸器	制定	YY	医用生物防护产品标准化技术归口单位
23	医用正压防护服	制定	YY	医用生物防护产品标准化技术归口单位
24	传染病患者运送负压隔离舱	制定	YY	医用生物防护产品标准化技术归口单位
25	无源外科植入物 植入物涂层 第1部分：通用要求	制定	YY/T	全国外科植入物和矫形器械标准化技术委员会
26	外科植入物 运动医学植入物 带线锚钉	制定	YY/T	全国外科植入物和矫形器械标准化技术委员会
27	外科植入物 超高分子量聚乙烯 第4部分：氧化指数测试方法	修订	YY/T	全国外科植入物和矫形器械标准化技术委员会
28	硅橡胶外科植入物通用要求	修订	YY/T	全国外科植入物和矫形器械标准化技术委员会

序号	项目名称	制修订	标准性质建议	归口单位
29	脊柱内固定系统及手术器械的人因设计要求与测评方法	制定	YY/T	全国外科植入物和矫形器械标准化技术委员会
30	组合式陶瓷股骨头疲劳性能试验方法	制定	YY/T	全国外科植入物和矫形器械标准化技术委员会骨科植入物分技术委员会
31	动物源性心血管植入物钙化评价：大鼠皮下植入试验	制定	YY/T	全国外科植入物和矫形器械标准化技术委员会心血管植入物分技术委员会
32	医用控温仪	修订	YY/T	全国医用电器标准化技术委员会物理治疗设备分技术委员会
33	射频热疗设备	修订	YY	全国医用电器标准化技术委员会物理治疗设备分技术委员会
34	医用磁共振设备可靠性指标验证方法	制定	YY/T	全国医用电器标准化技术委员会医用电子仪器标准化分技术委员会
35	医用电气设备 第2-84部分：急救呼吸机的基本安全和基本性能专用要求	修订	YY	全国麻醉和呼吸设备标准化技术委员会
36	医用气体混合器 独立气体混合器	修订	YY	全国麻醉和呼吸设备标准化技术委员会
37	麻醉和呼吸设备 笑气吸入镇静镇痛装置	制定	YY/T	全国麻醉和呼吸设备标准化技术委员会
38	有源植入式医疗器械 电磁兼容性 植入式心脏起搏器、植入式心律转复除颤器和心脏再同步器械的电磁兼容测试细则	制定	YY/T	全国外科植入物和矫形器械标准化技术委员会有源植入物分技术委员会
39	一次性使用无菌肛肠套扎器	制定	YY/T	全国外科器械标准化技术委员会
40	医用无针注射器 要求及试验方法	修订	YY/T	全国医用注射器（针）标准化技术委员会
41	一次性使用产包 通用要求	修订	YY/T	全国计划生育器械标准化技术委员会
42	含铜宫内节育器 固定式	制定	YY/T	全国计划生育器械标准化技术委员会
43	一次性使用无菌导尿管	修订	YY/T	全国医用输液器具标准化技术委员会
44	聚氯乙烯医疗器械中偏苯三酸三辛酯（TOTM）溶出量测试方法	制定	YY/T	全国医用输液器具标准化技术委员会
45	医疗器械 医用贮液容器输送系统用连接件 第7部分：血管内输液用连接件	制定	YY/T	全国医用输液器具标准化技术委员会
46	最终灭菌医疗器械包装材料 第2部分：灭菌包裹材料 要求和试验方法	修订	YY/T	全国医用输液器具标准化技术委员会
47	医疗器械 医用贮液容器输送系统用连接件 第6部分：轴索应用	制定	YY/T	全国医用输液器具标准化技术委员会

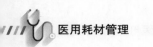

序号	项目名称	制修订	标准性质建议	归口单位
48	气管切开插管和接头	修订	YY/T	山东省医疗器械产品质量检验中心
49	医疗器械遗传毒性试验 第7部分：哺乳动物体内碱性彗星试验	制定	YY/T	全国医疗器械生物学评价标准化技术委员会
50	医用隔离衣	制定	YY/T	全国医用卫生材料及敷料标准化技术归口单位
51	病人、医护人员和器械用手术单、手术衣和洁净服 第2部分：要求和试验方法	修订	YY/T	全国医用卫生材料及敷料标准化技术归口单位
52	负压引流海绵	制定	YY/T	全国医用卫生材料及敷料标准化技术归口单位
53	接触性创面敷料 第2部分：聚氨酯泡沫敷料	修订	YY/T	全国医用卫生材料及敷料标准化技术归口单位
54	X射线计算机体层摄影设备图像质量评价方法 第3部分：双能量成像与能谱应用性能评价	制定	YY/T	全国医用电器标准化技术委员会医用X射线设备及用具分技术委员会
55	医学影像存储与传输系统软件专用技术条件	制定	YY/T	全国医用电器标准化技术委员会医用X射线设备及用具分技术委员会
56	冠状动脉CT图像处理软件专用技术条件	制定	YY/T	全国医用电器标准化技术委员会医用X射线设备及用具分技术委员会
57	医用诊断X射线辐射防护器具 装置及用具	修订	YY/T	全国医用电器标准化技术委员会医用X射线设备及用具分技术委员会
58	牙科学 固定式牙科治疗机和牙科病人椅 第1部分：通用要求	修订	YY/T	全国口腔材料和器械设备标准化技术委员会齿科设备与器械分技术委员会
59	牙科学 牙科治疗机用于水路生物膜处理的试验方法	修订	YY/T	全国口腔材料和器械设备标准化技术委员会齿科设备与器械分技术委员会
60	牙科学 挖匙和骨刮匙	制定	YY/T	全国口腔材料和器械设备标准化技术委员会齿科设备与器械分技术委员会
61	血液透析和相关治疗用液体的制备和质量管理 第4部分：血液透析和相关治疗用浓缩物	修订	YY	全国医用体外循环设备标准化技术委员会
62	血液透析设备	修订	YY	全国医用体外循环设备标准化技术委员会
63	体外循环医疗器械中双酚基丙烷（BPA）残留量测定方法	制定	YY/T	全国医用体外循环设备标准化技术委员会
64	心血管外科植入物和人工器官 心肺旁路和体外膜肺氧合（ECMO）使用的一次性使用管道套包的要求	修订	YY/T	全国医用体外循环设备标准化技术委员会

序号	项目名称	制修订	标准性质建议	归口单位
65	医疗保健产品灭菌 低温蒸汽甲醛 医疗器械灭菌过程的开发、确认和常规控制要求	修订	YY/T	全国消毒技术与设备标准化技术委员会
66	医疗保健产品的无菌加工 第6部分：隔离器系统	修订	YY/T	全国消毒技术与设备标准化技术委员会
67	超声 水听器 第1部分：40MHz以下医用超声场的测量和特征描绘	修订	YY/T	全国医用电器标准化技术委员会医用超声设备标准化分技术委员会
68	超声骨组织手术设备刀具	制定	YY/T	全国医用电器标准化技术委员会医用超声设备标准化分技术委员会
69	超声 声场特性 确定医用诊断超声场热和机械指数的试验方法	修订	YY/T	全国医用电器标准化技术委员会医用超声设备标准化分技术委员会
70	眼科仪器 间接检眼镜	修订	YY/T	全国医用光学和仪器标准化分技术委员会
71	眼科仪器 眼内照明器 第2部分：光辐射安全的基本要求和试验方法	修订	YY	全国医用光学和仪器标准化分技术委员会
72	眼科光学 接触镜护理产品 第11部分：保湿润滑剂测定方法	制定	YY/T	全国医用光学和仪器标准化分技术委员会
73	钛及钛合金牙种植体	修订	YY	全国口腔材料和器械设备标准化技术委员会
74	牙科学 胶囊装银汞合金	制定	YY/T	全国口腔材料和器械设备标准化技术委员会
75	牙科学 氧化锌/丁香酚水门汀和不含丁香酚的氧化锌水门汀	修订	YY	全国口腔材料和器械设备标准化技术委员会
76	医疗器械 风险管理对医疗器械的应用指南	修订	YY/T	全国医疗器械质量管理和通用要求标准化技术委员会
77	医疗器械标准化工作指南 涉及安全内容的标准制定	修订	YY/T	全国医疗器械质量管理和通用要求标准化技术委员会

　　截至2021年4月30日，由国家药品监督管理局依据职责组织制修订的现行医疗器械标准共计1791项，其中国家标准227项（强制性标准93项，推荐性标准134项），行业标准1564项（强制性标准303项，推荐性标准1261项）。

　　随着科技革命与产业变革不断加速，科技创新呈现新的发展态势，全球创新版图加速重构，技术转移与产业重组的速度加剧。在复杂多变的外部环境下，国家在立法层面上不断规范医疗器械行业，同时又指引、推动着医疗器械产业向高质量水平发展。

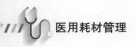

附2：医疗器械注册人制度试点典型案例介绍

试点案例一

2018年4月，美敦力（上海）管理有限公司委托捷普科技（上海）有限公司研制生产的"手术动力系统"（产品型号：XPS Nexus）按照上海试点方案要求获得境内第二类医疗器械产品注册证。同时，捷普公司持委托方的产品注册证，于2018年7月获得首张合同制造商的生产许可证。

随着全球医疗器械产业分工的不断深化，产品研发与生产环节不断细分，委托生产日趋专业化、规模化，允许产品研发与生产环节相分离是国际通行规则。但此前，美敦力在中国研发和生产产品，只能在中国建厂或寻找厂家生产并以该厂家名义注册，而美敦力则作为经销商。自建厂的方式需要大量资金投入且周期很长，而以国内厂家名义注册的方式不利于对产品实施全生命周期的管理。注册人制度试点的实施，提振了国际公司对中国市场未来发展的信心。

境外代理人可作为注册申请人，通过寻找具备生产能力且符合政策条件的境内合同制造商委托生产，既节省了建厂资金、降低了直接成本，也缩短了产品供应链、降低了时间成本，缩短了产品上市时间，为国际先进医疗产品和医疗器械的本土化提供了更多便利，推动这些产品以更快的速度进入中国市场，惠及更多中国病患。据悉，已有多家知名跨国医疗器械企业正在启动向我国境内转移相关产品生产的战略布局，这也将进一步激活我国产品链、供应链与国际先进技术和高端制造的对接和融合。

试点案例二

2019年1月16日，由戴克戎院士团队研发、上海交大知识产权管理有限公司作为注册申请人、委托上海昕健医疗技术有限公司生产的"定制式增材制造膝关节矫形器"，按上海试点方案要求获得产品注册。

本案例为科研机构和科研人员参与技术创新和成果转化、参与注册人制度试点，做出了有益探索。然而，作为由科研人员和临床专家组成的研发型企业，虽然产品设计和临床研究能力较强，但其研发转化的程序合规和生产体系的管理意识还不够，为此，相关部门给予持续指导，并按照试点实施方案要求注册申请人和受托生产企业进一步明晰主体责任和协议责任，对上市后产品进行持续研究。该受托生产企业经过9个月的质量体系整改并经过2次现场核查，终于2019年10月16日被准予生产许可。

严格的要求和全面指导，在给注册人带来法律责任压力的同时，也会提升创新转化能力。

试点案例三

2017年2月，由上海联影医疗科技有限公司（以下简称上海联影）研发生产的"数字化医用X射线摄影系统"获得上海市第二类医疗器械产品注册。为扩大产能并发挥江苏常州地区模具加工、机电加工等产业链优势，上海联影设立了联影（常州）医疗科技有限公司［以下简称联影（常州）］，并按照现行相关法规要求，于2018年4月获得了江苏省药监局颁发的委托生产许可。国家药监局扩大试点方案发布以后，为了进一步合理配置资源、强化集团化管理效益，上海联影积极筹备，主动与江苏和上海药监部门沟通。

2019年9月18日，上海市药监局与江苏省药监局按照国家药监局通知要求，对联影（常州）开展了联合现场核查。2019年9月29日，由上海联影作为注册申请人、委托联影（常州）生产的"数字化医用X射线摄影系统"按照扩大试点通知要求获得注册变更，成为全国扩大试点后首个跨省、集团内委托生产的案例。

据悉，该产品目前在联影（常州）的装机出产量已超过上海联影，而且上海联影将顺应市场对资源配置的影响，在保留高端研发功能的同时，将更多的成熟产品通过变更或委托生产的形式"腾笼换鸟、迭代升级"，更好地满足企业战略发展需要。

试点案例四

2019年10月12日，深圳迈普再生医学科技有限公司按照广东省试点工作实施方案要求，委托广州迈普再生医学科技股份有限公司生产"颅颌面修补系统"获得国家药监局批准，获得全国首张集团内委托生产获批的第三类医疗器械注册人制度试点注册证，为进一步推动试点工作提供了可借鉴的经验。

参考文献

［1］种银保，李毅．临床工程师规范化培训教程：医学装备管理分册［M］．北京：科学出版社，2017：217-230.

［2］张鑫，潘胜武，王昌，等．消化内镜的感染预防与控制［J］．世界最新医学信息文摘，2019，19（19）：81-84.

［3］吴家嘉，李定胜．钦州市口腔诊疗器械处置现况调查分析［J］．临床合理用药杂志，2018，10（11）：158-159.

［4］张倩莹．新医改形势下高值耗材精细化管理现状和问题分析［D］．广州：华南理工大学，2019.

［5］黄竹青．全生命周期的医用材料管理系统分析与设计［D］．武汉：华中科技大学，2019.

［6］胡燕．CM医院医用耗材成本管理改进研究［D］．长沙：湖南大学，2018

［7］李非，陈荣谅，马艳斌，等．美国医疗器械认可推荐性共识标准管理体制研究及其对我国的启示［J］．中国食品药品监管，2020（01）：78-87.

［8］郑佳，易力，李静莉．美国医疗器械认可共识标准管理体系研究［J］．中国医疗器械杂志，2018，42（02）：119-121+132.

［9］梁晓婷，池慧，杨国忠．欧洲、美国、日本医疗器械标准管理及对我国的启示［J］．中国医疗器械信息，2008（08）：37-52+64.

［10］胡玮，顾汉卿．美国医疗器械标准简介［J］．中国修复重建外科杂志，2007（11）：1263-1267.

［11］肖忆梅，欧阳昭连，白杨，等．欧盟医疗器械标准体系发展现状探析［J］．医学信息学杂志，2016，37（11）：66-69.

［12］胡玮，顾汉卿．欧盟医疗器械标准简介［J］．透析与人工器官，2007（04）：25-32+38.

［13］商惠，张世庆．浅谈美国医疗器械监管机构重组及启示［J］．中国医疗器械杂志，2020，44（02）：154-157.

［14］黄新明，黄晓梅．中外医疗器械监管比较分析和对我国的启示［J］．甘肃科技，2015，31（20）：90-93.

［15］赵瑞，杨悦．中美医疗器械监管模式研究［C］．中国药学会药事管理专业委员会．2015年中国药学会药事管理专业委员会年会暨"推进法制建设，依法管理药品"学术研讨

会论文摘要集.中国药学会药事管理专业委员会：中国药学会，2015：54.

［16］夏广浩，王殊轶.欧盟医疗器械监管方式对我国的启示［J］.中国医疗器械信息，2014，20（07）：32-37.

［17］赵丽君.浅析医疗器械法律法规与认证管理［J］.科技信息，2012（34）：108.

［18］蒋海洪.我国医疗器械监管法律实践述评［J］.中国药事，2011，25（04）：323-325+331.

［19］张海军.医疗器械监管相关法律问题研究［D］.中国海洋大学，2011.

［20］陶立波.从"黑名单"走向"白名单"：我国医用耗材将进入准入管理新阶段［J/OL］.中国医疗保险，（2020-06-18）［2020-06-01］.http：//www.camdi.org/news/9126.

［21］Rausseau Denise M. Is there such a thing as 'evidence-based management'［J］. Academy of Management Review，2006，31（2）：256-269.

［22］杨海.医用耗材的循证管理［J］.中国医疗器械杂志，2009，33（2）：134-136.

［23］王星月，石应康.试论医院循证管理［J］.卫生经济研究，2001，（2）：33-34.

［24］Walse K，Rundall T. Evidence-baded management：from theory to practice in health care［J］. The Milbank Quarterly，2001，79：429-457.

［25］李鑫，赵奕华，王水.循证管理在医院医用耗材招标采购中的应用［J］.中国医疗设备，2015，30（8）：147-149.

［26］吕兰婷，余浏洁.英国NICE医用耗材准入流程及启示［J］.中国医疗保险，2019，（10）：77-80.